Holger Grötzbach / Claudia Iven (Hrsg.)

ICF in der Sprachtherapie
Umsetzung und Anwendung in der logopädischen Praxis

Holger Grötzbach / Claudia Iven (Hrsg.)

ICF in der Sprachtherapie

Umsetzung und Anwendung in der logopädischen Praxis

Das Gesundheitsforum

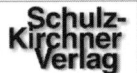

Bibliografische Information der Deutschen Bibliothek
Die Deutsche Bibliothek verzeichnet diese Publikation in der Deutschen Nationalbibliografie; detaillierte bibliografische Daten sind im Internet über http://dnb.ddb.de abrufbar.

Besuchen Sie uns im Internet: www.schulz-kirchner.de

1. Auflage 2009
ISBN 978-3-8248-0632-4
Alle Rechte vorbehalten
© Schulz-Kirchner Verlag GmbH, Idstein 2009
Mollweg 2, D-65510 Idstein
Vertretungsberechtigter Geschäftsführer: Dr. Ullrich Schulz-Kirchner
Fachlektorat: Prof. Dr. Claudia Iven
Lektorat: Doris Zimmermann
Umschlagentwurf und Layout: Petra Jeck
Titelbild: © foin de fran – www.fotolia.de
Druck und Bindung:
Rosch-Buch Druckerei GmbH, Bamberger Str. 15, 96110 Scheßlitz
Printed in Germany

Auch als E-Book (PC-PDF) erhältlich unter der ISBN 978-3-8248-0696-6

Inhaltsverzeichnis

Der besseren Lesbarkeit wegen wird in allen Beiträgen auf umständliche Bezeichnungen wie „Patientinnen und Patienten" verzichtet. Im Text wechseln männliche und weibliche Bezeichnungen für Personengruppen ab, wobei Personen des anderen Geschlechts immer mit gemeint sind.

Vorwort der Herausgeber

Die „International Classification of Functioning, Disability and Health" (ICF) wurde 2001 als international verbindliche Klassifikation von Krankheitsfolgen von der Weltgesundheitsorganisation (WHO) verabschiedet. Sie beschreibt Erkrankungen nicht mehr länger als bloße Störungen der Biologie, sondern als ein Zusammenspiel bio-psycho-sozialer Faktoren. Die Auswirkungen einer Erkrankung werden danach durch medizinisch-therapeutische Faktoren bestimmt, zu denen Art und Ausmaß der Erkrankung, Kompensations- und Reparaturmechanismen sowie Therapie und Rehabilitation gehören. Sie werden zusätzlich durch die Persönlichkeit eines Patienten (personbezogene Faktoren) sowie durch seine sozialen und materiellen Lebensumstände (Kontextfaktoren) beeinflusst. Die komplexen Wechselwirkungen zwischen den Faktoren können mit dem ICF-Modell dargestellt und mit über 1400 Kategorien erfasst werden.

Die ICF hat in Deutschland bereits kurz nach ihrer Übersetzung zu einer Reihe von Konsequenzen geführt. Sie

- ist als Konzept in das Sozialgesetzbuch IX eingegangen,
- stellt die Basis für die sozialmedizinische Begutachtung des Medizinischen Dienstes der Krankenversicherung (MDK) dar,
- liegt den Anträgen auf Rehabilitationsleistungen zulasten der gesetzlichen Krankenversicherung zugrunde,
- bildet die Grundlage für die Verordnung von Heil- und Hilfsmitteln.

Trotz ihrer Bedeutung fehlt bislang ein umfassender Überblick über die Anwendung der ICF in der Sprachtherapie. Diese Lücke soll durch das vorliegende Buch geschlossen werden. Wir haben eine Reihe von namhaften Autorinnen und Autoren gebeten, die Möglichkeiten und Grenzen der ICF in der Rehabilitation von Kindern und Erwachsenen mit einer Sprach-, Sprech-, Stimm-, Schluck- oder Kommunikationsstörung zu beschreiben. Diesen Beiträgen geht eine Einführung voran, in der das Modell, die Terminologie und die Codierung der ICF erläutert werden. Dadurch möchten wir zum einen die ICF als handlungsleitenden Referenzrahmen vorstellen und zum anderen dem Missverständnis vorbeugen, die ICF für ein neues, kompliziertes Diagnoseverfahren zu halten. Sie setzt vielmehr neue Impulse und Strukturen für die Rehabilitation und damit auch für die Sprachtherapie.

Das ICF-Modell und die verwendete Terminologie sind zwar sperrig und nicht immer scharf definiert, sie führen jedoch zu einer Neubewertung des Therapieerfolgs. Nach der ICF geht es nicht mehr länger darum, ein Symptom oder ein Bündel von Symptomen zu reduzieren, sondern es geht ganz konsequent darum, die Lebensqualität eines Patienten zu steigern. Damit ist beispielsweise eine Aphasietherapie nur dann effektiv, wenn ein Betroffener (wieder) an den sozialen Rollen teilnehmen kann, die für ihn wichtig sind. Dazu reicht der Nachweis rein funktioneller Verbesserungen, z.B. eine Reduktion phonematischer oder semantischer Paraphasien, nicht aus.

Die veränderte Therapieevaluation bedeutet, dass neue sprachtherapeutische Messinstrumente und neue Methoden zur Definition von Therapiezielen zu entwickeln sind. Dies zeigen die Diagnose- und Therapiebeispiele, die in jedem Kapitel die Anwendung der ICF exemplarisch illustrieren. Im zweiten Kapitel wird außerdem ein Algorithmus vorgestellt, mit dem die Lebensbereiche erfragt werden können, die für einen Patienten relevant sind.

Nach dem Willen des Gesetzgebers gibt es zur ICF-basierten Rehabilitation keine Alternative. Damit müssen sich alle, insbesondere jedoch diejenigen, die in der stationären Sprachtherapie arbeiten, mit der ICF (kritisch) auseinandersetzen. Dazu soll unser Buch ebenfalls einen Beitrag leisten.

Am Ende eines Vorworts wird traditionell denjenigen gedankt, die zum Gelingen eines Buchs beigetragen haben. Wir möchten diese Tradition fortsetzen, indem wir an erster Stelle den Autorinnen und Autoren danken, die sehr engagiert an dem Buch mitgewirkt und unsere Änderungswünsche bereitwillig umgesetzt haben. Unser Dank geht auch an die Mitarbeiterinnen des Schulz-Kirchner Verlags, die unsere Vorstellungen nicht nur problemlos, sondern auch sehr viel schneller als gedacht realisiert haben. Es war uns eine große Freude, mit allen Beteiligten zusammenzuarbeiten.

Claudia Iven
Holger Grötzbach

Idstein und Schaufling, April 2009

1 Einführung in die ICF

Zusammenfassung

Die Einführung gibt einen Überblick über die Entwicklung, Strukturen und Ziele der ICF. Auf der Grundlage des bio-psycho-sozialen Modells werden die Grundbegriffe der ICF erläutert, die ein Beschreibungssystem für die funktionale Gesundheit, Behinderung und soziale Beeinträchtigung von Menschen liefern. Der Aufbau der ICF-Kapitel und der Codierung werden erklärt. Die ICF stellt eine patientenorientierte Klassifikation dar, die sich auch in der Sprachtherapie positiv auf die Diagnostik, Therapieplanung und Dokumentation auswirkt. Die Weiterentwicklung der ICF für Kinder und Jugendliche, die ICF-CY, wird abschließend kurz vorgestellt.

Einleitung

Die „International Classification of Functioning, Disability and Health (ICF)", zu Deutsch „Internationale Klassifikation der Funktionsfähigkeit, Behinderung und Gesundheit", wurde im Jahr 2001 von der Weltgesundheitsorganisation WHO verabschiedet. Sie stellt eine Weiterentwicklung der „International Classification of Impairments, Disability and Handicaps (ICIDH) dar, die von der WHO 1980 publiziert worden ist. Die deutsche Übersetzung der ICF liegt seit 2004 vor und wurde vom Deutschen Institut für Medizinische Dokumentation und Information (DIMDI, 2005) veröffentlicht.

Die ICIDH konzentrierte sich vor allem darauf, Funktions- und Teilhabe-Störungen, die als Folge einer Erkrankung oder Behinderung auftreten, möglichst genau zu erfassen. Die ICF erweitert diesen defizit-orientierten Ansatz um den Blick auf die Ressourcen einer betroffenen Person. Es geht insbesondere um die Beschreibung der Möglichkeiten von Erkrankten, (wieder) an gewünschten Lebensbereichen teilzunehmen. Dabei interessieren die Wechselwirkungen, die zwischen dem Gesundheitsproblem und den Umgebungsbedingungen eines Patienten vorliegen. Während sich die ICIDH um eine detaillierte Klassifikation der Störungen bemüht, ist es das Ziel der ICF, eine fachgruppen- und länderübergreifende gemeinsame Sprache zur Beschreibung individueller Gesundheitsaspekte und deren Auswirkungen auf den Alltag der Patienten zur Verfügung zu stellen. Die ICF ist damit ein ressourcen-orientiertes, individuums- und alltagsbezogenes Klassifikationssystem, das sich auf alle Aspekte der funktionalen Gesundheit konzentriert.

Die konzeptionelle Abwendung von der defizit-orientierten Sichtweise gesundheitlicher Störungen hin zu einem Konzept der funktionalen Gesundheit bedeutet vor allem, dass kranke oder behinderte Menschen nicht mehr anhand ihrer gesundheitlichen oder mentalen Einschränkungen definiert werden. Vielmehr stehen ihre individuellen Fähigkeiten im Vordergrund. Dabei werden durchaus *auch* eingeschränkte körperliche oder mentale Funktionen betrachtet, jedoch beschränkt sich die ICF in ihrer Beschreibung nicht auf die bloße Erfassung von Defiziten.

Ein Mensch gilt als funktional gesund, wenn

- seine körperlichen und psychischen Funktionen denen eines gesunden Menschen entsprechen (Ebene der Funktion und Struktur)
- er im Alltag wie ein Mensch ohne Gesundheitsprobleme handeln kann (Ebene der Aktivität)
- er sich in allen ihm wichtigen sozialen Lebensbereichen so entfalten kann, wie es einem Menschen ohne Gesundheitsproblem möglich wäre (Ebene der Partizipation)

(vgl. DIMDI, 2005, S. 4).

Daraus ergibt sich ein Behinderungsbegriff, der in der ICF als Oberbegriff von Einschränkungen der Funktionsfähigkeit unter expliziter Bezugnahme auf die Umgebungsbedingungen zu verstehen ist. Der Lebenshintergrund der Erkrankten ist damit genauso bedeutsam wie die Funktionsstörungen.

Die Ziele der ICF lassen sich folgendermaßen zusammenfassen:

- wissenschaftliche Grundlage für das Verständnis von gesundheitsbezogenen individuellen Zuständen und Bedingungen
- konsensueller Sprachgebrauch zur Erleichterung der Kommunikation zwischen Gesundheitsberuflern, aber auch Sozial-/Gesundheitspolitikern, Forschern, Öffentlichkeit, Betroffenen
- Ermöglichung von Datenabgleich und -austausch

Die ICF ist als Beschreibungssystem in allen WHO-Mitgliedsstaaten verpflichtend anzuwenden und hat sich in Deutschland z.B. in der Sozialgesetzgebung, den Rehabilitationsrichtlinien, der Leitlinienentwicklung und der Gesundheitsversorgung etabliert (Nüchtern, 2005). Ihre Praxisrelevanz besteht insbesondere darin, dass sie diagnostische und therapeutische Prozesse systematisch auf die Verbesserung der sozialen Teilhabe ausdehnt sowie die Umgebungsbedingungen so modifiziert, dass sie die Aktivität und Partizipation einer Person unterstützen.

TIPP *Der deutsche Volltext der ICF steht auf der DIMDI-Homepage kostenlos als PDF-Download zur Verfügung unter http://www.dimdi.de/static/de/klassi/icf/index.htm Auf der Homepage des DIMDI erhalten Sie zusätzliche Informationen zur Umsetzung in die Sozialgesetzgebung (z.B. SGB IX, Heil- und Hilfsmittel-Verordnungen) und zu aktuellen Projekten zur Weiterentwicklung der ICF.*

Das bio-psycho-soziale Modell von Gesundheit und Krankheit

Die ICF grenzt sich von rein medizinischen oder sozialpsychologischen Betrachtungen von Gesundheit, Krankheit oder Behinderung ab. Sie basiert stattdessen auf einem bio-psycho-sozialen Modell, in dem die vielfältigen Wechselwirkungen im Kontinuum zwischen Krankheit und Gesundheit deutlich werden.

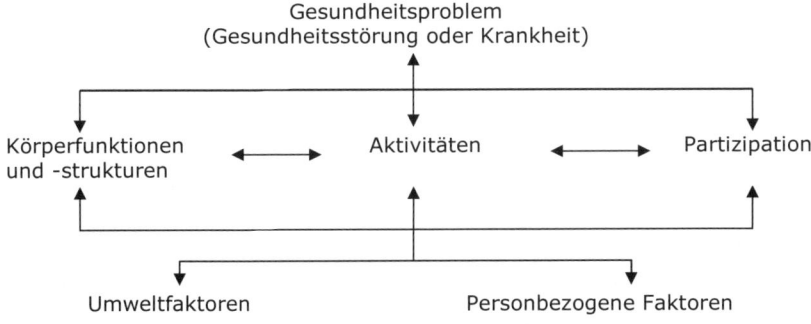

ICF-Modell der bio-psycho-sozialen Komponenten von Gesundheit und Krankheit (DIMDI, 2005)

Gesundheitsproblem
(Gesundheitsstörung oder Krankheit)

Körperfunktionen und -strukturen ⟷ Aktivitäten ⟷ Partizipation

Umweltfaktoren   Personbezogene Faktoren

Abb. 1: ICF-Modell der bio-psycho-sozialen Komponenten von Gesundheit und Krankheit (DIMDI, 2005, S. 23)

Ein Gesundheitsproblem steht nach diesem Modell im Zusammenhang mit Körperfunktionen und -strukturen. Es kann sich auch auf die Aktivität und Partizipation einer Person auswirken und wird dabei von den sogenannten Kontextfaktoren beeinflusst. Die Beschreibung eines Gesundheitsproblems hat sich folglich auf alle diese Komponenten zu beziehen, wobei sowohl behindernde, gestörte Aspekte (z.b. Aphasie nach Apoplex) als auch förderliche Aspekte (z.b. unterstützendes soziales Umfeld) aufgegriffen werden sollten.

Ein gesundheitsbezogenes Problem muss sich jedoch nicht immer auf alle Komponenten des Modells beziehen: Es sind Störungen denkbar, die sich nicht auf die Aktivität und Partizipation auswirken, z.b. durch Kontaktlinsen korrigierte Kurzsichtigkeit. Es können aber auch Beeinträchtigungen der Aktivität und Partizipation vorliegen, obwohl überhaupt keine Beeinträchtigungen der Körperstruktur oder -funktion vorliegen, z.b. bei einer sozialen Ausgrenzung von ehemals psychisch kranken Menschen. Im Einzelfall müssen also nicht alle Komponenten für die betroffene Person zutreffen, sie sollten aber in ihrer individuellen Bedeutung in der Befunderhebung abgeklärt werden.

a) Komponenten der Funktionsfähigkeit und Behinderung

Komponente	erfasste Inhalte	Beispiele	Störung
Körperfunktion	physiologische und psychologische Funktionen des Körpersystems	Denken Stimme, Sprechen Schmerz Muskelkraft	Funktionsschädigung, Erschwernis oder Unmöglichkeit einer Körperfunktion
Körperstruktur	anatomische Teile des Körpers	ZNS Kehlkopf Nerven Muskeln	Strukturschädigung, Abweichung oder Verlust der Organstruktur
Aktivität	Durchführung einer Aufgabe oder Handlung, der Mensch als selbstständig handelndes Subjekt	gehen Treppen steigen sich unterhalten Zeitung lesen Auto fahren	Aktivitäts- oder Leistungsstörung, Unmöglichkeit oder Schwierigkeit, Handlungen auszuführen
Partizipation	Einbezogensein in soziale Lebenssituationen; der Mensch als Subjekt in Gesellschaft und Umwelt	Rolle als Familienvater Ausübung eines Ehrenamtes Ausübung von Hobbys	Beeinträchtigung der Partizipation, Probleme, die ein Mensch im Hinblick auf sein Einbezogensein erlebt

b) Komponenten der Kontextfaktoren

Komponente	erfasste Inhalte	Beispiele	Bewertungsebenen
Umweltfaktoren	physikalische, soziale und einstellungsbezogene Umwelt mit hindernden und unterstützenden Auswirkungen auf die Funktionsfähigkeit	ambulante Pflegedienste Familienangehörige technische Hilfsmittel Bedingungen am Arbeitsplatz/in der Schule	Barrieren (hindernde Bedingungen) Förderfaktoren (unterstützende Bedingungen)
personbezogene Faktoren	persönliche Attribute oder Eigenschaften, die nicht Teil des Gesundheitsproblems oder des funktionalen Zustandes sind	Alter Geschlecht Gewohnheiten Bildungshintergrund Bewältigungsstile Charakter	werden als Daten erfasst, aber nicht klassifiziert

Tab. 1: ICF-Beschreibungsebenen (nach BAR, 2008; Grötzbach, 2006)

Die Komponenten der Aktivität und Partizipation werden zusätzlich noch in die Kategorien Leistung und Leistungsfähigkeit unterschieden:

■ Leistung beschreibt, was eine Person in ihrer aktuellen, realen Umgebung mit allen vorhandenen fördernden oder hemmenden Einflüssen macht (Performanz)

■ Leistungsfähigkeit beschreibt die Fähigkeit einer Person, eine Aufgabe oder eine Aktion in einer standardisierten Umgebung (Test) auszuführen (Kompetenz).

Es ist eine häufige klinische Beobachtung, dass Leistung und Leistungsfähigkeit nicht übereinstimmen müssen. So können Patienten in der Therapiesituation z.B. gute sprachliche Leistungen zeigen (Leistungsfähigkeit), die im Alltag jedoch nicht zu beobachten sind (Leistung). Dieser Unterschied kann mithilfe der beiden Begriffe „Leistung" und „Leistungsfähigkeit" in der ICF abgebildet werden.

Aufbau der ICF

Der Aufbau der ICF folgt den Komponenten des bio-psycho-sozialen Modells, die in Tabelle 1 aufgeführt sind. Den ICF-Komponenten sind jeweils Domänen zugeordnet, unter denen eine sinnvolle Gruppierung gesundheitsbezogener Themen verstanden wird. Am folgenden Beispiel (s. Tabelle 2) wird diese Struktur deutlich:

Komponente	Domänen	Kategorien
Körper-funktionen	1: Mentale Funktionen	b1...
	2: Sinnesfunktionen und Schmerz	b2...
	3: Stimm- und Sprechfunktionen	b310 Funktionen der Stimme b320 Artikulationsfunktionen b330 Funktionen des Redeflusses und Sprechrhythmus b340 Alternative stimmliche Äußerungen b398 Stimm- und Sprechfunktionen, anders bezeichnet b399 Stimm- und Sprechfunktionen, nicht näher bezeichnet
	4: Kardiovaskuläre Funktionen	b4...
	5: Stoffwechselfunktionen	b5...
	6: Funkt. des Urogenitalsystems	b6...
	7: Bewegungsfunktionen	b7...
	8: Funktionen der Haut	b8...

Tab. 2: ICF-Struktur Domäne/Kategorie

In den einzelnen Kategorien erfolgt eine weitere Untergliederung in spezifische Funktionsbereiche, die diese Kategorie kennzeichnen. So unterteilt sich z.B. die Kategorie *b330 Funktionen des Redeflusses und Sprechrhythmus* in folgende Items:

- b3300 Sprechflüssigkeit
- b3301 Sprechrhythmus
- b3302 Sprechtempo
- b3303 Melodik des Sprechens
- b3308 Funktionen des Redeflusses und Sprechrhythmus, anders bezeichnet
- b3309 Funktionen des Redeflusses und Sprechrhythmus, nicht näher bezeichnet

Die Komponenten der Aktivitäten und Partizipation werden gemeinsam klassifiziert, da sie sich beide auf zentrale Lebensbereiche beziehen, die sich im Alltag oft überschneiden und nur schwer voneinander trennbar sind.

Aufbau und Gebrauch der ICF-Codierung

Aus der Komponenten-, Domänen-, Kategorien- und Item-Einteilung ergibt sich für die ICF ein alphanumerisches Codierungssystem mit folgenden Elementen:

1. Stelle: ein Buchstabe, und zwar

b (für Körperfunktion),

s (für Körperstruktur),

d (für Aktivität und Partizipation) und

e (für Umweltfaktoren)

Das **d** kann auch durch **a** (für Aktivität) oder **p** (für Partizipation) ersetzt werden, wenn einer der Bereiche besonders betont werden soll.

2. bis 6. Stelle: numerischer Code mit folgenden Elementen:

Domänen-Nummer (2. Stelle)

Kategorie der zweiten Ebene (3. und 4. Stelle)

Items der dritten Ebene (5. und 6. Stelle)

TIPP	*Beispiel:*	*b16701*
	b1	*Körperfunktion, Domäne 1: Mentale Funktionen*
	b167	*Kategorie: Kognitiv-sprachliche Funktionen*
	b16701	*Das Verständnis geschriebener Sprache betreffende Funktionen*

Neben der Codierung bietet die ICF auch ein Bewertungssystem, mit dessen Hilfe der gesundheitsbezogene Zustand oder der Schweregrad einer Beeinträchtigung näher bezeichnet werden kann. Dieser Bewertungs-Code wird mit einem Punkt hinter der Codierung angeschlossen sowie mit einer Ziffer für folgende Beurteilungen:

xxx.0	*Problem nicht vorhanden*
xxx.1	*Problem leicht ausgeprägt*
xxx.2	*Problem mäßig ausgeprägt*
xxx.3	*Problem erheblich ausgeprägt*
xxx.4	*Problem voll ausgeprägt*
xxx.8	*nicht spezifiziert*
xxx.9	*nicht anwendbar*

Die Codierung *b16701.3* würde demnach einem erheblich ausgeprägten Problem des Verständnisses geschriebener Sprache entsprechen. Da aber im Bereich der Sprach-, Sprech-, Stimm-, Schluck- und Kommunikationsstörungen nur in Ausnahmefällen die Schweregrade operationalisiert sind und mit standardisierten Verfahren erfasst werden können, ist diese Beurteilungs-Codierung in unserem Tätigkeitsfeld wenig hilfreich: Es ist in vielen Fällen unklar, was genau die subjektive Einschätzung „mäßig ausgeprägte Störung" von einer Bewertung „erheblich ausgeprägte Störung" unterscheidet, solange objektive Kriterien fehlen.

Eine objektive Bewertung mithilfe der Beurteilungs-Codes ist derzeit in der Sprachtherapie oft nicht möglich.

Außer der Codierung und Bewertung von Funktionsfähigkeit und Behinderung bietet die ICF auch die Möglichkeit, bei den Kontextfaktoren anzugeben, ob es sich um hinderliche oder förderliche Bedingungen handelt und in welchem Ausmaß sie die Person in ihrer Funktionsfähigkeit, Aktivität und Partizipation hindern oder unterstützen. Diese Bewertungen werden in Barrieren und Förderfaktoren unterteilt und folgendermaßen hinter der Codierung angeschlossen:

Barrieren		**Förderfaktoren**	
xxx.0	*nicht vorhanden*	*xxx+0*	*nicht vorhanden*
xxx.1	*leicht ausgeprägt*	*xxx+1*	*leicht ausgeprägt*
xxx.2	*mäßig ausgeprägt*	*xxx+2*	*mäßig ausgeprägt*
xxx.3	*erheblich ausgeprägt*	*xxx+3*	*erheblich ausgeprägt*
xxx.4	*voll ausgeprägt*	*xxx+4*	*voll ausgeprägt*

So wäre beispielsweise mit der Codierung *e310+4* ausgesagt, dass eine Person sehr viel Unterstützung im engsten Familienkreis bekommt, oder mit der Codierung *e1251.3*, dass im Bereich der Versorgung mit technischen Hilfsmitteln der Kommunikation eine erhebliche Barriere besteht, die Versorgung also nicht optimal ist.

ICF-Core-Sets

Mithilfe der ICF-Codierung sind mittlerweile für mehrere Störungsbilder sogenannte „Core-Sets" entstanden oder in der Entwicklung. Core-Sets sind Auflistungen von mit einem Störungsbild assoziierten Codierungen auf der Ebene der Körperstruktur, -funktion, der Aktivität, Partizipation und der Kontextfaktoren. Die Core-Sets haben den Vorteil, dass sie dem ICF-Nutzer eine sinnvolle Vorstrukturierung bieten und ihn vom langwierigen Suchen in der gesamten ICF entlasten. Da die Core-Sets aber immer nur einen Teil der ICF-Informationen enthalten, müssen diese nicht für jeden Patienten tatsächlich relevant sein. Als begrenzte Auflistung bergen sie also immer die Gefahr, dass für den Patienten wichtige Aspekte nicht erfasst werden, die außerhalb der Liste liegen. Trotz der Arbeitserleichterung, die Core-Sets schaffen können, sind die Diagnostiker also gefordert, die gesamte ICF im Blick zu behalten und über den Core-Set-Tellerrand hinauszuschauen. Auf die Bedeutung der Core-Sets, ihre Einsatzmöglichkeiten und ihre Begrenzungen wird im Kapitel 2 ausführlich eingegangen.

Bedeutung der ICF für Diagnose und Therapie

Der besondere Wert der ICF besteht nicht in der Bereitstellung eines neuen, differenzierten Zahlensystems zur Codierung von Störungsbereichen. Die in ihr verwendete Sprache ist auch zu neu und zu komplex, als dass sie sich kurzfristig, z.b. als Grundlage für die Dokumentation und das Berichtswesen im Gesundheitswesen, durchsetzen könnte. Der besondere Wert besteht stattdessen in ihrem *grundlegend anderen Blick auf Störungen und Behinderungen*. Diese werden nicht länger als ein in der Person selbst liegendes Problem betrachtet, sondern als ein Wechselspiel aus Struktur- und Funktionseinschränkungen mit den Aspekten der Aktivität, Teilhabe und Kontextfaktoren. Die ICF ermöglicht es somit, den individuellen Patientenbedürfnissen im Rahmen der Diagnostik und Therapie einen breiten Raum zu geben, eine idiographische Sichtweise (Motsch, 1992) zu verfolgen, mit Patienten und Angehörigen ressourcen- und lösungsorientiert zu kooperieren (Hansen/Iven, 2006) und die Therapieplanung konsequent auf teilhabe-orientierte Ziele hin auszurichten.

 *Die ICF dient nicht der Klassifikation von Störungen oder Personen, sondern versteht sich als ein Beschreibungssystem von individuellen, alltagsrelevanten, teilhabebezogenen Gesundheitsbedingungen.*

Mit den Prämissen, wie sie die ICF setzt, ändert sich auch im Alltag von Sprachtherapeuten der Blick auf das „Wesen" von Störungen und die Art ihrer Behandlung. Eine Therapie nach bio-medizinischem Modell würde in der Diagnostik eine Störung feststellen und in der Therapie auf die Behebung dieser Störung hinarbeiten. Diese defizit-orientierte Sichtweise von Störungen oder Behinderungen hat sich allerdings als ein hypothetisches Konstrukt erwiesen: In der Realität ist keine Aphasie wie die andere, keine Schluckstörung hat bei allen davon Betroffenen die gleichen Auswirkungen, nicht alle Parkinsonpatienten haben das Bedürfnis, sprachtherapeutisch versorgt zu werden, nicht alle Angehörigen sind bereit oder in der Lage, therapeutische Prozesse wirkungsvoll zu unterstützen. Da das vermeintlich gleiche (und auf der Strukturebene evtl. tatsächlich gleiche) Gesundheitsproblem also bei unterschiedlichen Menschen sehr unterschiedliche Alltagsbedeutung entfaltet und die Reaktionen der Menschen auf das Problem nicht standardisiert werden können, stößt das biomedizinische Modell rasch an seine Grenzen: Dadurch, dass wir wissen, welche Art von Sprachstörung ein Patient hat, wissen wir noch nicht, wie es ihm damit geht und welche Art der Therapie er braucht.

Die ICF wendet sich ab von dem Denken, dass auf eine Standard-Diagnose eine Standard-Therapie zu erfolgen hat. Beim sprachtherapeutischen Arbeiten mit und nach der ICF sind von Anfang an andere Fragen zu stellen, die über die reine Funktions-/Störungsebene hinausweisen: Das bio-psycho-soziale Modell der ICF orientiert sich „weg von einer nur diagnose- und defizit-orientierten Sichtweise hin zu einer Betrachtung des kranken Menschen in seinen biographischen und sozialen Bezügen […] Die Aspekte der individuellen Kompensationsfähigkeit, persönlicher Einstellungen und Ressourcen müssen ebenso betrachtet werden wie Barrieren oder hemmende Einstellungen" (BAR, 2008, S. 45).

In der Praxis bedeutet das, dass sich Diagnoseverfahren, aber auch die gesamten Routinen der Befunderhebung verändern werden (vgl. Junde et al., 2007). Es reicht nicht aus, sich auf die Anwendung standardisierter Verfahren zur Feststellung von Art und Ausmaß einer Störung zu verlassen. Die Befunderhebung muss um informelle Verfahren und patientenbedürfnis-orientierte Erhebungsinstrumente erweitert werden. Denn es geht immer auch um die Zusammenhänge der Einschränkungen mit den persönlichen Lebensbereichen:

- Wie wirkt sich das Sprach-, Sprech-, Schluck-, Stimm- oder Kommunikationsproblem konkret auf die alltäglichen Bedingungen aus?
- Wie subjektiv gestört fühlt sich die Person von der objektiv feststellbaren Störung?
- Welche Barrieren, aber auch welche Unterstützung erfährt die Person?
- Welche Ziele für die Therapie hat der Patient, haben die Angehörigen?
- Wie kann und will der Patient an der Lösung seines Problems mitwirken?

Die erweiterten Fragestellungen, die dadurch Einzug in unser diagnostisch-therapeutisches Handeln halten, und die Auswirkungen auf die Therapie werden in diesem Band eindrucksvoll und praxisrelevant deutlich.

Diese teilhabe-orientierte, patientenbezogene Sichtweise hat ebenfalls Auswirkungen auf die Planung von Therapiezielen und die Erfassung des Therapieerfolgs:

Ziele werden nicht vom Therapeuten *für* den Patienten festgelegt, sondern *mit* ihm (s. Kapitel 2); Teilhabe-Ziele leiten die Überlegungen dazu, welche Aktivitäts- und Funktionsziele erreicht werden sollen; die Patienten definieren mit, ob die Therapie erfolgreich war oder nicht; sie und wir tun dies anhand der verbesserten Teilhabe, nicht ausschließlich anhand verbesserter Funktionen.

Eine teilhabe-orientierte Zielplanung beruht darauf, dass zunächst konkret formuliert wird, in welchen Lebensbereichen sich durch die Therapie Veränderungen ergeben sollen (z.B. telefonieren können oder wieder in den Beruf zurückkehren). Gemeinsam mit dem Patienten wird strukturiert, durch welche Aktivitäten die Ziele erreicht werden (z.B. verständlicher sprechen zu können oder die stimmliche Belastbarkeit zu erhö-hen). In einem anschließenden Schritt ist zu entscheiden, welche Verbesserungen auf der Funktionsebene dazu geeignet sind, die Aktivitäten zu verbessern. Zusätzlich werden die Patienten in die Erfolgs-Bewertung mit einbezogen, indem sie mit for-mulieren, woran eine Zielerreichung für sie erkennbar ist. Außerdem werden sie am Ende der Therapie nach ihrer subjektiven Zufriedenheit mit dem Prozess und dem Ergebnis befragt. Die Bedeutung der Patientenzufriedenheit für die Einschätzung des Therapieerfolgs ist mittlerweile gut nachgewiesen (vgl. Bühler et al., 2005; Dehn-Hindenberg, 2008; Härter et al., 2006) und wird von der ICF nachhaltig unterstützt.

Eine notwendige Weiterentwicklung: Die ICF-CY

Nachdem die ICF veröffentlicht worden ist und erste Erfahrungen damit aus der Praxis vorlagen, stellte sich heraus, dass es sich um ein erwachsenenbezogenes Konstrukt handelt. Es bezieht sich zwar detailliert auf die Lebenswirklichkeit von erwachsenen Menschen, viele Aspekte kindlicher Lebenswelten werden jedoch nicht oder nur kurz aufgegriffen. So finden sich z.B. unter der Codierung d920 „Erholung und Freizeit" die Items Spiel, Sport, Kunst und Kultur, Kunsthandwerk, Hobbys und Gesellligkeit, aber unter dem Begriff „Spiel" werden vorrangig Regelspiele („Schach oder Karten spielen" DIMDI, 2005, S. 121) aufgeführt. Die kindliche Spielentwicklung und deren Bezüge zu Kommunikation und Wissenserwerb fehlen völlig. Auch den Aspekten der Entwicklungsdynamik sowie der Erziehungs- und Bildungseinflüsse wird nur wenig, eher punktuell Rechnung getragen.

Diesen und weiteren Kritikpunkten folgend hat sich innerhalb der WHO eine internatio-nale Expertengruppe gebildet, die 2007 die International Classification of Functioning, Disability and Health, Children and Youth Version (ICF-CY)" (WHO, 2007) vorgelegt hat. Damit liegt nun auch ein Klassifikationsrahmen für die Beschreibung von Ge-sundheitsproblemen im Kindes- und Jugendalter (0-18 Jahre) vor. Die ICF-CY greift vor allem die besonderen Wachstums-, Reifungs-, Lern- und Lebensbedingungen von Kindern und Jugendlichen auf und formuliert entwicklungsspezifische Kontextfak-toren. Sie erweitert den ICF-Rahmen um die sich entwickelnden Kompetenzen und

Ressourcen und um die in jungen Lebensjahren typischen Merkmale der sozialen Teilhabe. Ein besonderes Augenmerk liegt auf den Kontextfaktoren, die bei behinderten Kindern und Jugendlichen als Barrieren oder Förderfaktoren wirken können.

In der ICF-CY sind vor allem Spezifizierungen vorgenommen worden, die bislang für die Kinder und Jugendlichen noch nicht berücksichtigt worden sind. Sie enthält zusätzliche Codierungen und für Kinder erweiterte Beschreibungen der Inhalte. Hierzu ein Beispiel:

- In der ICF findet sich unter der Codierung d560 der Aspekt „Trinken", spezifiziert als Trinken aus einem Gefäß, einem Wasserhahn o.Ä.
- Die ICF-CY erweitert diesen Aspekt um die Fähigkeit zum Trinken an der Brust oder Saugflasche (d5601).

Die ICF-CY ist strukturell genauso aufgebaut wie die ICF, folgt also der Unterteilung in die Komponenten der Funktionsfähigkeit und Behinderung sowie der Kontextfaktoren. Sie erweitert die Beschreibungsebenen vor allem im Bereich der Aktivität und Partizipation, insbesondere in der Domäne „Lernen und Wissensanwendung", z.B. in den Kategorien Sprache erwerben (d133) oder Konzepte erwerben (d137). In der Domäne „Bedeutende Lebensbereiche: Erziehung und Bildung" (d810-839), die in der ICF nur sehr knapp gehalten ist, erfolgen ebenfalls viele Ergänzungen.

Die ICF-CY trägt der Tatsache Rechnung, dass es in der kindlichen Entwicklung zu Verzögerungen und Nachholbedarf kommen kann. Die ICF-Beschreibungsraster von 0 bis 4 (Problem, Barriere- oder Förderfaktor „nicht vorhanden" bis „voll ausgeprägt") lässt sich also auch auf den Grad eines Verzögerungsphänomens anwenden.

Die Bewertung der Verzögerungsmerkmale sowie der anderen Informationen zu Körperstruktur, Körperfunktion, Aktivität und Partizipation soll mithilfe von standardisierten Messverfahren, informellen Verfahren, gerichteter Beobachtung und qualitativen Interviews erfolgen. Es ist geplant, bei einer Revision der ICF einige der in der ICF-CY vorgenommenen Ergänzungen in die nächste Fassung mit aufzunehmen.

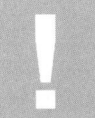
Leider liegt von der ICF-CY weder eine deutsche Version noch ein kostenloses Download vor. Ein gebührenpflichtiges Download kann von der Homepage der WHO aus erfolgen:
http://www.who.int.bookorders/

Abschließende Bemerkungen

Aus etlichen Fortbildungen, Vorträgen und Seminaren wissen wir, dass die ICF oft missverstanden wird. Häufig stehen bei der Betrachtung der ICF die Codierungsmöglichkeiten und die schon entstandenen Core-Sets im Mittelpunkt der Aufmerksamkeit. Dies wird durch die ICF aber gar nicht angestrebt. Deshalb sei abschließend noch einmal Folgendes betont:

ICF und ICF-CY sind nicht einfach nur neue Klassifikationsraster, mit denen bereits vorhandene ersetzt werden sollen.
ICF, ICF-CY und abgeleitete Core-Sets sind keine Diagnoseverfahren oder Messinstrumente – sie ersetzen diese auch nicht, sondern fordern neue ein.
ICF und ICF-CY sind Erklärungsmodelle und Betrachtungsweisen, mit denen eine patienten-zentrierte Arbeit begründet werden kann.
ICF und ICF-CY erleichtern die interdisziplinäre Zusammenarbeit ebenso wie die Kooperation mit Patienten und Angehörigen.

Literatur

BAR (2008): ICF-Praxisleitfaden 2. Frankfurt, Bundesarbeitsgemeinschaft für Rehabilitation

Bühler, S./Grötzbach, H./Frommelt, P. (2005): ICF-basierte Zieldefinition in der Neurorehabilitation. Neurologie & Rehabilitation, 11, 204-211

Dehn-HIndenberg, A. (2008): Patientenbedürfnisse in der Physiotherapie, Ergotherapie und Logopädie. Idstein, Schulz-Kirchner

DIMDI (2005): ICF. Internationale Klassifikation der Funktionsfähigkeit, Behinderung und Gesundheit. Download von http://www.dimdi.de/static/de/klassi/icf/index.htm, August 2008

Grötzbach, H. (2006): Die Bedeutung der ICF für die Aphasietherapie in der Rehabilitation. Forum Logopädie, 20, 26-31

Hansen, B./Iven, C. (2006): Beratung und Supervision. Emotionale und kognitive Unterstützung für Therapie und Unterricht. In: Bahr, R./Iven, C. (Hrsg.): Sprache – Emotion – Bewusstheit. Idstein, Schulz-Kirchner, 68-76

Härter, M./Loh, A./Spieß, C. (Hrsg.) (2006) Gemeinsam entscheiden – erfolgreich behandeln. Köln, Deutscher Ärzte Verlag

Häußler, M. (2007): Die Rolle der ICF-CY in Sozialpädiatrischen Zentren. Frühförderung interdisziplinär, 26, 173-180

Junde, I./Schwer, B./Voigt-Radloff, S. (2007): Das Logopädische Assessment: Struktur, ICF-Orientierung und Bedeutung für das Qualitätsmanagement. Forum Logopädie, 21, 14-19

Motsch, H.J. (1992): Die idiographische betrachtungsweise – Metaheorie des Stotterns. In: Grohnfeldt, M. (Hrsg.): Handbuch der Sprachtherapie Bd. 5: Störungen der Redefähigkeit. Berlin, Edition Marhold, 21-42

Neumann, S./Romonath, R. (2008): Kinder mit LKGS-Fehlbildung im Spiegel der ICF-CY: Entwicklung eines sprachtherapeutischen Core sets. Die Sprachheilarbeit, 53, 264-273

Nüchtern, E. (2005): Die ICF in der vertragsärztlichen Versorgung. Neurologie & Rehabilitation, 11, 189-195

Rentsch, H.-P./Bucher, P. (Hrsg.): ICF in der Rehabilitation. Idstein, Schulz-Kirchner

WHO (1993): International Classification of Impairments, Disabilities and Handicaps. 2. Auflage, Geneva

WHO (2001): International Classification of Functioning, Disability and Health – ICF. Geneva.

WHO (2007): International Classification of Functioning, Disability and Health, Children and Youth version, Download von http://www.who.int.bookorders/ Dezember 2008

2 Umsetzung der ICF in den klinischen Alltag

Zusammenfassung
In dem Beitrag werden zwei Möglichkeiten zur Umsetzung der ICF in den klinischen Alltag vorgestellt: zum einen die Codierung mithilfe der „ICF-Core-Sets" und zum anderen die teilhabe-orientierte Rehabilitation auf der Basis des ICF-Modells. Da die Anwendung der „Core-Sets" aus mehreren Gründen problematisch ist, wird die Durchführung der teilhabe-orientierten Rehabilitation favorisiert. Ihre praktische Umsetzung, die zu einer Reihe von Konsequenzen führt, wird am Beispiel einer neurologischen Klinik erläutert. Zu den Konsequenzen gehören eine Reorganisation der Teamarbeit, eine Neuausrichtung der Therapieziele, ein verändertes therapeutisches Vorgehen sowie eine neue Dokumentations- und Evaluationsstruktur.

Einleitung

Mit der Verabschiedung der ICF durch die Weltgesundheitsorganisation (WHO, 2001) sind die Mitgliedsstaaten aufgerufen worden, die neue Klassifikation in ihre nationalen Gesundheitssysteme zu übernehmen. Dieser Aufruf ist in Deutschland mehrfach umgesetzt worden: Die ICF ist in die Sozialgesetzgebung (vgl. Sozialgesetzbuch IX), in die Verordnung von Heil- und Hilfsmitteln (Nüchtern, 2005), in den trägerübergreifenden Leitfaden zum Zugang zur Rehabilitation (BAR, 2008) sowie in den Antrag auf stationäre Rehabilitationsmaßnahmen zulasten der gesetzlichen Krankenversicherung (vgl. Muster 61) eingegangen.

Im klinischen Bereich führte die Umsetzung der ICF in erster Linie zur Entwicklung von „ICF-Core-Sets". Unter einem „Core-Set" wird eine „kurze Liste von relevanten ICF-Kategorien (...) für eine spezifische Krankheit (...), einen bestimmten Zweck (...), eine bestimmte Berufsgruppe oder eine bestimmte Situation (...)" verstanden (Ewert et al., 2005, S. 183). Sie dient dazu, mit einer möglichst geringen, jedoch ausreichend großen Anzahl von Kategorien diejenigen Beeinträchtigungen zu beschreiben, die typischerweise als Folge einer Erkrankung auftreten (Ewert et al., 2005). Für die Logopädie liegen inzwischen erste Entwürfe für „Core-Sets" vor, z.B. für das Stottern (Rapp, 2007) oder für LKGS-Fehlbildungen (Neumann & Romonath, 2008).

Der Vorteil der „Core-Sets" ist, dass sie die riesige Gesamtzahl von 1.454 ICF-Kategorien auf ein überschaubares Maß reduzieren. So enthält beispielsweise das „kurze Core-Set Schlaganfall" lediglich 18 Kategorien (Ewert et al., 2005), die in Tabelle 1 wiedergegeben sind. Damit ist es möglich, die typischen Gesundheitsprobleme eines Schlaganfall-Patienten ohne großen Zeitaufwand zu dokumentieren.

ICF-Komponente	ICF-Code	Beschreibung
Körperfunktionen	b110 b114 b730 b167 b140 b144	Funktionen des Bewusstseins Funktionen der Orientierung Funktionen der Muskelkraft Kognitiv-sprachliche Funktionen Funktionen der Aufmerksamkeit Funktionen des Gedächtnisses
Körperstrukturen	s110 s730	Struktur des Gehirns Struktur der oberen Extremitäten
Aktivität und Partizipation	d450 d330 d530 d550 d510 d540 d310	Gehen Sprechen Die Toilette benutzen Essen Sich waschen Sich kleiden Kommunizieren als Empfänger gesprochener Nachrichten
Umweltfaktoren	e310 e355 e580	Engster Familienkreis Fachleute der Gesundheitsberufe Dienste, Systeme und Handlungsgrundsätze des Gesundheitswesens

Tab. 1: Kurzes „Core-Set" Schlaganfall (nach Ewert et al., 2005)

Die praktische Anwendung der „Core-Sets" ist jedoch mit Schwierigkeiten verbunden. Zu ihnen zählt, dass insbesondere die Kategorien der ICF-Komponenten Aktivität, Partizipation und Umweltfaktoren nicht leicht zu erfassen sind. Der Grund dafür ist, dass für viele Kategorien psychometrisch abgesicherte Messinstrumente fehlen. So können z.b. die sprachlichen Aktivitäten von Patienten mit einer Aphasie mangels abgesicherter Tests nicht zuverlässig erhoben werden (Grötzbach, im Druck).

Eine weitere Schwierigkeit besteht aus der Gefahr, dass Patienten mithilfe der Kategorien nicht klassifiziert, sondern abklassifiziert (Meyer, 2004) werden. Damit ist gemeint, dass die „Core-Sets" eine „Checklisten-Mentalität" fördern. Sie verleiten dazu, ähnlich wie bei einer TÜV-Untersuchung, abzuhaken, ob in einer Kategorie eine Beeinträchtigung vorliegt oder nicht. Dies kann zum einen dazu führen, dass sich der klinische Blick (wieder) auf die Defizite der Patienten verengt. Zum anderen widerspricht das mechanistische Abfragen von Defiziten dem Grundgedanken der ICF, nach dem eine Erkrankung immer nur vor dem Hintergrund des individuellen Kontexts eines Patienten sowie der sich daraus ergebenden bio-psycho-sozialen Faktoren zu verstehen ist (Frommelt & Grötzbach, 2005; s.a. Kapitel 1).

Schließlich stehen die „Core-Sets" auch in der Tradition der klassischen Anamneseerhebung, in der ein Untersucher das Gespräch mit einem Patienten von Beginn an in die von ihm gewünschte Richtung lenkt. Dadurch wird dem Betroffenen weder Zeit noch Raum gegeben, seine Krankheitsgeschichte zu erzählen (vgl. Heath, 2005). Die Erzählungen enthalten jedoch die Ziele, Hoffnungen und Erwartungen der Patienten, aber auch ihre Enttäuschungen, Ängste und Versuche, sich das Geschehene zu erklären. Diese Informationen lassen sich auch durch optimal zusammengestellte „Core-Sets" nicht in Erfahrung bringen. Gleichwohl kommt ihnen in der Rehabilitation eine besondere Bedeutung zu, da sie unverzichtbare Hinweise auf diejenigen (Lebens)-Bereiche liefern, die einen Patienten beschäftigen (Frommelt & Grötzbach, 2007a; 2007b). Sie sollten daher in der Therapieplanung berücksichtigt werden (Grötzbach, 2004a; 2006; 2008a).

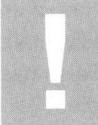 *„ICF-Core-Sets" haben zwar den Vorteil, dass sie die Anzahl der ICF-Kategorien auf ein klinisch praktikables Maß reduzieren, sie haben jedoch den Nachteil, dass sie den individuellen Bedürfnissen der Patienten nicht gerecht werden.*

Teilhabe-orientierte Rehabilitation

Da die Anwendung der „ICF-Core-Sets" nicht unproblematisch ist, soll eine alternative Umsetzung der ICF in den klinischen Alltag vorgestellt werden. Die Alternative besteht aus dem Gedanken, statt der Codierung das ICF-Modell zu nutzen.

Nach dem ICF-Modell hängt die Wiederherstellung der Gesundheit zum einen davon ab, die Komponenten Körperfunktion, Aktivität und Partizipation gleichermaßen in den Therapien zu berücksichtigen. Zum anderen sind in der Regel auch die Umweltfaktoren zu modifizieren. Die vier ICF-Komponenten gehen aber nicht im gleichen Ausmaß in die Therapieplanung ein, sondern es dominiert eindeutig die Komponente Körperfunktion (Bühler et al., 2005). Die Folge dieser Dominanz ist, dass in der Rehabilitation zwar weitreichende (sprachliche) Funktions-Fortschritte (Robey, 1998; Bhogal et al., 2003a; 2003b; Grötzbach, 2004b), jedoch nur geringe (sprachliche) Teilhabe-Verbesserungen erreicht werden (Grötzbach, 2008a; 2008b). Um dies zu ändern, ist in Ergänzung zu den funktionell ausgerichteten Therapien eine teilhabeorientierte Rehabilitation notwendig, die

■   dem gesetzlichen Auftrag entspricht, Betroffenen eine „gleichberechtigte Teilhabe am Leben in der Gesellschaft" (Sozialgesetzbuch IX, § 1) zu ermöglichen;

■   der Intention des Sozialgesetzbuchs V gerecht wird, nach der es in der Rehabilitation weniger um eine Wiederherstellung oder „Reparatur" beeinträchtigter

Funktionen geht, als vielmehr um eine Teilhabe an gewünschten Lebensbereichen trotz weiter bestehender Behinderungen (vgl. auch Rentsch, 2005);

■ die Erwartungen der Patienten aufgreift, die in der Regel nicht an einer Verbesserung von Funktionen („mein Satzbau soll besser werden"), sondern an Aktivitäts- und Partizipationsfortschritten interessiert sind („ich möchte wieder telefonieren können; ich möchte wieder mein Hobby, meinen Beruf ausüben können"; Goerg & Tesak, 2007);

■ schließlich auch mit einer finanziellen Sicherheit verbunden ist, da Rehabilitationsmaßnahmen, die lediglich zu Funktionsverbesserungen führen, nicht mehr im Leistungskatalog der Sozialleistungsträger enthalten sind (Fries, 2007).

Die teilhabe-orientierte Rehabilitation auf der Basis des ICF-Modells stellt im Vergleich zur funktionellen Therapie keinen bloßen Tapetenwechsel dar. Sie bedeutet vielmehr, dass nicht mehr länger ein Symptom oder ein Bündel von Symptomen im Mittelpunkt des Interesses steht, sondern diejenigen Lebensbereiche und Aktivitäten, an denen ein Patient (wieder) teilnehmen möchte. Dazu können beispielsweise das Telefonieren, die Nutzung des Internets, das Gespräch mit Freunden oder die Rückkehr in den Beruf gehören (vgl. Hinckley, 2006).

Mit der Betonung der Teilhabe wird die Autonomie der Patienten erheblich gestärkt (Frommelt & Grötzbach, 2005): Zum einen, weil nur die Betroffenen selbst die für sie wichtigen Lebensbereiche und Aktivitäten bestimmen können, zum anderen, weil nicht das Expertenwissen der medizinischen Professionellen, sondern die Präferenzen der Patienten die Rehabilitation steuern. Eine paternalistische Haltung, bei der die Professionellen bereits im Voraus wissen, was für einen Patienten gut ist, steht somit im Widerspruch zur teilhabe-orientierten Rehabilitation.

Neben der gestärkten Autonomie ergeben sich jedoch noch weitere Unterschiede zwischen der funktionell ausgerichteten Therapie und dem ICF-basierten Ansatz. Zu ihnen gehören:

■ Die Definition von Therapiezielen ändert sich. Von Symptomen abgeleitete Therapieziele (z.B. die Anzahl phonematisch bedingter Paraphasien zu verringern) haben in der teilhabe-orientierten Rehabilitation nur noch einen geringen Stellenwert. Stattdessen erhalten die Teilhabe-Ziele der Betroffenen (z.B. wieder der Großvater zu sein, der seinen Enkeln Märchen vorlesen kann) ein größeres Gewicht (Grötzbach, 2004a; Frommelt & Grötzbach, 2007a).

■ In der Anamnese sind die Erzählungen (Narration) der Patienten (Frommelt & Grötzbach, 2008) wichtiger als Fragebögen, Therapiezielllisten (Netz, 2005) oder Checklisten (Junde et al., 2007; Kraus de Camargo, 2007). Denn nur in einem Dialog lässt sich klären, an welchen Lebensbereichen ein Patient nach dem Ende seiner Rehabilitation (wieder) teilnehmen möchte.

- Die Entlassungsberichte erhalten eine neue Struktur. Die von den Patienten definierten Teilhabe-Ziele stellen übergeordnete Ziele dar, auf die sich die Funktionsziele beziehen müssen (z.b. damit Frau X. ihre Bankgeschäfte wieder selbstständig erledigen kann, müssen die vier Grundrechenarten beherrscht werden). Diese Art des Zielsetzungsprozesses wird als „top-down" bezeichnet, da von den Teilhabe-Zielen Funktionsziele abgeleitet werden (Fries et al., 2005; Frommelt & Grötzbach, 2007a).

- Berufsspezifische Dokumentationen haben nur noch dann ihren Wert, wenn sie sich auf die übergeordneten Teilhabe-Ziele beziehen (Frommelt & Grötzbach, 2007a). Aus den Berichten der Logopädie, Ergotherapie, Physiotherapie und Neuropsychologie muss ersichtlich sein, inwieweit Fortschritte in den verschiedenen Therapiebereichen zu einer Verbesserung der Teilhabe beigetragen haben.

- Die klassische Arbeitsorganisation gilt nicht mehr. Da ein Patient in der Regel keine Teilhabe-Ziele verfolgt, die sich allein durch eine Berufsgruppe erreichen lassen, muss eine Zusammenarbeit aller an der Rehabilitation Beteiligten gewährleistet sein. Eine hierarchische Organisationsform, die vom Arzt dominiert wird und in der Therapeuten lediglich nach Anweisung arbeiten, wird diesem Anspruch nicht gerecht. Vielmehr wird eine vernetzte Organisationsstruktur benötigt, in der Patienten, Angehörige und Professionelle gleichberechtigte Partner sind (Rentsch, 2005; Grötzbach, 2006).

> **TIPP** *Da die teilhabe-orientierte Rehabilitation zu weitreichenden Konsequenzen führt, sollte vor ihrer Umsetzung geprüft werden, ob sie mit den Interessen einer Einrichtung übereinstimmen.*

Umsetzung und Anwendung der teilhabe-orientierten Rehabilitation

Vor sechs Jahren beschloss die Leitung der neurologischen Abteilung, in der einer der Autoren arbeitet (H. G.), die teilhabe-orientierte Rehabilitation auf der Basis der ICF einzuführen. Dazu fand als erster Schritt eine Schulung der Bereichsleiter statt, in der Themen wie Aufbau, Terminologie und Codierung der ICF behandelt wurden. Im Anschluss an die Schulung wurden die Bereichsleiter gebeten, ihr Wissen an ihre Mitarbeiter weiterzugeben. Dadurch sollte sichergestellt werden, dass alle Mitarbeiter mit der ICF vertraut sind.

Der zweite Schritt bestand aus einer Reorganisation der Teamarbeit mit dem Ziel, die Patienten als selbstständige und (eigen)-verantwortliche Akteure in ihre Rehabilitation einzubinden. Dazu wurde ein „Morgenteam" etabliert, das sich einen Tag nach der Anreise eines Patienten trifft. Mit der Schaffung des Morgenteams wurden mehrere Absichten verfolgt:

1. Der Patient soll sein behandelndes Team und das behandelnde Team den Patienten kennenlernen.
2. Der Patient soll seine Krankheitsgeschichte nur ein einziges Mal und nicht jedem Mitarbeiter neu erzählen.
3. Der Patient soll die Ziele seiner Rehabilitation definieren und nach Wichtigkeit ordnen.
4. Das behandelnde Team soll über die Aktivitäts- und Teilhabe-Ziele eines Patienten vor dem Hintergrund seines (individuellen) Kontexts informiert sein.
5. Patienten, die bereits Rehabilitationserfahrungen gesammelt haben, sollen über Behandlungen, von denen sie profitieren konnten, ebenso berichten wie über Behandlungen, die ihnen nicht geholfen haben. Dadurch soll eine Fehlallokation von Therapieressourcen vermieden werden.
6. Als Ergebnis des Morgenteams soll der Patient einen Therapieplan erhalten, der nach seinen (individuellen) Zielen erstellt worden ist.
7. In den Einzeltherapien sollen anschließend die Funktionsziele, die mit einem Patienten innerhalb der nächsten Tage erreicht werden sollen, verabredet werden. Dabei soll darauf geachtet werden, dass sich die funktionellen Ziele auf die im Morgenteam angegebenen Teilhabe-Ziele beziehen.

Um die Patienten auf das Morgenteam vorzubereiten, wird ihnen bereits am Anreisetag gesagt, dass sie am folgenden Tag ihr behandelndes Team kennenlernen werden. Da die Behandlungsteams (bestehend aus den Berufsgruppen Medizin, Pflege, Physiotherapie, Ergotherapie, Logopädie, Neuropsychologie und Sozialberatung) streng stationsbezogen organisiert sind, arbeiten auf einer Station immer dieselben Mitarbeiter der verschiedenen Berufsgruppen zusammen. Dadurch ist es möglich, auf allen Stationen zeitlich parallel Morgenteams durchzuführen. Die Teilnahme an den Morgenteams ist für die Mitarbeiter verpflichtend.

Am Anreisetag werden die Patienten auch darüber informiert, dass man sie am Folgetag nach ihren Lebensbedingungen sowie nach den Zielen ihrer Rehabilitation befragen wird. Dieses Gespräch führt ein erfahrener Therapeut, der jeden neu angereisten Patienten einzeln zum Gespräch in den Teamraum bittet, um die Vertraulichkeit zu wahren. Bei der Darstellung der Ziele wird zwischen lang-, mittel- und kurzfristigen Zielen unterschieden. Sie sind folgendermaßen definiert:

■   Die langfristigen, übergeordneten Ziele beziehen sich auf die Teilhabe an Lebensbereichen. Sie werden durch die persönlichen Werte eines Patienten bestimmt und lassen sich häufig erst nach Monaten oder Jahren erreichen. Als Ziele am Horizont („horizon goals"; Cullicutt McGrath, 2007, S. 81) sind sie für einen Patienten zwar wichtig, jedoch zu unscharf („fuzzy") formuliert, um sie mithilfe einer Zielsetzungsregel erfassen zu können (Cullicutt McGrath, 2007).

■ Die kurz- und mittelfristigen Ziele beziehen sich auf das Handeln und Funktionieren im alltäglichen Leben. Die kurzfristigen Ziele sollten innerhalb von einer Woche und die mittelfristigen Ziele innerhalb von einem Monat erreicht werden. Sie sind im Gegensatz zu den langfristigen Zielen für einen Patienten dringend (Cullicutt McGrath, 2007) und lassen sich z.b. mit der SMART-Regel (Van Cranenburgh, 2007; Cullicutt McGrath, im Druck) genau definieren.

> **TIPP** *Um die Ziele eines Patienten zu erfahren, genügt die Frage: „Was wollen Sie in der Rehabilitation erreichen?" keineswegs. Denn auf diese Frage wird beinahe stereotyp die Antwort gegeben: „Alles muss wieder so werden wie vor dem Schlaganfall". Statt der globalen Ziel-Frage sind daher spezielle Fragen notwendig, die sich auf die Lebensbereiche, Aktivitäten und Funktionen beziehen (Grötzbach, 2004a).*

Die angegebenen Ziele werden vom Patienten hinsichtlich ihrer Priorität geordnet und während des Gesprächs von einem Protokollanten schriftlich festgehalten. Eine Kopie des Protokolls erhält der Patient, um die Forderung der Sozialleistungsträger nach einer transparenten Zielsetzung zu erfüllen. Das Zielsetzungsgespräch dauert bei einem erfahrenen Gesprächsleiter ca. 15 Minuten. Die Gefahr, dass Patienten überhaupt keine oder nur unrealistische Ziele äußern, ist nach eigener Erfahrung gering.

Die im Protokoll festgehaltenen Ziele werden in den „Mittagsteams" im Abstand von einer Woche kontrolliert. Dabei geht es zum einen um die Frage, inwieweit die Ziele zwischenzeitlich erreicht worden sind. Zum andern wird geprüft, ob die Therapiemaßnahmen immer noch im Einklang mit den vorgegebenen Zielen stehen. Aufgrund zeitlicher Beschränkungen nehmen die Patienten an den Besprechungen des Mittagsteams bislang nicht teil. Über den zeitlichen und inhaltlichen Ablauf der teilhabeorientierten Rehabilitation informiert zusammenfassend Abbildung 1.

Tag 1: Anreisetag
Patient wird medizinisch-pflegerisch aufgenommen.
Er wird über das am nächsten Tag stattfindende Morgenteam informiert.
Er wird gebeten, sich über die Ziele seiner Rehabilitation Gedanken zu machen.

↓

Tag 2: Morgenteam
Patient trifft sein behandelndes Team.
Er definiert seine Rehabilitationsziele, die protokolliert und ihm anschließend als
Kopie mitgegeben werden.
Er erhält einen Therapieplan, der nach seinen Zielen zusammengestellt worden
ist.
Das Behandlungsteam erstellt unter Beachtung der Teilhabe-Ziele einen Behand-
lungsplan, der an die Terminplanung weitergegeben wird.
In den anschließend stattfindenden Einzeltherapien werden die funktionellen
Ziele gemeinsam mit dem Patienten festgelegt.

↓

Tag 7: Mittagsteam
Das behandelnde Team trifft sich (ohne Patienten) zur Evaluation der
Therapieziele.
Änderungen werden besprochen und veranlasst. Ein Mitarbeiter wird bestimmt,
der den Patienten über getroffene Änderungen informiert.
Die Frage nach einer Verlängerung des Rehaaufenthalts wird diskutiert. Das
Ergebnis der Diskussion wird dem Patienten mitgeteilt.

↓

Eine Woche vor der Entlassung: Entlassteam
Die Therapieergebnisse werden mit den Therapiezielen verglichen.
Sofern zutreffend, wird eine sozialmedizinische Epikrise erstellt.
Die Versorgung zu Hause wird besprochen, eventuell benötigte Hilfsmittel werden
verordnet.
Notwendige Eigenübungsaufgaben werden schriftlich vorbereitet, um sie den
Patienten bei Entlassung mitgeben zu können.
Kontakte zu weiterbehandelnden Therapeuten werden aufgenommen.

Abb. 1: Zeitlicher und inhaltlicher Ablauf der teilhabe-orientierten Rehabilitation

Fallbeispiele

Zur Illustration des teilhabe-orientierten Zielsetzungsprozesses sollen zwei Patienten vorgestellt werden. Bei dem ersten Patienten handelt es sich um den 66-jährigen Herrn R., der nach einem linksseitigen Schlaganfall zur Rehabilitation aufgenommen wird. In dem Morgenteam berichtet er:

Angaben Herr R.:

Herr R. gibt an, dass es sein Ziel sei, wieder gesund zu werden. Dies bedeute vor allem, wieder als Auslieferungsfahrer für Ersatzteile arbeiten zu können. Er arbeite als Rentner zwar nur auf 400,- € Basis, der Job mache ihm jedoch sehr viel Spaß. Im Moment fehle ihm noch die Kraft und Geschicklichkeit der rechten Hand. Seine Belastbarkeit sei ebenfalls eingeschränkt: Wenn er spazieren gehe, könne er maximal eine Viertelstunde ohne Pause laufen. Außerdem traue er sich nicht, mit Fremden oder mehreren Personen zu sprechen, da ihm die Wörter nicht schnell genug einfielen. Das Gedächtnis funktioniere ebenfalls nicht mehr so gut wie früher: Er vergesse häufig, was man ihm gesagt habe.

Mit der Konzentration gebe es keine Schwierigkeiten. Auch das Autofahren traue er sich zu, schließlich verfüge er über eine mehr als 30-jährige Fahrpraxis. Allerdings sei er nach seinem Schlaganfall noch nicht gefahren, da ihm das verboten worden sei.

Seine größte Hilfe sei seine Familie, die ihn in allen Dingen unterstütze. Vor allem seine Enkeltochter gebe ihm viel Kraft. Wenn er nicht mehr arbeiten könne, werde er sich in Zukunft noch mehr um sie kümmern. Es mache ihm viel Freude, sie von der Schule abzuholen, mit ihr zusammen die Hausaufgaben zu machen oder mit ihr in den Zoo zu gehen.

Herr R. definiert eine Reihe von Zielen, die in Tabelle 2 in der Reihenfolge ihrer Wichtigkeit wiedergegeben sind.

ICF-Komponente	Ziele
Partizipation	Rückkehr in den Beruf als Auslieferungsfahrer
Aktivität	Autofahren können
	Gegenstände heben und tragen können, z.B. ein Paket Feine Arbeiten mit der rechten Hand ausführen können Gespräche mit Fremden oder mehreren Personen führen können Spazieren gehen können, z.B. mit der Enkelin in den Zoo gehen können Sich Dinge merken können

Tab. 2: Partizipations- und Aktivitätsziele von Herrn R.

Diese Ziele werden in den einzelnen Therapiebereichen wie folgt konkretisiert (s. Tabelle 3):

ICF-Komponente Funktion	Mittelfristige Ziele bis zum Ende der Rehabilitation
Autofahren	Herr R. soll unter Führerscheinbedingungen eine Fahrt von 90 Minuten Dauer bewältigen können.
Handkraft	Herr R. soll einen vollen Zehn-Liter-Eimer heben und zehn Meter weit tragen können.
Handgeschick	Herr R. soll beidhändig mit Besteck essen und eine Hemdknopfleiste schließen können.
Sprache	Herr R. soll eine telefonische Bestellung aufgeben können.
Gehen	Herr R. soll auf ebenen Wegen eine Strecke von einer Stunde Dauer ohne Pause spazieren gehen können.
Gedächtnis	Herr R. soll sich fünf Dinge mindestens einen Tag lang merken können.

Tab. 3: Funktionsziele von Herrn R.

Im Gegensatz zu Herrn R. handelt es sich bei der 72-jährigen Frau L. um eine schwer betroffene Patientin, die aufgrund einer globalen Aphasie im Morgenteam keine subjektiven Angaben machen kann. Sie wird von ihrer Schwester begleitet, die im Morgenteam Folgendes erzählt:

Angaben der Schwester von Frau L.:
Frau L. könne ihr rechtes Bein und ihre rechte Hand nicht bewegen. Ein Stehen oder ein Greifen mit der rechten Hand sei daher nicht möglich. Sie habe seit ihrer Erkrankung nur im Bett gelegen. Bei der Toilette und der Körperhygiene sei Frau L. vollständig auf Hilfe angewiesen. Essen könne sie aber allein, wenn ihr das Besteck in die linke Hand gegeben und das Essen geschnitten werde. Frau L. könne zwar alles verstehen, sagen könne sie aber nichts.
Frau L. sei immer sehr lebenslustig gewesen. Als alleinstehende Frau habe sie häufig Bildungsreisen unternommen, am liebsten habe sie die Toskana besucht. Sie bewundere die italienische Architektur und Malerei. Außerdem habe sie gerne gestrickt, alle Verwandten hätten selbst gestrickte Socken von ihr erhalten.
Der größte Wunsch der Schwester sei es, sich ein wenig mit Frau L. unterhalten zu können. Außerdem wäre es schön, wenn Frau L. wieder selbst auf die Toilette gehen könne und insgesamt wieder etwas selbstständiger werde, da Frau L. auf keinen Fall in einem Heim, sondern zu Hause leben solle.

Unter Berücksichtigung dieser Angaben werden mit Frau L. und ihrer Schwester die in Tabelle 4 aufgeführten Ziele vereinbart.

ICF-Komponente	Ziele
Partizipation	Mit Unterstützung zu Hause leben
Aktivität	Sich mitteilen können Sich waschen und anziehen können Stehen und sich fortbewegen können Gegenstände greifen und festhalten können

Tab. 4: Partizipations- und Aktivitätsziele von Frau L.

Die mittelfristigen Ziele, die Frau L. bis zum Ende ihres Rehabilitationsaufenthalts erreichen soll, sind in Tabelle 5 zusammengefasst.

ICF-Komponente Funktion	Mittelfristige Ziele bis zum Ende der Rehabilitation
Sprache	Frau L. soll alternativ gestellte Fragen korrekt mit „Ja" und „Nein" beantworten können
Waschen/Anziehen	Frau L. soll den Oberkörper waschen und ankleiden können.
Toilette	Frau L. soll sich selbstständig vom Rollstuhl auf die Toilette und zurück umsetzen können.
Stehen	Frau L. soll mit Einhalten fünf Minuten stehen können.
Fortbewegen	Frau L. soll im Rollstuhl eine Strecke von 50 Metern zurücklegen können.
Greifen	Frau L. soll ein Glas oder einen Becher mit Kaffee halten können.

Tab. 5: Funktionsziele von Frau L.

Um die Ziele der beiden Patienten zu realisieren, werden funktionelle und kontext-sensitive Therapien (Grötzbach, 2008) eingesetzt. Das Besondere der kontext-sensitiven Therapie ist, dass sie aus einer Einbettung therapeutischer Maßnahmen in Alltagsroutinen besteht. Dadurch sollen ein Transfer und eine Generalisierbarkeit der Therapieinhalte erreicht werden. Die Schwerpunkte der kontext-sensitiven Therapie umfassen eine realistische Selbsteinschätzung, eine ausreichende Umstellungs-fähigkeit (Spitzer, 2008) sowie den Mut, andere um Hilfe zu bitten. Gerade diese Fähigkeiten stellen wesentliche Voraussetzungen für eine erfolgreiche Teilhabe am Leben dar (vgl. Fries, 2005). Das Qualitätskriterium der kontext-sensitiven Thera-pie ist, inwieweit die Interventionen zu einer verbesserten Teilhabe geführt haben.

Wie Belege aus der Sonderpädagogik (Mann, 1979), Frühförderung (Häußler, 2007), Neuropädiatrie (Ylvisaker et al., 2005) und Neurorehabilitation zeigen (Goldenberg et al., 2002; Fries et al., 2007; Zänglein et al., 2007), sind die Erfolge der kontext-sensitiven Therapie beachtlich: Sie ist der funktionell-orientierten Therapie sowohl theoretisch als auch empirisch überlegen. Inzwischen liegen erste Beschreibungen kontext-sensitiver Ansätze zur Therapie von Aphasien vor (Glindemann et al., 2002; Coopmans, 2007; Geißler, 2007; Lamprecht, 2007; Grötzbach, 2008).

Erfahrungen mit der Umsetzung
Die Umsetzung der teilhabe-orientierten Rehabilitation in den klinischen Alltag ist nicht ohne Schwierigkeiten abgelaufen. Einige von ihnen sind in Tabelle 6 wiedergegeben.

Die ICF muss als „Fremdsprache" gelernt werden.
Das traditionelle medizinische Modell steht im Konflikt zur ICF.
Einige Patienten sind mit ihrer Rolle als selbstständige Akteure in der Rehabilitation überfordert.
Eine Einigung der verschiedenen Berufsgruppen auf gemeinsame, übergeordnete Therapieziele ist nicht selbstverständlich.
Die notwendigen Absprachen zwischen den Patienten und Kollegen führen zu der Sorge, die eigene professionelle Identität zu verlieren.
Für die Morgen- und Mittagsteams müssen Ressourcen zulasten der übrigen („hands-on") Therapiezeit zur Verfügung gestellt werden.

Tab. 6: Schwierigkeiten bei der Umsetzung der teilhabe-orientierten Rehabilitation in den klinischen Alltag

Diesen Schwierigkeiten steht jedoch eine Reihe von Vorteilen gegenüber. Insbesondere erfüllt die teilhabe-orientierte Rehabilitation die Erwartungen der Patienten und die Vorgaben des Sozialgesetzbuchs IX (Fries, 2007). Ein weiterer Vorteil ist, dass durch die neu organisierte Teamarbeit die Verantwortlichkeit der Mitarbeiter gefördert wird: Mit der Abkehr vom arzt-dominierten Team hin zum patienten-zentrierten Vorgehen werden die Entscheidungskompetenzen denjenigen zugeordnet, die sie im klinischen Alltag tragen. Die Übernahme der Kompetenz hatte auch eine Wissenszunahme zur Folge. Dadurch können Therapiepläne selbst dann erstellt werden, wenn ein Teammitglied wegen Krankheit oder Freizeitausgleich im Morgenteam fehlt. Schließlich kümmern sich die Mitarbeiter intensiver als vorher um die Patientenbelange. So sind die Entlassungsberichte, die ein Gemeinschaftswerk des behandelnden Teams darstellen, seit der Reorganisation der Teamarbeit am Tag der Abreise eines Patienten fertig.

Unsere Erfahrungen mit der Umsetzung der ICF-basierten Rehabilitation sprechen für folgende Empfehlungen:

<blockquote>

TIPP

- *Die ICF sollte primär als Erklärungsmodell verwendet werden.*
- *Kognition, Emotion und Krankheit sollten kontextuell verstanden und therapiert werden.*
- *Die Teilhabe sollte als Rehabilitationsziel über alle Berufsgrenzen hinweg im Mittelpunkt des Interesses stehen.*
- *Die ICF sollte nicht als Instrument zur Messung, Bezahlung oder Codierung genutzt werden.*

</blockquote>

Mit der Übernahme des ICF-Modells in den klinischen Alltag wird zum einen die Grundlage für ein patienten-zentriertes Arbeiten gelegt, für das es nach dem Willen des Gesetzgebers keine Alternative gibt. Zum anderen bedeutet sie den Versuch, dass Patienten und Therapeuten einen gemeinsamen Weg mit gemeinsamer Verantwortung gehen.

Literatur

BAR (2008): ICF-Praxisleitfaden 2. Frankfurt, Bundesarbeitsgemeinschaft für Rehabilitation

Bhogal, S./Teasell, R./Speechley, M. (2003a): Intensity of aphasia therapy: Impact on recovery. Stroke, 34, 987-993

Bhogal, S./Teasell, R./Foley, N./Speechley, M. (2003b): Rehabilitation of aphasia: More is better. Topics in Stroke Rehabilitation, 10, 66-76

Bühler, S./Grötzbach, H./Frommelt, P. (2005): ICF-basierte Zieldefinition in der Neurorehabilitation. Neurologie & Rehabilitation, 11, 204-211

Coopmans, J. (2007): Alltagsrelevante Aphasietherapie. Forum Logopädie, 6, 6-13

Cullicutt McGrath, J. (2007): Ethical practice in brain injury rehabilitation. Oxford, Oxford University Press

Cullicutt McGrath, J. (im Druck): Interdisciplinary goal planning in neurological rehabilitation. In: Frommelt, P./Grötzbach, H. (Hrsg.): Neurorehabilitation. Heidelberg, Springer

Ewert, T./Geyh, S./Grill, E./Cieza, A./Zaisserer, S./Stucki, G. (2005): Die Anwendung der ICF in der Neurorehabilitation anhand des ICF-Modellblattes und der ICF Core-sets. Neurologie & Rehabilitation, 11, 179-188

Fries, W. (2005): Neuropsychologische Rehabilitation nach erworbener Hirnschädigung in der Welt von ICF und SGB IX: Wie weit reicht der Therapieauftrag? – Ein Pamphlet. In: Wendel, C./Heel, S./Lucius-Hoene, G./Fries, W. (Hrsg.): Zukunftswerkstatt Klinische Neuropsychologie. Regensburg, Roeder, 73-87

Fries, W./Dustmann, D./Fischer, S./Lojewski, N./Ortner, K./Petersen, C./Pott, C./Rehbein, M./ Scholler, I. (2005): Projektarbeit: Therapeutische Strategien zur Umsetzung von ICF und SGB IX in der ambulanten wohnortnahen neurologischen Rehabilitation zur Verbesserung der Teilhabe am Leben in der Gesellschaft. Neurologie & Rehabilitation, 11, 218-226

Fries, W. (2007): Reha-Philosophie: Konzepte und Strukturen für eine Teilhabe-orientierte ambulante und wohnortnahe Rehabilitation. In: Fries, W./Lössl, H./Wagenhäuser, S. (Hrsg.): Teilhaben! Stuttgart, Thieme, 7-16

Fries, W./Lössl, H./Wagenhäuser, S. (2007): (Hrsg.): Teilhaben! Stuttgart, Thieme

Frommelt, P./Grötzbach, H. (2005): Einführung der ICF in die Neurorehabilitation. Neurologie & Rehabilitation, 11, 171-178

Frommelt, P./Grötzbach, H. (2007a): Zielsetzung in der Schlaganfallrehabilitation. In: Dettmers, C./Bülau, P./Weiller, C. (Hrsg.): Schlaganfall Rehabilitation. Bad Honnef, Hippocampus, 121-133

Frommelt, P./Grötzbach, H. (2007b): Die ICF und das Modell einer kontextsensitiven Neurorehabilitation. Praxis Klinische Verhaltensmedizin und Rehabilitation, 78, 210-216

Frommelt, P./Grötzbach, H. (2008): Das Narrative in der Neurorehabilitation. Neurologie & Rehabilitation, 14, 3-11

Geißler, M. (2007): Wohnortnahe ambulante Rehabilitation bei neurologischen Kommunikationsstörungen. In: Tesak, J. (Hrsg.): Arbeiten zur Aphasie. Idstein, Schulz-Kirchner, 105-115

Glindemann, R./Ziegler, W./Kilian, B. (2002): Aphasie und Kommunikation. In: Goldenberg, G./ Pössl, J./Ziegler, W. (Hrsg.): Neuropsychologie im Alltag. Stuttgart, Thieme, 78-97

Goerg, K./Tesak, J. (2007): Die Selbstsicht aphasischer Personen mit Bezug auf das neoklassische Aphasiekonzept und die ICF. In: Tesak, J. (Hrsg.): Arbeiten zur Aphasie. Idstein, Schulz-Kirchner, 99-103

Goldenberg, G./Pössl, J./Ziegler, W. (2002): (Hrsg.): Neuropsychologie im Alltag. Stuttgart, Thieme

Grötzbach, H. (2004a): Zielsetzung in der Aphasietherapie. Forum Logopädie, 5, 12-16

Grötzbach, H. (2004b): Zur Effektivität von Aphasietherapie. Neurologie & Rehabilitation, 10, 1-5

Grötzbach, H. (2006): Die Bedeutung der ICF für die Aphasietherapie in der Rehabilitation. Forum Logopädie, 1, 26-31

Grötzbach, H. (2008a): Kontext-sensitive Aphasietherapie. L.O.G.O.S. interdisziplinär, 16, 26-31

Grötzbach, H. (2008b): Bottom-up oder top-down orientierte Aphasietherapie: Welche ist besser? Die Sprachheilarbeit, 53, 284-291

Grötzbach, H. (im Druck): Therapeutische Entscheidungsfindung bei Aphasie. In: Beushausen, U./Seiferth, W. (Hrsg.): Therapeutische Entscheidungsfindung in der Logopädie. München, Elsevier

Häußler, M. (2007): Die Rolle der ICF-CY in Sozialpädiatrischen Zentren. Frühförderung interdisziplinär, 26, 173-180

Heath, I. (2005): Auf der Spur von Krankengeschichten: Versorgungskontinuität in der Hausarzt-
praxis. In: Greenhalgh, T./Hurwitz, B. (Hrsg.): Narrative-based Medicine – Sprechende
Medizin. Bern, Huber, 115-125

Hinckley, J. (2006): Finding messages in bottels: Living successfully with stroke and aphasia.
Topics in Stroke Rehabilitation, 13, 25-36

Junde, I./Schwer, B./Voigt-Radloff, S. (2007): Das Logopädische Assessment: Struktur, ICF-Orientierung und Bedeutung für das Qualitätsmanagement. Forum Logopädie, 1, 14-19

Kraus de Camargo, O. (2007): Die ICF-CY als Checkliste und Dokumentationsraster in der Praxis der Frühförderung. Frühförderung interdisziplinär, 26, 158-166

Lamprecht, G. (2007): Wege aus der Sprachlosigkeit: Kommunikation mit Hindernissen – Mut
zum trotzdem Sprechen. In: Fries, W./Lössl, H./Wagenhäuser, S. (Hrsg.): Teilhaben!
Stuttgart, Thieme, 89-97

Mann, L. (1979): (Hrsg.): On the trail of process. New York, Grune and Stratton

Meyer, A.-H. (2004): Kodieren mit der ICF: Klassifizieren oder Abklassifizieren? Heidelberg,
Universitätsverlag Winter

Netz, J. (2005): Konstruktion und Praxiserprobung einer ICF-orientierten Therapiezielliste und
Outcome-Messung in der ambulanten Neurorehabilitation. Neurologie & Rehabilitation,
11, 227-235

Neumann, S./Romonath, R. (2008): Kinder mit LKGS-Fehlbildung im Spiegel der ICF-CY: Entwicklung eines sprachtherapeutischen Core sets. Die Sprachheilarbeit, 53, 264-273

Nüchtern, E. (2005): Die ICF in der vertragsärztlichen Versorgung. Neurologie & Rehabilitation,
11, 189-195

Rapp, M. (2007): Stottern im Spiegel der ICF – Ein neuer Rahmen für Diagnostik, Therapie und
Evaluation. Forum Logopädie, 2, 14-19

Rentsch, H.-P. (2005): Grundlagen der ICF. In: Rentsch, H.-P./Bucher, P. (Hrsg.): ICF in der Rehabilitation. Idstein, Schulz-Kirchner, 17-41

Robey, R. (1998): A meta-analysis of clinical outcomes in the treatment of aphasia. Journal of
Language and Hearing Research, 41, 172-187

Spitzer, L. (2008): Auf dem Weg zur Teilhabe! Auswirkungen der Exekutivfunktionen und der
Umstellungsfähigkeit auf den Alltag von Patienten mit einer Aphasie. Hildesheim, Ba-
chelor-Arbeit an der HAWK Hildesheim

Van Cranenburgh, B. (2007): Neurorehabilitation. München, Elsevier

WHO (2001): International Classification of Functioning, Disability and Health – ICF. Geneva.
Deutsche Version über www.dimdi.de (geladen am 30.11.2008)

Ylvisaker, M./Adelson, D./Braga, L./Burnett, S./Glang, A./Feeney, T./Moore, W./Rumney, P./To-
dis, B. (2005): Rehabilitation and ongoing support after pediatric TBI. Journal of Head
Trauma Rehabilitation, 20, 95-109

Zänglein, M./Hornauer, R./Böss, R./Weber, R. (2007): Alltagsorientierte Therapie bei Patienten
mit kognitiven Einschränkungen, Beeinträchtigungen der Motorik und schweren Aphasien. Neurologie & Rehabilitation, 13, 213-217

3.1 ICF in der stationären Aphasietherapie

Zusammenfassung
Die WHO veröffentlichte 2001 die ICF, deren Grundauftrag im Sozialgesetzbuch IX aufgenommen wurde: Ermöglichung einer gleichberechtigten Teilhabe von Menschen mit Behinderung.
Erfüllt die stationäre Aphasietherapie diesen Auftrag? Was bedeutet die Einführung der ICF für die stationäre Aphasietherapie in neurologischer und geriatrischer Rehabilitation? Antworten auf diese Fragen werden im Folgenden für die Aspekte Aphasie, Aphasiediagnostik, Aphasietherapie und Aphasieevaluation skizziert.

Einleitung

Bereits in einer der ersten Fallbeschreibungen der klassischen Aphasiologie (Broca, 1861) wird das Thema einer eingeschränkten Teilhabe von Personen mit einer Aphasie angesprochen: Der von Broca (1861) vorgestellte Patient „Tan" wird zwar nicht *völlig* aus der sozialen Gemeinschaft ausgeschlossen, er wird jedoch von seinen Mitpatienten abgelehnt. Damit nimmt er eine Stellung zwischen Teilhabe und Ausschluss ein. Broca (1861) schreibt:

„Als er in Bicêtre ankommt, hat er schon seit 2 oder 3 Monaten nicht mehr gesprochen. Dabei war er absolut intelligent (und gesund) und unterschied sich ausschließlich durch den Verlust der gesprochenen Sprache von einem gesunden Menschen. Er ging ein und aus in dem Hospiz, in dem er unter dem Namen „Tan" bekannt war. Er verstand alles, was man ihm sagte. Er hatte sogar ein sehr gutes Gehör, aber welche Frage man auch immer an ihn adressierte, er antwortete immer mit „tan, tan", was er mit sehr differenzierten Gesten unterstrich, mit deren Hilfe er die Mehrzahl seiner Ideen ausdrücken konnte. Wenn seine Zuhörer seine Mimik nicht verstanden, geriet er leicht in Wut und fügte seinem Wortschatz einen groben Fluch hinzu, einen einzigen, und denselben, den ich bereits an obiger Stelle genannt habe, als ich von der Krankheit bei M. Auburtin berichtete. Tan galt als egoistisch, rachsüchtig und gemein und seine Kameraden, die ihn verachteten, beschuldigten ihn sogar, ein Dieb zu sein. Seine Störungen könnten zum großen Teil auf zerebrale Läsionen zurückgeführt werden, in jedem Fall waren sie nicht ausgeprägt genug, um pathologisch zu erscheinen. Obschon der Patient in Bicêtre untergebracht war, kam man niemals auf die Idee, ihn in die Abteilung für Geistesgestörte zu verlegen. Im Gegenteil, man betrachtete ihn als einen Mann, der für sein Tun und Handeln absolut verantwortlich ist." (Übersetzung von Aline Larbig-Herbiet, M.A.)

Wiederherstellung der Teilhabe ist nach SGB IX das Ziel jeder Rehabilitation (vgl. Kapitel 2) und somit auch das übergeordnete Ziel der Aphasietherapie, unabhängig davon, ob sie in der stationären neurologischen oder geriatrischen Rehabilitation stattfindet.

Aphasie im Spiegel der ICF

Aphasien werden als Sprachstörungen mit Einschränkungen im expressiven und rezeptiven Bereich beschrieben. Sie treten typischerweise als Folge einer Hirnschädigung auf und haben mehr oder minder starke Auswirkungen auf die kommunikativen Möglichkeiten der Betroffenen und auf ihr Leben. Menschen mit einer Aphasie gelingt es zwar oft nur sehr eingeschränkt, ihre Absichten und Gedanken auszudrücken oder die Gedanken und Absichten ihrer Gesprächspartner zu verstehen, ihre Wahrnehmungs- und Denkprozesse werden jedoch wie bei „Tan" als intakt angesehen (Tesak, 2005, 2006; Huber et al., 2006).

Im Gegensatz zu dem bio-medizinischen Modell der ICIDH (International Classification of Impairments, Disabilities and Handicaps, WHO, 1980), das eine Aphasie als bloße Kommunikationsstörung beschreibt und damit die Teilhabe-Einschränkung der Betroffenen nur implizieren kann, erlaubt es die ICF, individuell und differenziert die Fähigkeiten und Einschränkungen der Betroffenen zu erfassen (vgl. Bucher, 2006).

So können beispielsweise Frau X. und Herr Y. unter einer gleich schweren Form von Aphasie leiden (b167.4), die durch eine Schädigung im linken Stirnhirnlappen des Kortex (s11000.372) verursacht worden ist. Im Gespräch und in der Therapiesituation verstehen beide einfache Anweisungen und situationsgebundene Fragen, das Sprachverständnis für komplexere Strukturen ist jedoch stark eingeschränkt (d310.3). Sie können sich nur durch kurze Floskeln oder einfache Zeigegesten äußern (d330.4, d335.3, d345.4). Eine Unterhaltung oder gar Diskussion ist daher ohne massive Hilfe eines Gesprächspartners nicht möglich (d350.4, d355.4). Beide können seit dem Hirninfarkt nicht mehr telefonieren (d360.4). Trotz dieser Gemeinsamkeiten sind die Auswirkungen der Aphasie für Frau X. jedoch völlig anders als für Herrn Y. Die ICF erlaubt es, diese Unterschiede zu beschreiben.

So ist die Rentnerin Frau X., die allein in einer Eigentumswohnung lebt, durch die aphasische Sprachstörung im häuslichen Leben erheblich eingeschränkt. Sie kann sich nicht mehr um ihre Mietwohnungen kümmern (d610.4, d860.4) und selbstständig nur wenige Lebensmittel oder andere Waren des täglichen Bedarfs beschaffen (d620.3). Ihrem Hobby Kochen kann sie wegen der Aphasie und einer armbetonten Hemiparese nur in sehr eingeschränktem Umfang nachkommen (d630.3), Hausarbeiten kann sie zum Teil erledigen, zum Teil nicht (d640.2, d650.2). Frau X. vermisst besonders die Treffen mit ihren Freunden und Freundinnen, mit denen sie die Reisen, die sie regelmäßig unternahm, plante und diskutierte (d710.2, d720.4, d910.3, d920.3). Auch die aktive Teilnahme am Gemeindeleben fehlt ihr (d910.3, d930.3). Sie betreute dort u.a. einen Bibelkreis und nahm regelmäßig an den Proben des Gemeindechors und an Gottesdiensten teil. Die Unterstützung ihrer Reisefreunde und Mitglieder der Kirchengemeinde, die Frau X. zurzeit oft besuchen und aufmuntern sowie sich um die Betreuung des Haushaltes kümmern, empfindet Frau X. als sehr hilfreich (e320.+2, e325.+2). Gleichzeitig sieht Frau X. die Förderung und Beratung durch ihre Logopädin als eine wichtige Unterstützung (e355.+3)

Herr Y. dagegen wohnt mit seiner Frau in einem Einfamilienhaus mit Garten. Er leidet vor allem unter der Einschränkung seines Hobbys, der Gartenarbeit, infolge der armbetonten Hemiparese (d920.3, d910.3 [Gartenverein]). Er kann sich nicht mehr allein um den Garten kümmern und seiner Frau oder einem Nachbarn auch keine Anweisungen geben (d330.4), damit sie den Garten in seinem Sinne pflegen. Herr Y. fühlt sich durch die Tatsache, nicht mehr Auto fahren zu dürfen (d475.4), sehr eingeschränkt. Um den Haushalt kümmert sich Frau Y. Herr Y. ging bislang einmal in der Woche einer Arbeit als Gärtner im geringfügigen Umfang nach, um seine Rente aufzubessern und mit der Arbeitswelt in Kontakt zu bleiben. Diese Aufgabe kann er nun jedoch nicht mehr erfüllen (d850.4, d870.3). Die Großfamilie Y. und besonders Frau Y. sorgen sich sehr um Herrn Y. (e310.+2, e315.+2). Insbesondere die Kommunikation zwischen Herrn und Frau Y. ist jedoch oft erschwert, da beide nur wenig über die Konsequenzen der aphasischen Störung wissen und nur selten erfolgreiche Kommunikationsstrategien einsetzen können (e410.-2). Vor allem Herr Y. wirkt dann sehr frustriert.

Obwohl die beiden Betroffenen unter einer Aphasie mit ähnlichen Symptomen leiden, sind die Lebenssituationen und damit auch mögliche Therapieziele und -inhalte völlig unterschiedlich.

TIPP   *Im Rahmen der ICF lassen sich diese unterschiedlichen Situationen in der stationären Rehabilitation stärker als bisher berücksichtigen.*

Die Konsequenzen, die sich aus dem ICF-Modell für die Diagnostik, Therapie und Evaluation in der Aphasiebehandlung ergeben, werden in den folgenden Abschnitten beschrieben.

Zuvor sind in Tabelle 1 diejenigen Körperfunktionen wiedergegeben, die bei einer Aphasie betroffen sein können. In Tabelle 2 sind außerdem die Domänen aufgeführt, die aufgrund einer Aphasie erschwert sein können.

Kategorie	Erste Unterkategorie	Inhalt
Kognitiv-sprachliche Funktion (b167)	Sprachverständnis (b1670)	Verstehen gesprochener Sprache Verstehen geschriebener Sprache Verstehen der Gebärdensprache
	Sprachliches Ausdrucks-vermögen (b1671)	Mündliches Ausdrucksvermögen (Sprechen) Schriftliches Ausdrucksvermögen (Schreiben) Ausdrucksvermögen in Gebärdensprache
	Integrative Sprach-funktion (b1672)	Mentale Funktionen, die semantische und symbolische Bedeutung, grammatische Strukturen und Inhalte ordnen, um Mitteilungen in gesprochener, geschriebener oder anderer Form produzieren zu können (Schnittstelle zwischen Denken und Sprechen)

Tab. 1: Beeinträchtigte Körperfunktionen bei Aphasie

Domäne	Beispiele
Lernen und Wissens-anwendung (d110-d199)	z.B. bewusstes Zuschauen und Zuhören, elementares Lernen mithilfe der Kulturtechniken Schreiben und Lesen, Aneignung von Fertigkeiten, Wissensanwendung und -problemlösung mithilfe der Kulturtechniken
Allgemeine Aufgaben und Anforderungen (d210-d299)	z.B. Einzel- und Mehrfachaufgaben übernehmen und mit Stress und anderen psychischen Anforderungen umgehen
Kommunikation (d310-d399)	Kommunikation als Empfänger, z.B. gesprochene und schriftliche Mitteilungen betreffend, non-verbale Informationen empfangend Kommunikation als Sender, z.B. das Sprechen und Schreiben betreffend, non-verbale Informationen sendend Konversation und Gebrauch von Kommunikationsgeräten und -techniken, z.B. eine Unterhaltung beginnen, führen und beenden, Diskussionen führen, Telefon und Fax einsetzen, Nutzung eines Computers
Mobilität (d410-d499)	z.B. Nutzung eines Transportmittels, Fahren eines Fahrzeugs
Selbstversorgung (d510-d599)	z.B. auf die eigene Gesundheit achten
Häusliches Leben (d610-d699)	z.B. Beschaffung von Lebensmitteln, Kleidung und Wohnraum, Ausführung von häuslichen und alltäglichen Handlungen

Domäne	Beispiele
Interpersonelle Interaktionen und Beziehungen (d710-d799)	Allgemeine interpersonelle Interaktionen: mit anderen in einer kontextuell und sozial angemessenen Weise interagieren, z.b. angemessen auf Gefühle anderer reagieren Besondere interpersonelle Beziehungen: Umgang in Beziehungen mit Fremden sowie mit Bekannten im formellen und informellen Rahmen, familiäre und intime Beziehungen
Bedeutende Lebensbereiche (d810-d899)	z.B. Geld benutzen, Bankgeschäfte tätigen, Berufsleben
Gemeinschafts-, soziales und staatsbürgerliches Leben (d910-d999)	Gemeinschaftsleben, z.B. Feierlichkeiten, informelle und formelle Vereinigungen Erholung und Freizeit, z.B. Verfolgen eines Hobbys, Treiben von Sport Religion und Spiritualität, z.B. Teilnahme an Gottesdiensten Politisches Leben und Staatsbürgerschaft, z.B. Mitarbeit in einer Partei, Teilnahme an Wahlen

Tab. 2: Beeinträchtigte Domänen bei Aphasie

Neben der individuellen Möglichkeit, die (Lebens)Situation von Menschen mit Aphasie zu beschreiben, gibt es auch Ansätze, sogenannte Core-Sets für bestimmte Krankheitsbilder zu entwerfen. Die Autoren sind jedoch der Ansicht, dass Core-Sets Diagnostikprozesse zwar zum Teil beschleunigen und vereinfachen können, dem Geist der ICF aber widersprechen (vgl. Kapitel 2).

Bedeutung der ICF für die Aphasiediagnostik
Innerhalb der letzten 20 Jahre sind einige psychometrisch abgesicherte Aphasiediagnostikinstrumente entwickelt worden. So stehen für deutschsprachige Betroffene in der Akutphase der Aachener Aphasie Bedside Test (Biniek, 1993), der Aphasie Schnell Test (Kroker, 2002), die Aphasie-Check-Liste (Kalbe et al., 2002) sowie das Bielefelder Aphasie Screening (Richter et al., 2006) und die Kurze Aphasie Prüfung (Lang et al., 1999) zur Verfügung. Mit diesen Instrumenten werden zwei Ziele verfolgt: Zum einen Personen mit einer Aphasie von Personen ohne Aphasie zu trennen (Auslesefunktion), und zum anderen den Schweregrad einer Aphasie zu bestimmen. In der post-akuten Phase können der Aachener Aphasie Test (Huber et al., 1983) und die Aphasie-Check-Liste eingesetzt werden.

Die verschiedenen Aphasietests haben trotz einiger Unterschiede in Testaufbau und -durchführung eines gemeinsam: Sie prüfen alle die linguistisch-sprachlichen Leistungen eines Betroffenen. Damit ist eine Einschätzung der aphasischen Symptomatik in der Komponente der Körperfunktion möglich (kognitiv-sprachliche Funktionen;

b167). Eine Beurteilung des Gebrauchs oder des Verständnisses von Gebärden (b16702, b16712) gelingt mithilfe der Aphasietests jedoch nicht. Außerdem lassen die Testergebnisse kaum Aussagen über die Komponenten Aktivität und Partizipation zu.

Um sprachliche Aktivitäten erfassen zu können, ist eine Einschätzung der kommunikativen Leistung der Betroffenen in einer natürlichen kommunikativen Aktivität, z.B. in einem Gespräch, notwendig. Im Rahmen des Spontansprachinterviews bietet der AAT die Möglichkeit, das Kommunikationsverhalten auf einer Skala von null bis fünf zu beurteilen. Gezielte Fragen des Untersuchers führen in dem strukturierten Interview jedoch zu einem recht einseitigen und eher artifiziellen Austausch zwischen den Gesprächspartnern. Eine Einschätzung des tatsächlichen Kommunikationsverhaltens erscheint daher problematisch. In der ACL ist ein dreiminütiges Gespräch vorgesehen, das die Grundlage für die Einschätzung der verbalen Kommunikationsfähigkeit auf einer Skala von null bis drei bildet. Somit ist es auch mit der ACL kaum möglich, sprachliche Aktivitäten ausreichend sicher zu beurteilen.

Der Amsterdam-Nijmegen-Everyday-Language-Test (ANELT) von Blomert (1997) hat ebenfalls das Ziel, kommunikative Aktivitäten einzuschätzen. In dem Test werden den Betroffenen Alltagssituationen vorgegeben (z.B. ein Oberhemd aus der Wäscherei abholen, das ein Brandloch hat), auf die er verbal reagieren muss. Die verbalen Reaktionen werden hinsichtlich der inhaltlichen und auditiven Verständlichkeit auf einer Skala von eins bis fünf beurteilt. Auch im ANELT finden jedoch keine tatsächlichen Unterhaltungen zwischen zwei Gesprächspartnern statt. Vielmehr wird ausschließlich die verbale Reaktion der Betroffenen auf eine festgelegte Situation erfasst (d330). Non-verbale Mittel (d335) sind von der Beurteilung ausgeschlossen. Sie gehen jedoch in den Scenario-Test (van der Meulen & van de Sandt-Koenderman, 2009) ein, der ebenfalls als Rollenspiel konzipiert ist.

Zur diagnostischen Einschätzung sprachlicher Aktivitäten kann außerdem die klassische Konversationsanalyse (KA) verwendet werden, die im Rahmen der ICF befürwortet wird (Penn, 2005; Worrall & Cruice, 2005; Ross & Wertz, 2005). Ein im Vergleich zur KA unaufwendigeres Verfahren ist die gesprächsbasierte Kommunikationsdiagnostik von Moriz (2001), die mit top-down-orientierten Kategorien (aus Selbstbeschreibungen Betroffener) operiert und als klinisch praktikabler Kompromiss zur Beurteilung kommunikativer Aktivitäten angesehen werden kann. Dabei spiegeln die grundlegenden Kategorien das Bedürfnis wider, im Alltag unauffällig, zügig und ohne Informationsverlust zu kommunizieren.

Das von Gerber und Gurland (1989) entwickelte Untersuchungsinstrument APPLS (Assessment Protocol of Pragmatic-Linguistic Skills) stellt einen weiteren Versuch dar, die linguistischen und pragmatischen Veränderungen als Folge einer Aphasie zu dokumentieren (dt. Übersetzung Bongartz, 1998). In der APPLS werden natürliche Gespräche zwischen einer Person mit Aphasie und einem bekannten Gesprächspartner (meist einem Angehörigen) sowie einem weniger bekannten Gesprächspartner (meist der Untersucher) aufgezeichnet. Analysiert werden die Redebeiträge mit Reparatursignalen, wobei die linguistischen und pragmatischen Schwierigkeiten sowie die Reparaturversuche beider Gesprächspartner beurteilt werden. Außerdem werden auch erfolgreiche Redebeiträge der Betroffenen im Hinblick auf ihre linguistische Struktur und pragmatische Funktion untersucht. Diese Informationen lassen eine Therapieplanung im Bereich der Konversation zu.

Im Rahmen von Gesprächen können auch individuelle Therapieziele für die Komponente der Aktivität definiert und gewichtet werden (s.a. Hurn et al., 2006). In Anlehnung an Grötzbach (2008) bietet dieses Top-down-Vorgehen über die klare Definition von Aktivitätszielen den Vorteil, die Funktionsziele den Aktivitätszielen zuzuordnen (vgl. Kapitel 2). Gleichzeitig können und sollen die person- und umweltbezogenen Kontextfaktoren (e110-599) in die Therapieplanung mit einbezogen werden. Dadurch ist es möglich, die kommunikative Aktivität, z.B. auch im Zusammenhang mit der alltäglichen Unterstützung durch Angehörige oder Freunde, einzuschätzen (Unterstützung und Beziehung, e310-399). So erhält der Therapeut bereits während der Diagnostik einen Einblick in mögliche Förderfaktoren oder Barrieren (Einstellungen, e410-499), die den Verlauf der Rehabilitation wesentlich beeinflussen können (s.a. Bucher, 2006).

Die Beurteilung des Kommunikationsverhaltens kann indirekt auch über die Befragung der Angehörigen erfolgen. So besteht die deutsche Fassung des Communicative Effectiveness Index (CETI; Lomas et al., 1989; deutsche Übersetzung Schlenck & Schlenck, 1994) aus 16 Fragen zu kommunikativen Aktivitäten der Betroffenen im Alltag. Nach einem ähnlichen Ansatz wird bei dem Angehörigenfragebogen von Übensee et al. (2007) vorgegangen. Da es sich um Fremdeinschätzungen handelt, sollte dieses Verfahren als zusätzliche Möglichkeit der Einschätzung kommunikativer Aktivitäten der Betroffenen angesehen werden, nicht jedoch als Ersatz für eine Untersuchung der kommunikativen Aktivitäten selbst.

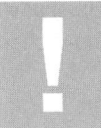 *Die Einschätzung der Partizipation/Teilhabe von Menschen mit Aphasie an alltäglichen Lebenssituationen erweist sich als ein Bereich, der sich kaum in den klinischen Alltag integrieren lässt, gleichzeitig aber von großer Bedeutung für die Betroffenen ist.*

Das „Conversation Analysis Profile for People with aphasia (CAPPA)" von Whitworth und Mitarbeitern (Whitworth et al., 1997) besteht aus einem strukturierten Interview mit dem Betroffenen (wenn möglich) und der Person, die den engsten kommunikativen Kontakt mit dem Betroffenen hat. Außerdem wird ein zehnminütiges Gespräch der beiden konversationsanalytisch untersucht. Die Informationen werden in einem zusammenfassenden Profil festgehalten, wobei mögliche Unterschiede der beiden Untersuchungen festgestellt und in der Therapie ggf. bearbeitet werden können.

Ein weiteres Beispiel für die Untersuchung und Beobachtung der sprachlichen Partizipation geben Bauer & Auer (2009), die über eine Dauer von 18 Monaten Gespräche von Menschen mit einer Aphasie in ihrer häuslichen Lebenssituation aufgezeichnet und analysiert haben. In der Gesprächsanalyse wurden nicht nur verbale, sondern auch non-verbale Mittel der Kommunikation berücksichtigt. Eine solche Herangehensweise ermöglicht Aussagen über die einzelnen Bereiche der Konversation (d350) und gibt Hinweise darauf, wie z.b. der Beginn, die Aufrechterhaltung und die Beendigung eines Gesprächs gelingen (d3500, d3501, d3502). Außerdem kann der kommunikative Erfolg in Diskussionen betrachtet werden (d355), wobei eine weitere Differenzierung in Diskussionen mit einem Gesprächspartner oder mit mehreren Partnern möglich ist (d3550, d3551). Auch Beobachtungen für den erfolgreichen Einsatz von Kommunikationsgeräten und -techniken (d360) können so festgehalten werden.

> **TIPP** *Im Rahmen der stationären Rehabilitation lässt sich eine Diagnostik teilhabenäher gestalten, wenn der Fokus auf das Verhalten des Betroffenen in realen Gesprächssituationen mit Mitarbeitern der Klinik oder mit anderen Betroffenen (bekannt oder unbekannt) gelegt wird.*

Eine zusätzliche Möglichkeit der Einschätzung von kommunikativer Aktivität und Partizipation könnte im Rahmen realer Exkursionen erfolgen (z.b. Einkaufen, Busfahren, Cafébesuch im Ort). Dadurch ließen sich alltagsnahe Situationen schaffen, die allerdings im Hinblick auf die Diagnostik viel Zeit in Anspruch nähmen und sicher eher im Bereich der Therapie zu realisieren wären.

Zusammenfassend zeigt sich, dass keines der bestehenden Diagnostikinstrumente eine Beurteilung aller Komponenten der ICF ermöglicht. Vor allem die kommunikative Aktivität stellt einen Schlüssel für die Teilhabe an praktisch allen Lebensbereichen dar.
Um über diesen Schlüssel in der stationären Rehabilitation mehr zu erfahren, kommt der engen Zusammenarbeit verschiedener Disziplinen eine große Bedeutung zu (vgl. Kapitel 2). Aus logopädisch-sprachtherapeutischer Sicht kann die Einschätzung der Aktivität und Partizipation durch einen regelmäßigen Austausch innerhalb eines in-

terdisziplinären Rehabilitationsteams deutlich erleichtert werden. Die Mitglieder des Teams erleben die Betroffenen in ganz unterschiedlichen Situationen, sodass eine Beurteilung der Aktivität und Partizipation im klinischen Alltag aus mehreren Perspektiven möglich ist.

Bedeutung der ICF für die Aphasietherapie

Stationäre Aphasietherapie im Rahmen der ICF wird zur *Aphasietherapie im Rahmen von „teilhabe- und alltagsorientierter Rehabilitation"*. Die ICF erlaubt die Synthese des traditionellen medizinischen Modells mit dem neuen sozialen Modell zu einem bio-psycho-sozialen Gesamtsystem der Rehabilitation (zur Geschichte des medizinischen Modells in der Aphasiologie Tesak, 2001, S.194ff; zum sozialen Modell z.b. Byng & Felson Duchan, 2005; zum bio-psycho-sozialen Modell der ICF Kapitel 1). Im medizinischen Modell liegt der Schwerpunkt auf der Behebung einer Schädigung in den Komponenten Körperstruktur und Körperfunktion. Im sozialen Modell geht es dagegen um die Erleichterung des täglichen Lebens der Betroffenen. Die stationäre Aphasietherapie auf der Basis der ICF zielt *generell* auf Aktivität und Teilhabe im Alltag ab, wobei die jeweilige Therapieebene/Ansatzstelle individuell gewählt werden muss.

Partizipativität und Interdisziplinarität der Aphasietherapieplanung
Zunächst muss im Rahmen einer ICF-kompatiblen Therapie der Prozess der Therapiezielfestlegung generell **partizipativ** und **interdisziplinär** erfolgen (vgl. Kapitel 2).

Partizipative Therapiezielfestlegung bedeutet, dass nach der ICF-basierten Diagnostik die Festlegung der Therapieziele an die Bedürfnisse, Wünsche und die konkrete Lebenssituation der Betroffenen (einschließlich der Mitbetroffenen) adaptiert sein sollte. Die ICF-basierte Diagnostik erlaubt dies in präziser Form, *falls die ganze Fülle der Klassifikationskategorien eingesetzt wird* (Core-Sets, im ICF-Neolithikum noch propagiert [vgl. z.b. Ewert, Cieza & Stucki, 2002], widersprechen völlig dem Geist der ICF und sind daher nicht praktikabel).

Interdisziplinäre Therapiezielfestlegung bedeutet, dass vor Beginn der Rehabilitation aus dem Gespräch mit der/dem Betroffenen (ggf. einschließlich Mitbetroffener) die Ziele der verschiedenen rehabilitativen Disziplinen (z.B. Logopädie/Sprachtherapie, Ergotherapie, ärztlicher Dienst etc.) fallspezifisch aufgestellt, assoziiert und gewichtet werden. Dadurch entsteht eine für alle (Betroffene wie Professionelle) einsichtige, transparente, gemeinsam ausgehandelte und getragene Zielhierarchie (Kapitel 2).

 *In der Zielhierarchie müssen alltagsrelevante, teilhabe-orientierte Ziele an oberster Stelle stehen.*

Spezifische teilhabe-, aktivitäts- oder körperfunktionsbezogene Ziele (der verschiedenen therapeutischen Disziplinen) werden den höheren Zielen zu- und untergeordnet. Dadurch orientiert sich der gesamte Rehabilitationsprozess individuell an den Teilhabe-Wünschen der Betroffenen. Wie früh oder ob bereits *während der stationären Rehabilitation* eine Orientierung in Bezug auf Lebensqualität/-sinn erfolgen kann, bleibt noch zu diskutieren (vgl. zu einem sehr weitreichenden Vorschlag in dieser Richtung Simmons-Mackie & Kagan, 2007).

Nach der partizipativen und interdisziplinären Therapiezielfestlegung erfolgen die Auswahl der Therapiemethoden, das konkrete therapeutische Vorgehen und die Gestaltung der Therapie-/Lehr-/Lern-Situationen.
Eine Schlüsselfrage für die teilhabe-orientierte stationäre Aphasietherapie ist die Wahl der ICF-Komponente. Diese ergibt sich nicht automatisch aus der Orientierung auf die übergeordneten Teilhabe-Ziele, sie muss in jedem Einzelfall je neu bestimmt werden.

Stationäre Aphasietherapie in der Komponente Körperfunktion
Aphasietherapie wird traditionell vorwiegend in der Komponente der Körperfunktion durchgeführt. Zu den relevanten Körperfunktionen im Rahmen der ICF zählen die kognitiv-sprachlichen Funktionen (b167), die differenziert werden können in

- das Sprachverständnis betreffende Funktionen (b1670)
- das sprachliche Ausdrucksvermögen betreffende Funktionen (b1671)
- integrative Sprachfunktionen (b1672)

(s.a. Tabelle 1). Diese drei Aspekte werden in der ICF weiter differenziert in „lautsprachlich", „schriftsprachlich" und „gebärdensprachlich". Die Körperfunktionen decken sich also mit den traditionellen Modalitäten der Sprachverarbeitung, die in der Aphasietherapie eine wesentliche Rolle spielen (vgl. Tesak, 2005). Sie können aber auch auf Modelle der Sprachverarbeitung abgebildet werden, die in der modellorientierten Aphasietherapie eingesetzt werden (vgl. Tesak, 2001; Tesak, 2005; Tesak & Code, 2008). Jede Variante von Aphasietherapie, die primär an der (Störung der) Sprachfähigkeit eines Patienten ansetzt, wirkt damit in der Komponente der Körperfunktionen. In Tabelle 3 sind Beispiele für Aphasietherapien zur funktionellen Verbesserung von Sprache aufgeführt.

Therapieform	Quelle
Modalitätenspezifische Therapie	Zahlreiche Beispiele in Tesak, 2005
Wortabruftraining	Nickels, 2002
Syntaxtraining	Thompson & Shapiro, 2005
Computerassistiertes Training der Sprach-verarbeitung	Laganaro, 2007; Stark, 2008

Tab. 3: Beispiele für Aphasietherapie in der Komponente der Körperfunktion

In der ICF-Literatur wird einerseits der dialektische Charakter des ICF-Modells betont (z.B. Schuntermann, 2008), andererseits wird der Aspekt der Lebensteilhabe und der Lebensqualität (QoL) der Patienten in den Vordergrund gestellt. Dadurch könnte der Eindruck entstehen, die ICF sei antimedizinisch orientiert. Dies ist natürlich nicht der Fall.

Dialektische Modelle zeichnen sich dadurch aus, dass Vorgängermodelle nicht einfach verworfen, sondern aufgehoben werden. Sie werden in das neue Modell integriert und neu ausgerichtet (Hegel, 1830, S.102f). Einsteins Relativitätstheorie verwirft die Newton'sche Mechanik nicht, sondern erklärt sie zu einem Spezialfall unter besonderen Bedingungen (Schmutzer, 1979, S. 71f). Die ICF verwirft die medizinischen Modelle der Rehabilitation und der Therapie nicht, sondern integriert sie als Spezialfälle therapeutischen Handelns unter besonderen Bedingungen.

1. *Funktionsbezogene Therapien sind den individuellen Aktivitäts- und Teilhabe-Zielen untergeordnet.*
2. *Die Schädigung einer Funktion kann tatsächlich behoben werden.*

Ad 1: Jede Therapie sollte sich an den Bedürfnissen der Betroffenen und ihrer Umwelt orientieren. Sie sollte ihnen kommunikative Aktivitäten so ermöglichen, dass eine Teilhabe an gewünschten Lebensbereichen stattfinden kann. Eine Schriftsprachtherapie macht nur dann Sinn, wenn dadurch kommunikative Aktivitäten wie z.B. „einen Brief/eine E-Mail schreiben" (d345) wieder gelingen. Für einen Betroffenen mag dies wichtig sein, weil er mit entfernt lebenden Freunden per Post/E-Mail korrespondieren möchte (d7500; Teilhabe).

Generell ist jede therapeutische Maßnahme, auch wenn sie in der Komponente der Körperfunktion stattfindet, auf eine Verbesserung der Aktivität und Teilhabe abzustimmen. Störungsspezifische Therapien, die nicht zu einer Teilhabe-Verbesserung beitragen, sind im Rahmen einer ICF-basierten Rehabilitation sinnlos.

Ad 2: Es wäre unverantwortlich, eine nach aktuellem medizinisch-therapeutischem Wissen mögliche Behebung einer Schädigung zu unterlassen, um direkt an der „Teilhabe trotz Behinderung" zu arbeiten. Es wäre jedoch ebenso unverantwortlich, bei voraussichtlich bleibendem oder langfristig anhaltendem Schaden in den Körperfunktionen keine Maßnahmen zur Verbesserung von Aktivitäten und Teilhabe zu ergreifen.

Dies bedeutet für die Therapeuten, dass sie stets das übergeordnete, teilhabebezogene Ziel im Auge behalten müssen, während sie möglicherweise gleichzeitig in mehreren Komponenten arbeiten, z.B.
1. an der Körperfunktion „Schreiben" b16711 (für die Aktivität „schriftliche Korrespondenz" d345 mit dem Ziel der „Teilhabe an einem Freundeskreis" d7500),
2. an kommunikativen Strategien für die Aktivität „Unterhaltung" d350 (mit dem Ziel der „Teilhabe am engsten Familienkreis" d760),
3. an der Modifikation von Einstellungen von Chormitgliedern e425 mithilfe einer Beratung oder eines Vortrags (mit dem Ziel der Teilhabe an gemeinschaftlichem d9 und religiösem Leben d9300, z.B. durch Mitwirkung im örtlichen Kirchenchor d9202).

Diese Problematik stellt sich nicht nur in der Aphasietherapie, sondern auch in anderen sprach- und sprechtherapeutischen Bereichen; vgl. hierzu die Lösungsvorschläge zur Arbeit mit Personen nach Laryngektomie (Eadie, 2007; s.a. Kapitel 8), mit Kindern mit Aussprachestörungen (McLeod, 2006; s.a. Kapitel 9.1) oder mit Menschen mit Stimmstörungen (Ma et al., 2007; s.a. Kapitel 7).

Neben der Orientierung des therapeutischen Prozesses auf Teilhabe (durch Selektion und Qualität der Ziele) gibt es noch die Möglichkeit, die Alltagsrelevanz einer Therapie durch individuelles Therapiematerial zu erreichen. Beispielsweise kann das übergeordnete Ziel einer teilhabe-orientierten Therapie bei einem Lehrer die Wiederaufnahme des Unterrichts – vielleicht mit begrenzter Stundenzahl – sein (d8501 oder d8502). Bereits in der Komponente der Körperfunktionen (hier z.B.: b16701: Verstehen von schriftlichen Texten und b16710: lautsprachliches Ausdrucksvermögen) können unterrichtsrelevante Texte (Lehrmaterial) und Methoden (Vortrag, Unterrichtsgespräch) einbezogen werden, die für den Patienten wichtig sind.

Aktivitäts- und teilhabebezogene stationäre Aphasietherapie
Die ICF hat derzeit noch ein Problem mit der präzisen Unterscheidung zwischen Aktivitäten und Teilhabe (vgl. Anhang 3 der ICF-Endfassung). Zwei der aktuell vier möglichen Interpretationen erlauben eine Konzeptualisierung von „Kommunizieren" (d3) sowohl als Aktivität als auch als Teilhabe. So kann „Kommunizieren" selbst als „Familie" bedeutender Lebensbereiche oder persönlich relevanter Lebenssituationen

angesehen werden, an der Menschen mit Aphasie teilhaben möchten. Viele Unterhaltungen (d350) mögen um ihrer selbst willen geführt werden und dienen keinem weiteren Zweck. Jede Unterhaltung kann jedoch auch als Mittel angesehen werden, um interpersonelle Beziehungen zu pflegen und zu leben. Unter d3 („Kommunizieren") wäre in dieser Lesart eine Aktivität zu verstehen, die eine Teilhabe an übergeordneten Lebensbereichen ermöglicht und dafür notwendige Voraussetzung ist (nahezu alle Lebensbereiche setzen die Fähigkeit zu kommunizieren voraus; ganz besonders d1 [Lernen und Wissensanwendung], d7 [interpersonelle Interaktionen und Beziehungen], d8 [bedeutende Lebensbereiche] und d9 [Gemeinschaft-, soziales und staatsbürgerliches Leben]).

Aus der Sicht der Aphasietherapie (und der Kommunikationstherapien generell) umfasst die ICF-Domäne d3 „Kommunizieren" eher *Aktivitäten*, die als Mittel zur Teilhabe an allen anderen Lebensbereichen notwendig sind.

Mit der Entwicklung und Umsetzung der PACE-Therapie um 1980 wurde die Schlüsselaktivität „Kommunizieren" in den Fokus der Aphasietherapie gerückt (Davis & Wilcox, 1985; Davis, 2005). Bereits damals erfolgte die Orientierung der Therapie auf kommunikative (anstatt symptomorientierte) Ziele, und auch das therapeutische Vorgehen verließ die Ebene der Sprachfähigkeit und bezog sich auf die Kommunikationsfähigkeit. Als Folge änderten sich die therapeutischen Methoden, indem die klassischen Strukturen „Einzelübung" und „Einzelschritt" (vgl. hierzu Tesak, 2005, S. 123-129) aufgebrochen wurden und einem kommunikativ natürlichen Vorgehen Platz machten.

Seither sind zahlreiche kommunikationsorientierte Aphasietherapien entwickelt worden, die nicht in der Komponente der Körperfunktionen anzusetzen sind und sich unschwer in eine partizipationsorientierte Rehabilitation einfügen lassen. In Tabelle 4 sind Beispiele für Aphasietherapien, bei denen kommunikative Aktivitäten im Vordergrund stehen, aufgeführt.

Therapieform	Quelle
PACE/Promoting Aphasics' Communicative Efficiency	Davis, 2005
Rollenspiele	z.B. Bilda et al., 2008
Training kommunikativer Techniken/AAC (Augmentative and Alternative Communication)	Wahn, 2004; Linebarger & Schwartz, 2005
Gesprächstrainings und Trainings spezifischer kommunikativer Aktivitäten (z.B. Telefonieren, biografiebezogenes Erzählen im Sinne narrativer Identität, E-Mails schreiben)	Simmons-Mackie & Kagan, 2007
Kommunikationstrainings in Gruppen von ähnlich Betroffenen, z.B. Kommunikations-Basis-Gruppen	Kearns & Elman, 2008

Tab. 4: Beispiele für Aphasietherapien in der Komponente der Aktivität

Stationäre Aphasietherapie kann schließlich direkt (wenn auch in deutlich geringerem Ausmaß als ambulante Therapie, vgl. Bucher, 2006) auf der Ebene des Alltagslebens der Betroffenen angesetzt werden. Die entsprechenden ICF-Kategorien sind

- **Teilhabe** an einem bedeutenden Lebensbereich und
- Einwirkung auf **Umweltfaktoren**, ferner
- Lebensqualität und Lebensbewältigungsstrategien im Sinne von „Leben mit Aphasie" (vgl. Simmons-Mackie & Kagan, 2007; Simmons-Mackie, 2008; Worrall & Holland, 2003; kritisch Schulz, 2007).

Alltagsbezogene Aphasietherapie wirkt sich im Idealfall direkt auf Lebensbereiche aus, ihre Durchführung sollte durch große „partizipative Natürlichkeit" geprägt sein. In Tabelle 5 sind Beispiele für alltagsbezogene Aphasietherapien wiedergegeben.

Therapieform	ICF-Kapitel	Quelle
Training von Kommunikationspartnern (Familie – Arbeitsumfeld – Pflegekräfte – öffentliche Dienstleister)	Teilhabe an bedeutendem Lebensbereich/Umweltfaktoren	Bongartz, 1998; Bülau et al., 2007; Purdy & Hindenlang, 2005
Real-life Trainings: Busfahren/ Einkaufen	Teilhabe an bedeutenden Lebensbereichen	Fries et al., 2008
Veränderung von Einstellungen (in Familie, Arbeitsumfeld, Freizeitbereich und Öffentlichkeit)	Umweltfaktoren	Öffentlichkeitsarbeit des Bundesverbandes für die Rehabilitation der Aphasiker BRA
Literaturgruppe	Teilhabe an Lesezirkeln	Huber, 2007
Juristische Unterstützung	Umweltfaktoren	Bundesverband für die Rehabilitation der Aphasiker http://www. aphasiker.de
Environmental approach	Umweltfaktoren	Lubinski, 2008
Life-participation approach to aphasia	Teilhabe/Umwelt- und Personfaktoren	LPAA Project Group, 2008
Life consequences approach	Teilhabe/Umwelt- und Personfaktoren	Garcia, 2008
Learning to live with aphasia	Teilhabe/Umwelt- und Personfaktoren	Connect http://www. ukconnect.org

Tab. 5: Beispiele für alltagsbezogene stationäre Aphasietherapie

Im Rahmen der stationären Rehabilitation können derartige Therapien (oftmals im Rahmen von Gruppen) auch als Aktivitäten aufgefasst werden, sie sind jedoch alltags- und teilhabebezogen (und ohnehin teilhabe- und alltagsorientiert). Zur Umsetzung ICF-kompatibler Therapieformen ist ein erhebliches Ausmaß an Multi-, Inter- und Transdisziplinarität (vgl. Drechsler, 2000) notwendig.

Da Menschen an einer Vielzahl von alltäglichen Situationen teilhaben können/wollen, werden Therapieformen, die „aus dem Teilhabekontext der Betroffenen schöpfen", häufig kreativ und einmalig zu erzeugen sein. Weitere Einblicke in die Vielzahl individueller Geschichten und Situationen geben Stark et al. (2005) und vor allem Felson et al. (2004).

Bedeutung der ICF für die Evaluation von Aphasietherapie

Die Problematik der alltagsbezogenen Evaluation stationärer Aphasietherapie wurde bereits im Abschnitt Diagnostik beschrieben: Es existieren zwar diverse Verfahren für die Messung der Performanz im Bereich der Körperfunktionen, aber bereits im Bereich der kommunikativen Aktivitäten (z.b. ein Gespräch führen d350, an einer Diskussion erfolgreich teilhaben können d355, telefonieren d360 oder schriftliche Korrespondenz mit Geschäftspartnern führen d170) stehen nur wenige Verfahren zur Verfügung. Aufgrund der Komplexität von Kommunikation existiert noch kein Verfahren, welches klinisch praktikabel und zugleich psychometrisch abgesichert ist.

Noch schwieriger ist die Situation im Bereich der Teilhabe: Zweifellos ist es möglich, durch konversationsanalytische Verfahren die Veränderung der kommunikativen Kompetenz/Teilhabe zu bestimmen (vgl. Bauer & Auer, 2009). Diese Verfahren sind für den klinischen Alltag jedoch zu aufwendig. Daher behilft man sich mit Interview- und Fragebogentechniken, die Validität dieser Evaluationsmethoden ist aber eher gering. Ein Grundproblem stellt die Tatsache dar, dass nicht nur die individuelle Performanz des Betroffenen, sondern auch die der Kommunikationspartner zu erfassen ist. Das Agieren der Mit-Betroffenen ist einzuschätzen, da von deren Fähigkeit (und Motivation) zur Assistenz und Unterstützung der Erfolg einer Interaktion abhängt. Wie gut ein Betroffener am Alltag teilhaben kann, basiert im Wesentlichen auf seinen alltäglichen Handlungs- und Lebensbedingungen, die somit von einer teilhabeorientierten Aphasietherapieevaluation mit erfasst werden müssen. Das Spektrum ist dabei sehr breit: Es reicht von der Kompetenz und Einstellung der Partner über die des Bankangestellten und der Busfahrerin, nicht zu vergessen die (aphasikerfreundliche?) Machart der Medien, bis hin zu Werten, Einstellungen, Ideologien und Praktiken der jeweiligen Gesellschaft.

Es gibt – neben eher methodischen Problemen – noch weitere Schwierigkeiten mit der ICF, deren Einführung durchaus nicht unumstritten ist. Eine anschauliche Debatte darüber findet sich in Aphasiology, 19, 2005.

Patientenbeispiel

Frau P., geboren 1939, berentet, erlitt am 15.01.2009 einen Mediainfarkt links mit globaler Aphasie, Apraxie, Dysphagie und Hemiparese rechts. Seit dem 19.02.2009 ist sie in einer neurogeriatrischen Rehabilitation in Behandlung. Die Diagnostik ergab – neben einer ausgeprägten Dysphagie – eine schwere Aphasie (b167.4), die durch

■   ein nahezu völliges Fehlen verständlicher lautsprachlicher Äußerungen (b16710.4),

■   keine aktive Schriftsprache (b1611.4),

■   eine schwere Einschränkung des auditiven Sprachverständnisses (b16700.4) und

■   eine schwere Einschränkung des Lesesinnverständnisses (b16701.4)

charakterisiert ist. Im Gespräch werden Ja-Nein-Fragen nicht oder nicht interpretierbar non-verbal beantwortet. Die groben Abläufe eines Gesprächs sind der Betroffenen jedoch vertraut. Frau P. ist aufgrund der Funktionsstörungen in ihrer Kommunikationsfähigkeit schwer beeinträchtigt (d350.4, d355.4). Dies hat Auswirkungen auf ihre Fähigkeiten, zu lernen und ihr Wissen anzuwenden (z.B. die Zeitung oder ein Buch zu verstehen d166.4, einen Brief zu schreiben d170.4), Aufgaben auszuführen (z.B. Aufgaben in einer Gruppe zu erledigen d2103.4) oder vorübergehend Beziehungen zu Fremden einzugehen (d730.4). Sie kann an den Therapien und Pflegemaßnahmen in der Rehabilitationsklinik nicht teilnehmen (d730.4, d740.4), und eine Selbstständigkeit in den Aktivitäten des täglichen Lebens (z.B. Bus fahren d4702, sich kleiden d540, eine Hausarbeit erledigen d640) ist schon aufgrund der Immobilität kaum möglich. Ebenso wenig kann sie an sonstigen bedeutenden Lebensbereichen (z.B. d855, einem Ehrenamt nachgehen) oder am Gemeinschafts- und Gesellschaftsleben (z.B. sich politisch betätigen d950) teilnehmen.

Das Hauptproblem besteht in dem schwer beeinträchtigten auditiven Sprachverständnis (b16700.4), das mit der Unfähigkeit verbunden ist, konsistente Ja- und Nein-Antworten (verbal oder non-verbal) zu geben. Als erste Ziele wurden daher definiert:

1.	Fähigkeit zur Teilhabe an therapeutischen und pflegerischen Interaktionen mit Assistenz, z.B. an pflegerischen Maßnahmen (z.B. sich waschen, zur Toilette gehen) oder an der Ergotherapie teilzunehmen.

2.	In der Sprachtherapie geht es um eine Verbesserung der Fähigkeit, gesprochene Mitteilungen ohne erhebliche Probleme mit nur geringer Unterstützung zu verstehen. Die Unterstützung besteht z.B. aus einer adäquaten Gestaltung der Gesprächssituation durch die Gesprächspartner (Pflegekräfte, Therapeuten, Angehörige), indem beispielsweise das Sprechtempo reduziert und auf Redundanz, Deutlichkeit und Verständnissicherung geachtet wird.

3.	Eindeutige Ja- und Nein-Äußerungen sollen selbstständig gestisch produziert werden (d335). Dazu können in der Sprachtherapie Übungen zum Verständnis und zur adäquaten Beantwortung von Ja-Nein-Fragen und von einfachen Aufforderungen geübt werden; dies jeweils in unterschiedlichen Situationen.

Im weiteren Verlauf der Rehabilitation können sich die Ziele in Richtung Teilhabe am häuslichen Leben (d6) und an bedeutenden Lebensbereichen erweitern. Insbesondere geht es um die Teilhabe an Unterhaltungen mit vertrauten Personen, die bei Gesprächen Hilfe leisten. Dieses Ziel kann durch zusätzliche Gruppentherapien und kombinierte Trainings für Frau P. und ihre Angehörigen erreicht werden. Langfristig, also in der teilstationären und ambulanten Aphasierehabilitation, wird die Teilhabe an weiteren bedeutenden Lebensbereichen in den Fokus der Therapie gerückt.

Literatur

Abel, S. (2007): Modellgeleitete Aphasietherapie. Aachen, Shaker

Bauer, A./Auer, P. (2009): Aphasie im Alltag. Stuttgart, Thieme

Bilda, K./Matzner, K./Jochims, H./Breitenstein, C./Bildat, L./Müller-Dohm, B. (2008): Videoge-stütztes Konversationstraining in der Aphasietherapie – eine Therapiestudie. Forum Logopädie, 5, 22-27

Biniek, R. (1993): Akute Aphasien. Stuttgart, Thieme

Blomert, L. (1997): Everyday-Language-Test (ANELT). Lisse, NL: Swets Test Services

Bongartz, R. (1998): Kommunikationstherapie mit Aphasikern und Angehörigen. Stuttgart, Thieme

Broca, P. (1861): Remarques sur le siège de la faculté du langage articulé, suivies d'une observation d'aphémie (perte de la parole). Bulletin de la Société Anatomique de Paris, 36, 6, 330-357; in Tesak, J. (2007): Arbeiten zur Aphasie. Idstein, Schulz-Kirchner, 139-160

Bucher, P.O. (2006): ICF-orientierte Sprachrehabilitation bei Aphasie. In: Rentsch, H.P./Bucher, P.O. (Hrsg.): ICF in der Rehabilitation. Idstein, Schulz-Kirchner, 133-157

Bülau, P./Okreu, S./Doerr, U./Geißler, M./Küst, J./Tesak, J. (2007): Angehörigenschulung als Schlüssel zur Verbesserung aphasischer Kommunikation: eine Pilotstudie. In: Tesak, J. (Hrsg.): Arbeiten zur Aphasie. Idstein, Schulz-Kirchner, 125-131

Bundesverband für die Rehabilitation der Aphasiker (BRA): Hilfestellung in behördlichen Angelegenheiten. http://www.aphasiker.de (Menüpunkt „Betroffene" -> „Behörden / Recht").

Byng, S./Felson Duchan, J. (2005): Social model philosophies and principles: Their applications to therapies for aphasia. Aphasiology, 19, 10/11, 906- 922

Davis, A.G./Wilcox, M.J. (1985): Adult aphasia rehabilitation. Applied pragmatics. San Diego, CA: College Hill

Davis, A. (2005): PACE revisited. Aphasiology ,19, 1, 21-38

Drechsler, R. (2000): Interdisziplinäre Zusammenarbeit. In: Sturm, W./Herrmann, M./Wallesch, C.-W.: Lehrbuch der klinischen Neuropsychologie. Lisse, NL: Swets & Zeitlinger, 713-723

Eadie, T.L. (2007): Application of the ICF in communication after total laryngectomy. In: Ma, E. P.-M./Worrall, L./Threats, T.T.: The International Classification of Functioning, Disability and Health (ICF) in Clinical Practice. Seminars in Speech and Language, 28, 291-300

Ewert, T./Cieza, A./Stucki, G. (2002): Die ICF in der Rehabilitation. Phys Med Rehab Kuror, 12, 157-162

Felson Duchan, J./Byng, S. (Eds.) (2004): Challenging aphasia therapies. Hove, Psychology Press

Fries, Wolfgang (2008): Alltagsnahe neuropsychologische Rehabilitation. Vortrag, Summer School des Bundesverbandes für Klinische Linguistik. Würzburg, September 2008

Garcia, L.J. (⁵2008): Focusing on the consequences of aphasia: helping individuals get what they need. In: Chapey, R. (Ed.): Language intervention strategies in aphasia and related neurogenic communication disorders. Chapter 13 (349-375)

Grötzbach, H. (2008): Bottom-up oder top-down orientierte Aphasietherapie: Welche ist besser? Die Sprachheilarbeit, 53, 284-290

Hegel, G.W.F. (1830): Enzyklopädie der philosophischen Wissenschaften. Hamburg, Meiner 1969, § 81, S. 102f, besonders Zeilen 17-25

Huber, W. (2008): Aphasiestation. Statistischer Jahresbericht 2007. Aachen, UK der RWTH

Huber, W./Poeck, K./Weniger, D./Willmes, K. (1983): Der Aachener Aphasie Test (AAT). Göttingen, Hogrefe

Huber, W./Springer, L./Poeck, L. (2006): Klinik und Rehabilitation der Aphasie: Eine Einführung für Therapeuten, Angehörige und Betroffene. Stuttgart, Thieme

Hurn, J./Kneebone, I./Cropley, M. (2006): Goal setting as an outcome measure: A systematic review. Clinical Rehabilitation, 20, 756-772

Kalbe, E./Reinhold, N./Ender, U./Kessler, J. (2002): Aphasie-Check-Liste (ACL). Köln, PROLOG

Kearns, K.P./Elman, R.J. (⁵2008): Group therapy for aphasia: theoretic and practical considerations. In: Chapey, R. (Ed.): Language intervention strategies in aphasia and related neurogenic communication disorders. Chapter 14 (376-400)

Kroker, C. (2002): Aphasie-Schnell-Test (AST). Idstein, Schulz-Kirchner

Lang, C./Dehm, A./Dehm, B./Leuschner, T. (1999): Kurze Aphasieprüfung (KAP). Frankfurt, Swets & Zeitlinger

Laganaro, M. (2007): Thérapie de l'aphasie assistée par ordinateur: conditions d'application et efficacité. Aphasie et domaines associés, 22, 2, 29-38

Linebarger, M.C./Schwartz, M.F. (2005): AAC for hypothesis testing and treatment of aphasic language production: Lessons from a "processing prosthesis". Aphasiology, 19, 10/11, 930-942

Lomas, J./Pickard, L./Bester, S./Elbard, H./Finlayson, A./Zoghaib, C. (1989): The Communicative Effectiveness Index. Development and psychometric evaluation of a functional communicative measure for adult aphasia. Journal of Speech and Hearing Disorders, 54, 113-124

LPAA Project Group: Life-participation approach to aphasia: a statement of values for the future. In: Chapey, R. (Ed.) (⁵2008): Language intervention strategies in aphasia and related neurogenic communication disorders. Chapter 10 (279-289)

Lubinski, R. (⁵2008): Environmental approach to adult aphasia. In: Chapey, R. (Ed.): Language intervention strategies in aphasia and related neurogenic communication disorders. Chapter 12 (319-348)

Ma, E.P.-M./Yiu/E.M.-L./Verdolini Abbot, K. (2007): Application of the ICF in voice disorders. In: Ma, E.P.-M./Worrall, L./Threats, T. T.: The International Classification of Functioning, Disability and Health (ICF) in Clinical Practice. Seminars in Speech and Language, 28, 343-350

McLeod, S. (2006): An holistic view of a child with unintelligible speech: Insights from the ICF and ICF-CY. Advances in Speech-Language-Pathology, 8, 3, 293-315

Moriz, M. (2001): Beschreiben und Bewerten von neurogenen Kommunikationsstörungen. Aphasie und verwandte Gebiete/et domaines asssociés, 15, 3, 39-52

Nickels, L. (2002): Therapy for naming disorders: Revisiting, revising and reviewing. Aphasiology, 16, 10, 935-979

Penn, C. (2005): Who's tired of the WHO? A commentary on Ross and Wertz, "Advancing appraisal: Aphasia and the WHO". Aphasiology, 19, 9, 875-879

Purdy, M./Hindenlang, J. (2005): Educating and training caregivers of persons with aphasia. Aphasiology, 19, 3-5, 377-388

Richter, K./Wittler, M./Hielscher-Fastabend, M. (2006): BIAS. Bielefelder Aphasie Screening. Hofheim, NAT

Ross, K.B./Wertz, R.T. (2005): Advancing appraisal: Aphasia and the WHO. Aphasiology, 19, 860-900

Schlenck, C./Schlenck, K.J. (1994): Beratung und Betreuung von Angehörigen aphasischer Patienten. LOGOS Interdisziplinär, 2, 90-79

Schmutzer, E. (1979): Relativitätstheorie. Jena, Teubner 1979 (u.ö.)

Schulz, K. (2007): Lebensqualität durch logopädische Therapie? In: Tesak, J. (Hrsg.): An den Grenzen der Logopädie. Idstein, Schulz-Kirchner, 23-38

Schuntermann, M.F.: Die Internationale Klassifikation der Funktionsfähigkeit, Behinderung und Gesundheit. Internetmaterial unter www.vdr.de unter „Rehabilitation"/„ICF (ICIDH-2)

Simmons-Mackie, N. (⁵2008): Social approaches to aphasia intervention. In: Chapey, R. (Ed.): Language intervention strategies in aphasia and related neurogenic communication disorders. Chapter 11 (290-318)

Simmons-Mackie, N./Kagan, A. (2007): Application of the ICF in aphasia. In: Ma, E.P.-M./Worrall, L./Threats, T.T.: The International Classification of Functioning, Disability and Health (ICF) in Clinical Practice. Seminars in Speech and Language, 28, 244-253

Stark, J. (2008): Computer-based intervention and diagnostic procedures – Applications for language impaired persons. Vienna, July 2008 (Conference)

Stark, J./Martin, N./Finke, R.B. (Eds.) (2005): Aphasia therapy workshop. Current approaches to aphasia therapy: Principles and applications. Special Issue, Aphasiology, 10/11, Hove, Psychology Press

Tesak, J. (⁴2005): Grundlagen der Aphasietherapie. Idstein, Schulz-Kirchner

Tesak, J. (2006): Einführung in die Aphasiologie. Stuttgart, Thieme

Tesak, J. (2001): Geschichte der Aphasie. Idstein, Schulz-Kirchner

Tesak, J. (Hrsg.) (2007): Arbeiten zur Aphasie. Idstein, Schulz-Kirchner

Tesak, J./Code, C. (2008): Milestones in the history of aphasia. Theories and protagonists. Hove & N.Y., Psychology Press

Thompson, C.K./Shapiro, L.P. (2005): Treating agrammatic aphasia within a linguistic framework: treatment of underlying forms. Aphasiology, 19, 10/11, 1021-1036

Übensee, H./Geißler, M./Pfeiffer, G. (2007): Retest-Reliabilität eines Angehörigenfragebogens zum Kommunikationsverhalten von Menschen mit chronischer Aphasie. Poster, GAB-Tagung, Idstein

Van der Meulen, I./van de Sandt-Koenderman, M. (2009): Scenario Test. Im Erscheinen; Vorgestellt in der summer school des BKL im September 2009 in Würzburg

Wahn, C. (2004): Einsatz elektronischer Kommunikationshilfen bei Aphasie. Aachen, Shaker

Whitworth, A./Perkins, L./Lesser, R. (1997): Conversation Analysis Profile for People with Aphasia. London, Whurr

WHO (Ed.) (2001): International Classification of Functioning, Disability, and Health. New York, WHO (www.who.int/classifications/icf/en)/www.dimdi.de/static/de/klassi/icf/index.htm)

Worrall, L./Cruice, M. (2005): Why the WHO ICF and QOL constructs do not lend themselves to programmatic appraisal for planning therapy for aphasia. A commentary on Ross and Wertz, "Advancing appraisal: Aphasia and the WHO." Aphasiology, 19, 9, 885-893

Worrall, L.E./Holland, A.L. (2003): Quality of life in aphasia. Special Issue. Aphasiology, 17, 4

3.2   ICF in der Aphasietherapie: Ambulante Rehabilitation

Zusammenfassung

Der Beitrag führt in die ICF-orientierte Aphasiediagnostik und -therapie ein. Dabei geht es insbesondere um die Frage, wie die therapeutische Arbeit in der ambulanten Sprachrehabilitation nach der ICF ausgerichtet werden kann. Die Ziele in der ambulanten Therapie umfassen nicht nur eine Verbesserung des sprachlichen Wissens, sondern auch eine Förderung der sprachgebundenen Alltagsaktivitäten, wobei die Therapie individuell ist. Die Betroffenen und ihr soziales Umfeld werden bereits bei der Definition von Therapiezielen aktiv eingebunden. Die eigenen klinischen Erfahrungen zeigen, dass die ICF eine konzeptuelle und strukturelle Hilfestellung darstellt, die sich erfolgreich in der ambulanten Sprachrehabilitation bei Aphasie umsetzen lässt.

Einleitung

Eine Person mit einer Aphasie erleidet Verluste in ihrer Sprachkompetenz. Dies kann weitreichende Folgen für ihr *alltägliches Leben* haben.

In der *stationären* Rehabilitation wird der Patient im geschützten Rahmen an eine möglichst große Selbstständigkeit im klinischen Ablauf herangeführt. Nach seiner Entlassung aus der Klinik wird er *zu Hause* wieder mit seinem *üblichen Alltag* konfrontiert. In alltäglichen Situationen können sich die sprachlichen Beeinträchtigungen noch deutlicher manifestieren als in einem geschützten Rahmen. Es fällt einem Menschen mit Aphasie beispielsweise schwer, einem Gespräch zu folgen oder Wörter zu finden. Unterhaltungen stellen erhöhte Anforderungen an die Gesprächspartner (Glindemann et al., 2002), da sie oft unter Stress, in hohem Tempo, bei schlechter sprachlicher Informationsqualität und Störlärm stattfinden. Die Gesprächsstrukturen sind außerdem nicht immer gut überschaubar. Kann sich das soziale Umfeld nicht genügend auf die veränderte Situation der Betroffenen einstellen, verstärkt dies ihre Schwierigkeiten.

Die ICF-Betrachtungsweise der Behinderungsproblematik bei Aphasie

Menschen mit Aphasie sind in ihrer *kommunikativen Selbstständigkeit* stark gefordert. Sie erfahren in ihrem alltäglichen Handeln und im sozialen Leben immer wieder Handicaps, sei es im häuslichen oder beruflichen Umfeld oder in ihren Freizeitaktivitäten (Lamprecht, 2007).

Die auf die Folgen einer Erkrankung abgestimmte Rehabilitation erhält mit der *Internationalen Klassifikation der Funktionsfähigkeit, Behinderung und Gesundheit*

(ICF; WHO, 2001) ein umfassendes Strukturierungswerkzeug. Die Gesellschaft für Aphasieforschung und -behandlung (GAB) und die Deutsche Gesellschaft für Neurotraumatologie und Klinische Neuropsychologie (DGNKN) nehmen in ihren Leitlinien hinsichtlich Qualitätskriterien und Standards für die Therapie ausdrücklichen Bezug auf diese internationale Klassifikation (Bauer et al., 2001, 2002). Das bio-psycho-soziale Modell der ICF ermöglicht es den Sprachtherapeuten, einen Menschen mit Aphasie in seiner funktionalen Gesundheit, d.h. seiner funktionalen Problematik (Schuntermann, 2007, S. 33), zu erfassen. Die ICF besteht aus einer Beschreibung der Beeinträchtigungen auf den Ebenen der Körperfunktion/-strukturen, der Aktivitäten und Partizipation – vor dem Hintergrund der Kontextfaktoren (s. Kapitel 1).

Aphasie als geschädigte Körperfunktion (ICF)

Die Sprachfunktion ist in der ICF innerhalb der *mentalen Funktionen* klassifiziert. So finden sich innerhalb der spezifischen mentalen Funktionen die *kognitiv-sprachlichen Funktionen* (b167: „Erkennen und Verwenden von Zeichen, Symbolen und anderen Teilbereichen einer Sprache"). Kognitiv-sprachliche Funktionsschädigungen können rezeptiv (b1670) sowie expressiv (b1671) sein. Auch mögliche zusätzliche Funktionsdefizite, wie z.B. eine *Sprechapraxie,* können mit der ICF erfasst werden (in diesem Falle: b176 *„Mentale Funktionen, die die Durchführung komplexer Bewegungshandlungen betreffen").* Ständen geeignete Assessment-Verfahren zur Verfügung, könnte sogar das Schädigungsausmaß im Rahmen der ICF codiert werden (s. Kapitel 1).

Aphasie als beeinträchtigte Aktivität und Partizipation (ICF)

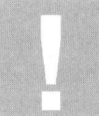 *Eine Person mit Aphasie darf nicht nur als sprachbehindert, sondern muss in ihrer gesamten Lebenssituation gesehen werden.*

Die ICF-Komponenten *Aktivitäten* und *Partizipation* klassifizieren mit ihren neun Domänen umfassend die Lebensbereiche eines Menschen. Damit können sowohl Einschränkungen im Alltag als auch intakte Lebensbereiche mit möglichem Ressourcen-Potenzial erfasst werden. Diejenigen Alltagsaktivitäten, die aufgrund einer Aphasie entweder gar nicht mehr oder nur noch eingeschränkt möglich sind, lassen sich somit den ICF-Domänen der Aktivitäts- und Partizipationsebene zuordnen (Bucher, 2005).

Aphasie und Kontextfaktoren

Der gesamte Lebenshintergrund eines Menschen, der *Kontext*, spielt eine wichtige Rolle für seine aktuelle Lebenssituation. Dementsprechend machen die Kontextfaktoren einen großen Teil der Partizipationsbeeinträchtigung aus (Fries, 2008). Menschen mit Aphasie können in ihren Aktivitäten und ihrer Partizipation mehr oder weniger stark von personbezogenen Faktoren sowie von Umweltfaktoren, insbesondere von der sozialen und einstellungsbezogenen Umwelt (ICF e310-e499), positiv oder negativ beeinflusst werden. Dementsprechend individuell ausgeprägt sind die jeweilige Behinderungssituation, der Verlauf einer Rehabilitation und die soziale sowie berufliche (Wieder-)Eingliederung. Der jeweilige Kontext muss daher in die Rehabilitationsplanung einfließen, da er die Interventionsstrategie und -maßnahmen prägt. Aphasie mit ihrer Verständigungsproblematik ist in starker Abhängigkeit von den Umweltfaktoren zu sehen, insbesondere hinsichtlich der kommunikativen Verhaltensweise und der Einstellungen der Gesprächspartner. Können sich diese beispielsweise nicht darauf einlassen, dass Gespräche mehr Zeit als gewöhnlich in Anspruch nehmen, kommt es zu ausgeprägten Kommunikationsbehinderungen. Entscheidend ist ebenfalls, wie sehr sich ein Gesprächspartner auf neue Kommunikationsstrategien einlassen kann, wenn es beispielsweise um den Austausch von Feststellungen, Nachrichten, Vorhaben, Entscheidungen oder Konfliktlösungen geht. Die soziale und kommunikative Kompetenz der Gesprächspartner (Familienangehörigen) kann somit stark gefordert sein und ist für die Behinderung im Alltag von Bedeutung.

Ambulante Sprachrehabilitation bei Aphasie

In der Rehabilitationsklinik des Luzerner Kantonsspitals werden zusätzlich zur stationären Rehabilitation ambulante sprachrehabilitative Maßnahmen angeboten. Dabei orientiert sich diese Arbeit schon seit vielen Jahren am Grundkonzept der ICF (Bucher, 2005).

ICF ausgerichtete logopädische Diagnostik

In Anbetracht einer ICF-orientierten Sprachrehabilitation hat sich die logopädische Diagnostik bei Aphasie nicht nur auf das expressive und rezeptive sprachliche Wissen zu konzentrieren. Vielmehr ist auch eine Analyse der *Verständigungssituation im Alltag* durchzuführen, die für die Sprachrehabilitation von erheblicher Bedeutung ist (s.a. Grötzbach, 2008).

 *Im Sinne der ICF darf nicht nur die kommunikative Leistungsfähigkeit (Kompetenz) erfasst werden. Ebenso müssen die kommunikativen Leistungen im Alltag (Performanz) und sämtliche sprachgebundene Aktivitäten in Betracht gezogen werden.*

Die Kontextfaktoren müssen ebenfalls erfasst werden. Die Befunderhebung sollte somit nicht nur auf die Störung Aphasie, sondern vor allem auf das *Behinderungsausmaß* ausgerichtet sein. Sie besteht also aus einer mehrdimensionalen Beurteilung (Bucher, 2005):

■ Fundierte Beschreibung der aphasisch bedingten Symptome sowie der noch erhaltenen Sprachfunktionen: Welche sprachsystematischen Störungen dominieren? Welche Sprachfunktionen sind erhalten?

■ Beurteilung der therapeutischen Beeinflussbarkeit der geschädigten Sprachfunktion: In welcher Weise ergeben sich sinnvolle Möglichkeiten eines sprachsystematischen Therapieansatzes im Hinblick auf die kommunikative Bewältigung des Alltags?

■ Beurteilung der alltagsrelevanten Kommunikationsbehinderung: Wo besteht das größte kommunikative Handicap? Welche Ressourcen – insbesondere bei Berücksichtigung des engeren sozialen Umfeldes – bestehen, um die Kommunikationsbehinderung zu minimieren?

■ Beurteilung der Auswirkungen auf das Alltagsleben

In der Sprache der ICF ergeben sich für die Diagnostik folgende Hauptfragen:

■ Welche Körperfunktionen, insbesondere welche mentalen Funktionen, wie z.B. kognitiv-sprachliche Funktionen, sind geschädigt? Welche relevanten Körperfunktionen sind noch intakt?

■ In welchen Aktivitäten, v. a. auch Kommunikationsaktivitäten, ist die betroffene Person beeinträchtigt, und wo bestehen auf Aktivitätsebene Ressourcen?

■ In welchen Lebensbereichen ist die Partizipation erschwert bzw. nicht mehr möglich? Wo bestehen neue Partizipations-Chancen?

■ Welche Kontextfaktoren stellen einen entscheidenden Barrierenfaktor dar und welche haben eine fördernde Wirkung?

Die mehrdimensionale Beurteilung ermöglicht eine relevante Einschätzung der aktuellen Verständigungsmöglichkeiten und der Verständigungsproblematik, der kommunikativen Selbstständigkeit und somit der alltäglichen (inkl. beruflichen) Handlungsfähigkeit eines Betroffenen. Für die logopädische Befunderhebung lassen sich aus der ICF folgende relevante Items übernehmen und als Grundraster im Sinne einer *Strukturierungshilfe* handhaben (s. Tabellen 1-3).

Differenzierung	-	+	Beschreibung der Schädigung
Sprachverständnis (b1670)	-		z.B. – schwere rezeptive Störung im mündlichen Verstehen: – kann Wörter zwar nachsprechen, versteht ihre Bedeutung jedoch nicht – Lesesinnverständnis nicht gegeben
Sprachliches Ausdrucksvermögen (b1671)	-		z.B. – viele phonematische Paraphasien – semantische Paraphasien
Integrative Sprachfunktionen (b1672)	-		z.B. kann sich nur mithilfe von Verständnissicherung durch den Gesprächspartner zu Sachverhalten zielgerichtet und kohärent mündlich äußern

- geschädigte Funktion
+ intakte Funktion

Tab. 1: Körperfunktionen (ICF): Kognitiv-sprachliche Funktionen (b167)

Differenzierung	-	+	Beschreibung der Schädigung
Buccofazialer Bereich / Manueller Bereich	- -		z.B. Sprechapraxie Apraxie

Tab. 2: Körperfunktionen (ICF): Mentale Funktionen, die die Durchführung komplexer Bewegungshandlungen betreffen (b176)

Analog gestaltet sich die Befunderhebung für weitere Körperfunktionen wie: **Stimm- und Sprechfunktionen** (b310-399) und **Sinnesfunktionen und Schmerz** (b210-b229).

Eine relevante Dokumentation im Rahmen der Befunderhebung ist auch hinsichtlich der **neun Domänen der Aktivitäten und Partizipation** vorzunehmen. Dabei ist in der ambulanten Sprachrehabilitation neben der Domäne *Kommunikation (ICF d310-399)* auch auf weitere sensiblen Domänen zu achten (s. Tabelle 3):

Differenzierung	Beschreibung
Lernen und Wissensanwendung (d110-d199)	z.B. – das Auswendiglernen von neuem Schulwissen ist erschwert – Schwierigkeiten im Erlernen der theoretischen Kenntnisse zum Erwerb des Führerscheins
Allgemeine Aufgaben und Anforderungen (d210-299)	z.B. – kann mit einer schriftlich vorgegebenen Tagesplanung nicht umgehen – kann keine komplexeren Vereinbarungen treffen – kann ungewohnte Anweisungen weder entgegennehmen noch erteilen
Mobilität (d410-499)	z.B. hat Probleme mit dem Lösen von Fahrkarten am Schalter oder am Automaten
Selbstversorgung (d510-599)	z.B. kann beim Hausarzt gesundheitlichen Rat nicht mehr selbstständig einholen
Häusliches Leben (d610-699)	z.B. – kann sich beim Einkaufen keine Beratung holen – kann die Kinder bei den schulischen Hausaufgaben nicht mehr unterstützen
Interpersonelle Interaktionen und Beziehungen (d710-799)	z.B. kann Wertschätzung u. Meinungsverschiedenheit nicht mehr differenziert kundtun
Bedeutende Lebensbereiche (d810-899)	z.B. – die weitere Ausübung des bisherigen, sprachlich ausgerichteten Berufs ist nicht mehr möglich – für die Erledigung fälliger Zahlungen wird eine Fremdhilfe benötigt
Gemeinschafts-, soziales und staatsbürgerliches Leben (d910-d999)	z.B. – eine Auseinandersetzung mit politischen Abstimmungsvorlagen ist nur mit expliziter Erarbeitung mit einer anderen Person möglich – wesentliche Einschränkungen bei früher intensiv gepflegten Theaterbesuchen

Tab. 3: Weitere Domänen der Aktivitäten und Partizipation

Für die ambulante Sprachrehabilitation ist eine differenzierte **Kontexterhebung** unerlässlich. Dabei stehen neben den personbezogenen Faktoren (insbesondere auch die zuvor bestehende sprachliche Kompetenz und Interessen) die Umweltfaktoren, wie *Unterstützung und Beziehungen (e310-399)* sowie *Einstellungen (e410-499)* und *Produkte und Technologien zur Kommunikation (e125)* im Vordergrund. Eine an der ICF orientierte Kontexterhebung sollte im Rahmen eines Gesprächs erfolgen (vgl. auch Frommelt & Grötzbach, 2008) und erst im Nachhinein ICF-Listen-konform dokumentiert werden.

Es ist schwierig, den Schweregrad der Beeinträchtigungen in den verschiedenen Komponenten der ICF allgemein gültig zu **operationalisieren** (Grötzbach, 2006). Trotzdem soll der erhobene Befund als Referenz für spätere Verlaufsuntersuchungen dienen, um auch mögliche Therapieeffekte im Alltag zu erfassen, und zwar vor allem auf Aktivitäts- und Partizipationsebene.

Zielorientierung in der ambulanten Sprachrehabilitation

Die ICF leistet einen wesentlichen Beitrag für die Zielformulierung (formaler Aspekt), die Zielausrichtung (inhaltlicher Aspekt) und für die adäquate Intervention zur Zielerreichung.

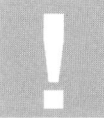 *Ausgehend von alltagsorientierten, für den Betroffenen bedeutungsvollen Partizipationszielen sind die sprachrehabilitativen Maßnahmen individuell zu planen.*

Die individuellen Partizipationsziele in der ambulanten Rehabilitation werden *zusammen mit den Betroffenen* erarbeitet (s. Kapitel 2). Dabei hat sich ein *Top-down-Vorgehen* bewährt, das auf die Partizipationsbedürfnisse eines Betroffenen ausgerichtet ist (Fries, 2007).

Auch in der ambulanten Aphasietherapie werden Partizipationsziele im Austausch mit dem Betroffenen narrativ erarbeitet, wenn möglich und notwendig zusammen mit seinen nahestehenden Angehörigen. Die Zielerarbeitung ist für die Betroffenen, die diesbezüglich meist keinen Erfahrungshintergrund haben, oft eine große Herausforderung. Es ist von ihnen nicht ohne Weiteres zu erwarten, dass sie zu Beginn der ambulanten Sprachrehabilitation die Tragweite ihrer Kommunikationsbehinderung im Alltag genau erfassen können. Gewisse Strukturierungshilfen vonseiten der Fachleute sind oft unumgänglich, um Ziele zu konkretisieren. Bei dem Zielsetzungsprozess muss der Fokus neben spontan geäußerten Zielen auch auf hauptsächliche Zielbereiche gesetzt werden, die generell für den Erfolg einer Reintegration in den Lebensalltag unumgänglich sind. Die Luzerner Rehabilitationsklinik definierte folgende drei Hauptzielkategorien, die sich auf die Partizipation beziehen (Rentsch, 2005):

- **A Wohnen**
- **B Teilnehmen am sozio-kulturellen Leben außerhalb des Hauses**
- **C Arbeiten (Beschäftigung/Erwerbstätigkeit)**

Jede dieser Hauptkategorien ist *hierarchisch* in umsetzbare Ziele aufgeteilt (s. Tabelle 4).

Wohnen	Sozio-kulturelles Leben	Arbeit: – Beschäftigung – Erwerbstätigkeit
A1 Gesundheitliche Zustandserhaltung (Pflegeinstitution)	**B1** Unterstützte Teilnahme	**C1** Nischenarbeit in geschütztem Rahmen / Therapeutischer Arbeitsversuch
A2 Betreutes Wohnen (Institution)	**B2** Selbstständige Teilnahme	**C2** Berufliche/schulische Umorientierung
A3 Wohnen zu Hause mit Unterstützung durch im gleichen Haushalt lebende Bezugsperson		**C3** Berufliche Umschulung
A4 Selbstständiges Wohnen mit externer Unterstützung		**C4** Teilzeitarbeit in der bisherigen Tätigkeit
A5 Selbstständiges Wohnen		**C5** Vollumfängliche bisherige Berufsausübung/Rückkehr in die bisherige schulische Ausbildung
A6 Selbstständiges Wohnen mit zusätzlichen Aufgaben		

Tab. 4: Zielkategorien (leicht modifiziert)

Für Sprachtherapeuten kann es hilfreich sein, diejenigen Voraussetzungen zu kennen, die für ein Partizipationsziel wichtig sind. In der Luzerner Rehabilitationsklinik wurden entsprechende Kriterien auf den Körperfunktions- und Aktivitätsebenen sowie relevante Kontextfaktoren erarbeitet, wobei sich beispielsweise beim Partizipationsziel A4 (Selbstständiges Wohnen) neben anderen Voraussetzungen die beiden *Schlüsselprobleme* „die Nacht alleine bewältigen" und „die Toilette selber benutzen" als besonders wichtig herauskristallisiert haben (Rentsch, 2008).

Ist jeweils ein definiertes Ziel (A1-A6; B1-B2; C1-C5) in den drei Lebensbereichen oder mindestens in den Bereichen A) und B) gemeinsam mit den Betroffenen bestimmt worden, sind daraus konkrete Schwerpunkte auf Aktivitätsebene, eventuell auch auf Körperfunktionsebene, abzuleiten und als konkrete, individuelle Ziele zu definieren. Selbstverständlich stellt sich dabei immer wieder die Frage, inwieweit auch an den Kontextfaktoren gearbeitet werden muss, um das angestrebte Partizipationsziel zu erreichen. Ein definiertes Partizipationsziel (z.B. A4: selbstständiges Wohnen mit externer Unterstützung) kann unterschiedliche Voraussetzungsprofile beinhalten. Für Sprachtherapeuten stehen dabei vor allem die Aspekte der sprachgebundenen Aktivitäten im Vordergrund.

Ist ein Partizipationsziel (z.B. A5: selbstständiges Wohnen) zu Beginn einer ambulanten Sprachrehabilitationsphase bereits erreicht und wird umständehalber kein hierarchisch höheres Partizipationsziel angestrebt, so lassen sich durchaus im Sinne von *Stabilisierungsmaßnahmen* oder einer *Lebensqualitätssteigerung* weiterhin Ziele festlegen, die sich primär auf die Kommunikation und sprachgebundene Alltagsaktivitäten (z.B. öffentliche Verkehrsmittel benutzen, Kochen nach Rezept, Recherchieren im Internet) konzentrieren.

Bei der Zielerarbeitung mit den Betroffenen kommt in der Luzerner Rehabilitationsklinik das *Goal Attainment (GAS)* zur Anwendung, das ursprünglich von Kirusek und Sherman für den Psychotherapiebereich entwickelt wurde (Kirusek & Sherman, 1968). Die Skalierung ist definiert. Mit der Skalierungsmethode lassen sich durch das Festlegen von Zielniveaus die konkreten, individuell vereinbarten Therapieziele operationalisieren, wobei die Zielinhalte quantitative und/oder qualitative Merkmale haben können. Aufgrund der Skalierung wird dann am Ende einer zeitlich festgelegten Therapie-Etappe die Zielerreichung bzw. der Interventionserfolg überprüft.

Die GAS lässt sich interdisziplinär sowie fachspezifisch anwenden. Für die ambulante Sprachrehabilitation bei Aphasie bedeutet dieses Zielsetzungskonzept, dass konkrete Veränderungen in der Kommunikation und in weiteren sprachgebundenen Alltagsaktivitäten angestrebt werden, die den tatsächlichen Lebensumständen bzw. -bedürfnissen des betroffenen Menschen entsprechen.

In der ambulanten Sprachrehabilitation bei Aphasie rücken oft die Zielkategorien B (Sozio-kulturelles Leben) und C (Arbeit) in den Vordergrund. Der Beitrag der Sprachtherapie zur *beruflichen Reintegration* kann eine bedeutsame Rolle spielen.

Angehörigenarbeit/Beraterische Maßnahmen

Dem Sprachtherapeuten kommt im Rahmen der ambulanten Rehabilitation die Aufgabe zu, mit den Betroffenen Hilfestellungen im Management adäquater, alltagsrelevanter Kommunikationsstrategien zu erarbeiten. Dabei orientiert er sich an den ICF-Kontextfaktoren (Ressourcen und Barrieren). Die Anwendung des ICF-Konzeptes gibt dem Sprachtherapeuten auch die Möglichkeit, den herausfordernden Alltag eines Menschen mit Aphasie in relevanter Weise anzugehen, indem er therapeutisch mit dem Betroffenen arbeitet. Zugleich sollten jedoch die Angehörigen in die Therapie einbezogen und beraten werden. Ebenso dienen Beratungen am Arbeitsplatz dazu, Veränderungen und Einschränkungen in sprachlich-kommunikativen Situationen anzugehen und die notwendigen Modifikationen der beruflichen Anforderungen zu erreichen.

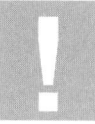 *Die Beratungen durch den Sprachtherapeuten haben auch zum Ziel, die Reaktion des sozialen Umfeldes auf die sprachlichen Beeinträchtigungen zu beeinflussen.*

Interdisziplinäre Sprachrehabilitation

Die ambulante Aphasietherapie beruht auf einer interdisziplinären Zusammenarbeit, die koordiniert zu erfolgen hat (Rentsch, 2004). Für den interdisziplinären Austausch sind eine gemeinsame Ausrichtung und Sprache unumgänglich. Die Erfahrungen der letzten Jahre zeigen, dass eine Orientierung nach der ICF die Kommunikation der verschiedenen Fachleute wesentlich erleichtert (Bucher et al., 2005). Geleitet vom ICF-Konzept sind alle Therapiebereiche (inkl. des Rehabilitationspflegedienstes) aufgerufen, Betroffene in ihren sprachlich-kommunikativen Aktivitäten zu unterstützen, ohne dabei eine logopädische Ersatzfunktion einzunehmen. Die Sprachtherapeuten nehmen innerhalb des Rehabilitationsteams eine supervisorische Funktion ein.

Patientenbeispiel

Die ICF-basierte teilhabe-orientierte Aphasietherapie im ambulanten Bereich wird am Beispiel von Herrn M. illustriert.
Drei Wochen nach der Entfernung eines Hirntumors hielt sich Herr M. zwei Wochen stationär in der Luzerner Rehabilitationsklinik auf. Anschließend wurde die ambulante Begleitung vom gleichen interdisziplinären Behandlungsteam weitergeführt.

Eigenanamnese:

Herr M. berichtet zu Beginn der ambulanten Rehabilitation:
Sein Ziel sei es, seinen Ein-Mann-Garagenbetrieb wieder führen zu können, wenn nötig mit Unterstützung eines Mitarbeiters. Da Oldtimer und ihre Reparatur seine Leidenschaft seien, habe er kaum Zeit für andere Hobbys oder Erholung gehabt. Neben der körperlichen und mentalen Belastbarkeit, die jetzt reduziert seien, stelle sein eingeschränktes Sprachvermögen eine Barriere in der Berufsausübung dar. Er traue sich noch nicht zu, Telefongespräche mit wenig vertrauten Personen zu führen, die über seine Erkrankung nicht informiert seien. Er sehe aktuell nur die Möglichkeit, sich ausschließlich seiner Oldtimerstammkundschaft zu widmen, denn solche Arbeiten müssten meistens nicht unter Zeitdruck erledigt werden.

Der narrativ erhobene **Kontext** wurde zur übersichtlichen Dokumentation in die strukturierte Form von Tabellen gebracht (s. Tabellen 5 und 6).

Persönliche Attribute Eigenschaften	Beschreibung
Geschlecht/Alter	47 Jahre, männlich
Sozialer Status/Zivilstand/ ethnische Zugehörigkeit	Lebt mit seiner Lebenspartnerin in Stadtnähe
Muttersprache/Fremdsprachen	Schweizerdeutsch
Ausbildung/Beruf/Mandate	Herr M. ist ausgebildeter Automechaniker mit Meisterprüfung; führt seit vier Jahren einen eigenen Ein-Mann-Betrieb, der auf die Reparatur und Wartung von Oldtimern spezialisiert ist
Händigkeit	Rechtshänder
Persönliche Interessen (Freizeitaktivitäten, spezielle Talente)	Er ist seit seiner Jugendzeit Oldtimer-Liebhaber und kauft immer wieder Raritäten, die er mit großer Leidenschaft instand setzt
Häufige Art der Verkehrsmittelbenutzung Fahreignung/Führerscheinkategorien	Herr M. ist ausschließlich Autofahrer
Persönlichkeit/Charakter: – Verhaltenseigenheiten – Gewohnheiten Lebenserfahrung Lebensstil/Lebenseinstellung Individ. Bewältigungsstrategien Sozialkompetenz	Herr M. zeigt große Fähigkeiten im Reflektieren über seine Situation, sein Handlungsvermögen sowie sein psychosoziales und sprachliches Verhalten
Vorbestehender Gesundheitszustand	unauffällig

Tab. 5: Personbezogener Kontext

Unterstützung und Beziehungen (e310-e399) und Einstellungen (e410-e499):	Beschreibung
– Familien-, Freundes-, Bekanntenkreis, inkl. Personenkreis in den Bereichen Arbeitsplatz, Schule, Freizeit – Fachleute der Gesundheitsberufe, anderer Dienste wie Sozialdienst, juristische Dienste usw.	Unterstützt wird Herr M. im häuslichen Leben von seiner Lebenspartnerin, die einen großen Teil aller Hausarbeiten übernimmt. In seinem Betrieb erledigt sie ihm alle Büroarbeiten und führt die Buchhaltung

Tab. 6: Umweltfaktoren

Die Beurteilung der Funktionen nach ICF zu Beginn der ambulanten logopädischen Begleitung zeigte sich wie folgt (s. Tabelle 7):

Sprachverständnis (b 1670)	-	+	Beschreibung
Verstehen gesprochener Sprache	-		Im Gespräch mit mehreren Personen fällt zeitweise eine Überforderung auf
Verstehen geschriebener Sprache Lesesinnverstehen	-		Bei komplexen Texten müssen Passagen oft zweimal gelesen werden
Sprachliches Ausdrucksvermögen (b1671)			**Beschreibung**
Lautsprachliches (mündliches) Ausdrucksvermögen	-		Sprachanstrengung und erschwerte Wortfindung führen zu großem Zeitaufwand und gelegentlich zu Satzabbrüchen, die ein Nachfragen des Gesprächspartners erfordern
Schriftsprachliches Ausdrucksvermögen	-		Das Verfassen einfacher, kurzer Texte ist möglich, mit gleichen Problemen wie in der Sprachproduktion
Integrative Sprachfunktionen (b 1672)		+	unauffällig

Tab. 7: Körperfunktionen: kognitiv-sprachliche Funktionen (ICF b167)

Die sprachlichen Funktionseinbußen haben Auswirkungen auf alltägliche Bereiche und können mittels der ICF-Domänen der Aktivitäten und Partizipation erfasst werden (s. Tabelle 8):

Domäne	Beschreibung
Lernen und Wissensanwendung (d110-d199)	Keine relevanten Schwierigkeiten: Probleme lösen und Entscheidungen treffen sind möglich, komplexe Sachverhalte können bearbeitet werden
Allgemeine Aufgaben und Anforderungen (d210-d299)	Nur die reduzierte Belastbarkeit führt zu limitierten Tagesaktivitäten
Kommunikation (d310-d399)	Im Gespräch mit uneingeweihten, wenig vertrauten Personen kommt es insbesondere am Telefon zu Rede-Blockaden. Herr M. verfügt aber über effektive Umschreibungsstrategien im Gespräch mit vertrauten Personen, wenn diese ihm genügend Zeit lassen, sich verbal zu äußern
Mobilität (d410-d499)	Uneingeschränkte Mobilität im Benutzen öffentlicher Verkehrsmittel und im Führen eines Fahrzeuges
Selbstversorgung (d510-d599)	Problemlos
Häusliches Leben (d610-d699)	Problemlos
Interpersonelle Interaktionen und Beziehungen (d710-d799)	Aktuell Zurückhaltung in der Kontaktaufnahme, wenn diese auf anspruchsvollen Diskussionen oder Disputationen beruht
Bedeutende Lebensbereiche (d810-d899)	Der Beruf kann nicht in vollem Umfang ausgeübt werden aufgrund der reduzierten Belastbarkeit und der Erschwernisse in der Kommunikation mit Kunden und Firmen
Gemeinschafts-, soziales und staatsbürgerliches Leben (d910-d999)	Keine wesentlichen Einschränkungen

Tab. 8: Auswirkungen auf ‚Aktivitäten und Partizipation'

Weitere Evaluationen ergaben folgende Ressourcen und Barrieren:

Ressourcen:

- *Körperfunktionsebene:* gute Motorik, relativ gute rezeptive sprachliche Funktionen sowie unauffällige nicht sprachlich gebundene kognitive Funktionen
- *Aktivitätsebene:* gute Verstehensfähigkeiten in alltäglichen und berufsbezogenen Gesprächen
- *Partizipationsebene:* Möglichkeit, sich vermehrt auf sein Spezialgebiet „Oldtimer" (Marktlücke) zu konzentrieren

Barrieren:

- Partizipationsebene: selbstständig geführter Ein-Mann-Betrieb, der eine gewisse Mindestanforderung bezüglich Öffnungszeiten erfordert, wenn nicht ein Imageverlust und ein daraus resultierender Kundenverlust in Kauf genommen werden wollen
  Hohe Anforderungen an das Verhandlungsvermögen als selbstständiger Alleinunternehmer

Zu Beginn der ambulanten Rehabilitation wurden die folgenden Zielkategorien im *interdisziplinären* Team festgelegt:

- A6: Selbstständiges Wohnen mit zusätzlichen Aufgaben
- B2: Selbstständige Teilnahme am sozio-kulturellen Leben außerhalb des Hauses
- C5: Volle ursprüngliche Tätigkeit

Da die höchsten Ziele der Kategorien A und B mehrheitlich erfüllt waren, vereinbarten Sprach- und Ergotherapeutinnen mit Herrn M. bezüglich der Ziel-Kategorie C5 folgende *interdisziplinäre* Ziele unter Zuhilfenahme der GAS:

GAS	Zielthema: C5: Volle ursprüngliche berufliche Tätigkeit
+2	*Viel mehr als erwartet* (evtl. Wunschziel des Betroffenen, Endziel): Alle geschäftlichen Aktivitäten werden bei verbleibender Stressanfälligkeit und erhöhtem Zeitaufwand zusammen mit einem neu einzustellenden Mitarbeiter (Automechaniker) erfolgreich erledigt.
+1	*Mehr als erwartet:* Bei 50%iger Arbeitsfähigkeit findet uneingeschränkter direkter und telefonischer Kundenkontakt unter vermehrtem Zeitaufwand statt.
0	*Erwartetes Zielergebnis* (Zielformulierung erfolgt nach SMART-Regeln (Whitmore, 1992; Grötzbach, 2004): – **S**pecific: konkret formulierte Ziele – **M**easurable: überprüfbare, evtl. messbare Ziele – **A**chievable: erreichbare Ziele – **R**elevant: für die Betroffenen bedeutsame Ziele – **T**imed: zeitlich festgelegte Ziele Bis Mitte Mai ist es möglich, den Garagenbetrieb bei 30% Arbeitsfähigkeit halbtags offen zu haben und zwei Stunden pro Tag Telefonanrufe entgegen zu nehmen.
-1	*Weniger als erwartet:* Ausgewählte Auftragserledigungen werden bei direktem Kundenkontakt, aber ohne Entgegennahme von Telefonanrufen ausgeführt.

-2	Viel weniger als erwartet (evtl. Verschlechterung): Bei 100%iger Arbeitsunfähigkeit werden frei einteilbare Arbeiten (keine zeitlich terminierten Aufträge) in der Garage an vier Halbtagen pro Woche ausgeführt, Garagenbetrieb bleibt offiziell geschlossen.

Für die *Sprachtherapie* wurden daraus folgende spezifische GAS-Ziele abgeleitet, die sich wiederum auf die Zielkategorie C5 bezogen:

GAS	Zielthema: Kundenkontakt/Telefonieren am Arbeitsplatz
+2	Alle geschäftlichen Aktivitäten bezüglich Kommunikation können bei verbleibender Stressanfälligkeit und leicht erhöhtem Zeitaufwand erfolgreich erledigt werden.
+1	Telefonanrufe werden während der gesamten Arbeitszeit entgegengenommen und können unter erhöhtem Zeitaufwand für ihn zufriedenstellend beantwortet werden.
0	Während begrenzter Telefonempfangszeiten (zwei Stunden pro Tag) können bis Mitte Mai Kundenanfragen bei erhöhtem Zeitbedarf (und falls notwendig Offenlegung der sprachlichen Schwierigkeiten) für Herrn M. zufriedenstellend beantwortet werden. (SMART)
-1	Kommunikativer Kundenkontakt, ohne eingehende Telefonanrufe entgegenzunehmen, gelingt unter vermehrtem Zeitbedarf und Offenlegung der sprachlichen Schwierigkeiten.
-2	Telefongespräche am Arbeitsplatz werden nur auf eigene Initiative geführt und mit der Möglichkeit, diese vorzubereiten.

Auf sprachsystematisch-funktionelle Ziele wurde in der Therapie weitgehend verzichtet. Der Fokus wurde weniger auf die ‚Kompetenz' als auf die ‚Performanz' gelegt, da die Erfahrung zeigt, dass in der Therapie eingeübte Fähigkeiten oft nicht im Alltag umgesetzt werden. „Das situierte Lernen ‚on the job' unterscheidet sich ganz wesentlich von den didaktischen Konzepten, die auf den (Wieder-) Erwerb von situationsunabhängigen phonologischen, lexikalischen, syntaktischen und auch sogenannt funktionalen Kompetenzen ausgerichtet sind" (Bauer & Auer, 2009, S. 155).
Die rehabilitativen Interventionen fanden teilweise interdisziplinär (Ergo- und Sprachtherapie) im Betrieb statt, wo vor Ort nach praktizierbaren Lösungen gesucht wurde, wie sich Herr M. schrittweise vermehrt der Konfrontation mit Telefongesprächen stellen könnte. So aktivierte er anfänglich während seiner Arbeitszeit den Anrufbeantworter, den seine Partnerin dann regelmäßig abfragte, um Rückrufe zu erledigen. In dieser Zeit telefonierte er nur auf eigene Initiative, um bei Bedarf ein Gespräch mithilfe von notierten Stichwörtern vorzubereiten. Schrittweise verlängerte er die Perioden mit ausgeschaltetem Telefonbeantworter und beantwortete eingehende Anrufe direkt.

In der Sprachtherapie wurden Arbeitsrapporte und fachliche Erläuterungen erarbeitet.
Die **Ziel-Evaluierung** anlässlich einer interdisziplinären Standortbestimmung (Teilnehmende: Herr M. und Partnerin, Arzt, Ergotherapie, Sprachtherapie) nach zehn Monaten ergab folgenden Erreichungsgrad der 5-stufigen GAS-Zielsetzung:

- Interdisziplinäres GAS-Ziel: erreichtes Niveau: +1
- Sprachtherapieziel: erreichtes Niveau: 0

Das interdisziplinäre GAS-Ziel der Stufe +2 wurde modifiziert, da Herr M. die Anstellung eines Mitarbeiters nach Evaluation und reiflicher Überlegung nicht mehr in Erwägung zog. Herr M. arbeitete wieder den ganzen Tag, allerdings noch etwas verlangsamter als vorher. Er war am Abend nicht mehr erschöpft und konnte ein normales Leben führen. Sprachlich war er im Ausdruck noch behindert, insbesondere dann, wenn er komplexe Gespräche führen oder mit mehreren Gesprächspartnern diskutieren musste. Er wollte auf weiterführende logopädische Begleitung verzichten und die täglichen sprachlichen Herausforderungen als ideales pragmatisches Übungsfeld nutzen. Die Möglichkeit, sich bei unverhofft auftretenden Schwierigkeiten wieder an die Sprachtherapeutin zu wenden, stand ihm jederzeit offen. Herr M. konnte 80% arbeitsfähig geschrieben werden, mit längerfristiger Aussicht auf 100%.
Drei Jahre nach der Tumoroperation ist Herr M. heute wieder mehr als 100% in seinem eigenen Ein-Mann-Betrieb tätig. In der Zwischenzeit hat sich sein Kundenstamm aus der Oldtimerszene sogar noch vergrößert. Daneben nimmt er auch laufende Reparaturen an neueren Fahrzeugen an, um mit der Funktionsweise von heutigen Modellen vertraut zu bleiben. Die sprachlichen Schwierigkeiten in herausfordernden Situationen sind immer noch vorhanden, stören Herrn M. aber laut eigenen Aussagen nicht mehr, weder im Berufsleben noch im privaten und gesellschaftlichen Alltagsleben.

Fazit

In der ambulanten Aphasietherapie bietet die Umsetzung der ICF eine nicht mehr wegzudenkende Strukturierungs- und Interventionsausrichtung. Dabei sollten sich Sprachtherapeuten nicht primär auf die Handhabung der Itemcodierung fokussieren. Vielmehr sollten sie sich in ihrer diagnostischen und rehabilitativen Arbeit nach der ICF-Philosophie richten und damit relevante Kriterien für die Beurteilung des kommunikativen, aber auch der generellen Behinderung im Alltag ausarbeiten und daraus Interventionen ableiten. Zudem zeigt die langjährige Erfahrung in der Umsetzung der ICF in der Luzerner Rehabilitationsklinik, dass die ICF als Bewertungssystem (Schweregradbestimmung der Körperfunktionsschädigungen oder des Beeinträchtigungsausmaßes der Aktivitäten und Partizipation sowie Problemgraduierung der Kontextbarrieren als auch des Stellenwertes der Kontextressourcen) leider noch schwierig anzuwenden ist. Brauchbare Ansätze sind vorerst lediglich für die Beurteilungen oder Vergleiche innerhalb einer Institution vorhanden. Gewinnbringend ist die Umsetzung der ICF in der ambulanten Aphasierehabilitation vor allem in der inhaltlichen Fokussierung der logopädischen Arbeit.

Literatur

Bauer, A./de Langen-Müller, U./Glindemann, R./Schlenck, C./Schlenck, K.-J./Huber, W. (2001): Qualitätskriterien und Standards für die Therapie von Patienten mit erworbenen neurogenen Störungen der Sprache (Aphasie) und des Sprechens (Dysarthrie): Leitlinien 2001. Sprache Stimme Gehör, 25, 148-161

Bauer, A./de Langen-Müller, U./Glindemann, R./Schlenck, C./Schlenck, K.-J./Huber, W. (2002): Qualitätskriterien und Standards für die Therapie von Patienten mit erworbenen neurogenen Störungen der Sprache (Aphasie) und des Sprechens (Dysarthrie): Leitlinien 2001. Akt Neurologie, 29, 63-75

Bauer, A./Auer, P. (2009): Aphasie im Alltag. Forum Logopädie (Hrsg. Springer, L.,Schrey-Dern, D.). Stuttgart, Thieme

Bucher, P.O. (2005): ICF-orientierte Sprachrehabilitation bei Aphasie. In: Rentsch, H.P./Bucher, P.O. (Hrsg.): ICF in der Rehabilitation. Idstein, Schulz-Kirchner, 133-157

Bucher, P.O./Dommen-Nyffeler, I./Rentsch, H.P. (2005): Die Umsetzung der ICF im Spannungsfeld von Kontext und neurorehabilitativer Intervention. Neurologie und Rehabilitation, 11, 196-203

Fries, W. (2007): Rehabilitation zur Teilhabe: Eine Standortbestimmung. In: Fries, W./Lössl, H./ Wagenhäuser, St. (2007): Teilhaben! Neue Konzepte der NeuroRehabilitation – für eine erfolgreiche Rückkehr in Alltag und Beruf. Stuttgart, Thieme, 1-5

Fries, W./Fischer, S. (2008): Beeinträchtigung der Teilhabe nach erworbenen Hirnschädigungen: Zum Verhältnis von Funktionsstörungen, personbezogenen und umweltbezogenen Kontextfaktoren – eine Pilotstudie. Rehabilitation, 47, 265-274

Frommelt, P./Grötzbach, H. (2008): Das Narrative in der Neurorehabilitation. Neurologie & Rehabilitation, 14, 3-11

Glindemann, R./Ziegler, W./Kilian, B. (2002): Aphasie und Kommunikation. In: Goldenberg, G./ Pössl, J./Ziegler, W. (Hrsg.): Neuropsychologie im Alltag. Stuttgart, Thieme, 78-97

Grötzbach, H. (2006): Die Bedeutung der ICF für die Aphasietherapie in der Rehabilitation. Forum Logopädie, 20, 26-31

Grötzbach, H. (2008): Kontext-sensitive Aphasietherapie. L.O.G.O.S. interdisziplinär, 16, 26-31

Kirusek, T./Sherman, R. (1968): Goal Attainment Scaling: a general method for evaluating comprehensive community mental health programms. Community Mental Health Journal, 4, 443-453

Lamprecht, G. (2007): Wege aus der Sprachlosigkeit: Kommunikation mit Hindernissen – Mut zum trotzdem Sprechen. In: Fries, W./Lössl, H./Wagenhäuser, St. (2007): Teilhaben! Neue Konzepte der NeuroRehabilitation – für eine erfolgreiche Rückkehr in Alltag und Beruf. Stuttgart, Thieme, 89-97

Rentsch, H.P. (2004): Das 'Shared Care Modell' als effizientes und qualitativ hoch stehendes Versorgungsprinzip in der Rehabilitation. Neurologie und Rehabilitation, 10, 253-260

Rentsch, H.P. (2005): Umsetzung der ICF in den praktischen Alltag auf der Rehabilitationsabteilung des Kantonsspitals Luzern. In: Rentsch, H.P/Bucher, P.O. (Hrsg.): ICF in der Rehabilitation. Idstein, Schulz-Kirchner, 301-333

Rentsch, H.P. (2008): Praktische Anwendung der ICF im Rahmen der Rehabilitation – Ein interdisziplinäres Projekt der REHAB am Luzerner Kantonsspital. unveröffentl. Manuskript im Rahmen des internationalen Symposiums „Die ICF als neue Herausforderung im Gesundheits- und Sozialbereich". Innsbruck, Universitätsklinik

Schuntermann M.F. (2007): Einführung in die ICF. Landsberg/Lech, ecomed Medizin (2.überarb. Auflage)

Whitemore, J. (1992): Coaching for Performance. London, N.Brealey

WHO (2001): International Classification of Functioning, Disability and Health – ICF. Geneva

4.1 ICF und Dysarthrie

Zusammenfassung
Der Einsatz der ICF in der Therapie von Patienten mit einer Dysarthrie führt nicht nur zu einer anderen, differenzierteren Beschreibung der spezifischen Störungsbilder, sondern hat auch Auswirkungen auf die Diagnostik und Therapie. So beeinflusst die Komponente der Teilhabe die Definition von Therapiezielen. Außerdem gehören die funktionellen Ziele in einen plausiblen Zusammenhang mit den Teilhabe-Zielen gebracht. An Beispielen wird diskutiert, inwieweit die gängigen diagnostischen Instrumente den ICF-Anforderungen bereits gerecht werden und wo es gezielter Ergänzungen bedarf.

Begriffsbestimmung und Erscheinungsformen
Nach gängiger Definition handelt es sich bei Dysarthrien um erworbene neurogene Sprechstörungen, die aufgrund einer Schädigung des zentralen oder peripheren Nervensystems zu einer Beeinträchtigung der Steuerung und Ausführung von Sprechbewegungen führen (Ziegler, 2002).
Der Begriff „Dysarthrie" greift dabei zu kurz, da die beiden Funktionskreise Atmung und Stimme nicht erwähnt werden, die bei einer Dysarthrie jedoch ebenfalls häufig mit betroffen sind.

 *Dysarthrien sind Sprechstörungen, die nach abgeschlossener Sprachentwicklung auftreten, die Steuerung und Ausführung von Sprechbewegungen betreffen und auf eine neurogene Ursache zurückzuführen sind.*

Dysarthrien weisen sehr unterschiedliche Erscheinungsformen auf. Sie sind nicht nur auf unterschiedliche Ätiologien und zugrunde liegende pathophysiologische Muster zurückführbar, sondern treten auch in variierenden klinischen Erscheinungsbildern und Schweregraden auf. Sie müssen bei jedem Betroffenen in ihrer Auswirkung auf den individuellen Lebenskontext erfasst und behandelt werden.

Ursachen
Neben den häufig vorkommenden Schädigungen des zentralen Nervensystems (ZNS) durch Schädel-Hirn-Traumen und zerebrovaskuläre Erkrankungen (Infarkte und Blutungen) gibt es eine Reihe von neurologischen Erkrankungen, die Beeinträchtigungen der Sprechmotorik verursachen.

Die Art der Grunderkrankung gehört bei der Darstellung einer Dysarthrie unbedingt berücksichtigt, genauso wie bei der Methodenwahl in der Diagnostik und der Therapie. Zur Illustration dieses Aspekts sei auf die verschiedenen Rahmenbedingungen verwiesen, die zwischen Patienten in einer spontanen Rückbildungsphase (z.b. nach Schlaganfall) und Patienten mit einer neurodegenerativen Erkrankung bestehen. Krankheitsverläufe und deren Dynamik bestimmen in entscheidendem Maße die Möglichkeiten der unmittelbaren therapeutischen Intervention und darüber hinaus auch die Bedingungen sinnvoller und begründeter Therapieziele.

So muss beispielsweise bei Patienten mit einer ALS die Therapie unbedingt an den fortschreitenden Verlauf angepasst werden. Dies führt rasch zur Entwicklung von Ökonomiestrategien. Dadurch sollen verfügbare Kraftressourcen sinnvoll in der Kommunikation eingesetzt werden, anstatt diese in unfruchtbaren Übungen ziellos zu „vergeuden".

Ein Patient mit einer ähnlichen sprechmotorischen Beeinträchtigung kurz nach einem Infarkt im Bereich des Hirnstamms würde hingegen, als unterstützende Maßnahme zur unterstellten und erwartbaren Spontanremission, von hochfrequenten, zielgerichteten und sinnvollen repetitiven Übungseinheiten gut profitieren. Tabelle 1 gibt einen Überblick über die wichtigsten Ursachen, die einer Dysarthrie zugrunde liegen können.

Erkrankung	Prävalenz*
Schädel-Hirn-Trauma (SHT)	ca. 100
Zerebrovaskuläre Erkrankungen	ca. 600
Degenerative Stammganglienerkrankungen M. Parkinson M. Huntington M. Wilson	 150-200 3-7 ca. 3
Degenerative Kleinhirnerkrankungen Zerebelläre Ataxien Friedreich'sche Ataxie	 ca. 2 1-2
Entzündliche Erkrankungen Multiple Sklerose (MS)	 50-60
Erkrankungen des Motoneurons Amyotrophe Lateralsklerose (ALS)	 4-6
Erkrankung peripherer Nerven und des neuromuskulären Übergangs Myasthenia gravis	 0,5-12,5

*geschätzte Erkrankungen auf 100.000 Einwohner (nach Ziegler et al., 2002)

Tab. 1: Die wichtigsten Ursachen für eine Dysarthrie

Geschädigte neuronale Strukturen bei Dysarthrien

Zu denjenigen Strukturen, nach deren Schädigung oder Verletzung mit einer Dysarthrie zu rechnen ist, gehören:

■ der sensomotorische Gesichtskortex beider Hemisphären mit den absteigenden kortikofugalen Bahnen

■ die extrapyramidale Etappenbahn, die Areale des motorischen Kortex mit den Basalganglien verbindet und über den Thalamus wiederum auf kortikale Areale projiziert

■ die Hirnnervenkerne im Hirnstamm (Trigeminus, Fazialis, Glossopharyngeus, Vagus, Accessorius, Hypoglossus)

■ die Kerne der Zervikalnerven C1-C8 und der Thorakalnerven T1-T12 (Atemsteuerung)

■ die peripheren Nerven zu den vorgenannten Nervenkernen im Hirnstamm und im Rückenmark (C1-C8 und T1-T12)

■ das Kleinhirn mit seinen auf- und absteigenden Bahnen

Gestörte Bewegungsfunktionen bei Dysarthrien

Die sprechmotorischen Beeinträchtigungen sind variabel. Um eine adäquate Sicht auf erhaltene und gestörte Anteile der sprechmotorischen Fähigkeiten zu erhalten, muss daher nach einzelnen Funktionskomponenten und spezifischen Störungsmustern differenziert werden. Beispielsweise kann bei einem Patienten eine Störung der Zungenbeweglichkeit vorliegen, während andere Komponenten, wie Atmung oder Stimme, weitgehend erhalten sind. Dazu gehört ebenfalls die Erfassung der Art der jeweiligen Bewegungsstörungen, beispielsweise infolge einer Spastik oder eines Hypotonus. Tabelle 2 gibt eine Übersicht über die Funktionskomponenten mit den jeweils beteiligten Muskeln.

Funktionssystem	Beteiligte Muskeln
labio-mandibulär	periorale und Kiefermuskulatur
linguo-mandibulär	Muskeln von Vorder-, Hinterzunge und Kiefer
velopharyngeal	Muskeln von Gaumensegel und Rachen
laryngeal	Kehlkopfmuskulatur
respiratorisch	Zwerchfell und Interkostalmuskulatur

Tab. 2: Funktionskomponenten und Bewegungsstrukturen

Seit Darley et al. (1975) basiert die klassifikatorische Einteilung der Dysarthrien in spezifische Syndrome auf der Charakteristik der zugrunde liegenden Bewegungsstörung. Im klinischen Alltag kommt es jedoch nicht selten vor, dass eine solche Syndromklassifikation nicht stringent durchzuhalten ist. Das liegt zum einen daran, dass sich Störungsmuster nicht gleichförmig in allen Funktionskomponenten wiederfinden lassen. Zum anderen sind originäre Störungen und kompensatorische pathologische Muster oft nicht sicher voneinander zu unterscheiden.

Häufig kommt es zu einem laryngealen Pressen (Tonuserhöhung der Kehlkopfmuskulatur), das seine Ursache in einer gestörten Gaumensegelbewegung hat. Die Gaumensegelfunktion kann dabei z.B. aufgrund einer schlaffen Lähmung gestört sein. Als Reaktion auf die in einem solchen Fall unkontrolliert aus der Nase entweichende Atemluft versuchen viele Patienten, über eine Verengung an den Stimmbändern (glottales Pressen) den Luftstrom zu dosieren. Dies lässt sich nachweisen, wenn sich nach Herstellung des nasalen Abschlusses, sei es durch eine Nasenklammer oder das Anheben des Gaumensegels bei Tonhalteaufgaben mit einem Spatel, die Stimmqualität spontan normalisiert. In einem solchen Fall wäre die Diagnose einer gemischten Dysarthrie mit sowohl schlaffen als auch spastischen Anteilen irreführend.

Zur Orientierung sind in Tabelle 3 die möglichen Bewegungsstörungen bei einer Dysarthrie mit den zu erwartenden Auswirkungen auf die einzelnen Funktionskomponenten aufgeführt, die auditiv oder inspektiv erfasst werden können. Folgt man der klassischen Syndromeinteilung, so liegt jeder Dysarthrie-Form eine typische Bewegungsstörung zugrunde. Zu beobachten sind schlaffe Paresen, spastische Paresen, Rigidität, Akinese, Tremor, Dyskinesien, Ataxie und Tremor.

Schlaffe Dysarthrie

Sprechatmung	Stimme	Artikulation	Prosodie
verkürzte Exspiration	– behauchte, raue Stimme – reduzierte Lautstärke – erniedrigte Stimmlage – reduzierter Tonhöhenumfang	– reduzierte Artikulationsschärfe – vorverlagerte Artikulationsbasis – Hypernasalität	– verlangsamtes Sprechen – Monotonie – vermehrte Sprechpausen

Spastische Dysarthrie

Sprechatmung	Stimme	Artikulation	Prosodie
verkürzte Exspiration	– gepresste, raue Stimme – reduzierte Lautstärke – reduzierter Tonhöhenumfang	– reduzierte Artikulationsschärfe – rückverlagerte Artikulationsbasis – Hypernasalität	– verlangsamtes Sprechen – Monotonie – vermehrte Sprechpausen

Rigid-hypokinetische Dysarthrie

Sprechatmung	Stimme	Artikulation	Prosodie
verkürzte Exspiration	– behauchte, raue Stimme – reduzierte Lautstärke – erhöhte Stimmlage – reduzierter Tonhöhenumfang	– reduzierte Artikulationsschärfe	– normales / beschleunigtes Sprechen – Monotonie – vermehrte Iterationen

Ataktische Dysarthrie

Sprechatmung	Stimme	Artikulation	Prosodie
– paradoxes Atemmuster – unpassende Einatempausen – inspiratorisches Sprechen – hörbares Einatmen	– wechselnd gepresste, behauchte raue Stimme – wechselnde Lautstärke und Tonhöhe – Stimmzittern	– überwiegend reduzierte Artikulationsschärfe – plötzliche „explosive" Artikulation wechselnde – Hypo- und Hypernasalität	– verlangsamtes Sprechen – skandierendes Sprechen – vermehrte Sprechpausen

Tab. 3: Dysarthrie-Syndrome und Bewegungsstörungen

Beschreibung von Dysarthrien nach ICF-Kriterien

Dysarthrien berühren unterschiedliche ICF-Komponenten, beginnend mit den Körperstrukturen, die in zwei Gruppen eingeteilt werden können. In der ersten Gruppe geht es um die Strukturen des ZNS, die durch eine neurologische Erkrankung oder Schädigung beeinträchtigt sind. In der zweiten Gruppe werden diejenigen Strukturen zusammengefasst, die sekundär strukturell verändert sind. Die Sprechorgane können beispielsweise von Atrophien betroffen sein, wie sie typischerweise infolge einer peripheren ZNS-Läsion auftreten. Die erhobenen strukturellen Befunde gehören zur Sprechfunktion und zur verbalsprachlichen Kommunikationsfähigkeit in Beziehung gesetzt.

Aus der begründeten Annahme über die jeweilige Wechselwirkung zwischen intakten und gestörten Sprechfunktionen sowie der individuellen Umwelt- und Sozialbedingungen ergibt sich eine gute Einschätzung der unterschiedlichen Teilhabe-Aspekte für Patienten mit einer Dysarthrie. Da es sich immer nur um ein hypothesengeleitetes Vorgehen handeln kann, muss der Zusammenhang zwischen den Komponenten und Teilhabe-Aspekten stets individuell bestätigt oder auch korrigiert werden.

 *Eine adäquate und zielführende Einschätzung unterschiedlicher Dimensionen einer dysarthrischen Störung setzt nicht nur strukturelle Charakteristika und funktionelle Fähigkeiten in einen sinnvollen Bezug zueinander, sondern betrachtet auch die Teilhabe vor dem Hintergrund psychosozialer und Umweltfaktoren.*

Obwohl die Therapie von Dysarthrien kaum unmittelbar an geschädigten neurologischen Körperstrukturen ansetzt, werden sie dennoch in der Diagnostik erfasst (s. Tabelle 4: ICF s110 und s120). In der Regel geht es dabei um die Grunderkrankung sowie um die spezifischen Behandlungsmaßnahmen, die den Verlauf der Erkrankung bestimmen. Diese Informationen können der diagnostischen Absicherung dienen, z.B. in der Differenzialdiagnose gegenüber psychogenen Sprechstörungen oder einer Sprechapraxie (Ziegler & Vogel, 2002).

ICF-Komponente	ICF-Code	Beschreibung
Körperfunktion	b310	Funktionen der Stimme
	b3100	Stimmbildung
	b3101	Stimmqualität
	b320	Artikulationsfunktionen
		Funktionen, die Aussprache und Lautartikulation betreffen; Funktionsstörungen wie spastische, ataktische, schlaffe Dysarthrie; Anarthrie

	b330	Funktionen des Redeflusses und des Sprech-rhythmus
	b3300	Sprechflüssigkeit
	b3301	Sprechrhythmus
	b3302	Sprechtempo
	b3303	Melodik des Sprechens
	b340	**Alternative stimmliche Äußerungen**
	b3400	Erzeugen von Tönen
	b3401	Erzeugen einer Variation von stimmlichen Äußerungen
Körperstrukturen	**s110**	**Struktur des Gehirns**
	s1100 bis s1109	Strukturen des Gehirns lokalisatorisch differenziert
	s120	**Struktur des Rückenmarks**
	s310	**Struktur der Nase**
	s320	**Struktur des Mundes**
	s330	**Struktur des Pharynx**
	s340	**Struktur des Kehlkopfes**
	s398 und s399	**Nicht anders und nicht näher bezeichnete Struktu-ren, die an der Stimme und am Sprechen beteiligt sind**
Aktivität und Partizipation	**d330-d349**	**Kommunizieren als Sender** Primär Sprechen (d330)
	d350-d369	**Konversation und Gebrauch von Kommunikations-geräten und -techniken**
Umweltfaktoren	**e310-e399**	**Unterstützung und Beziehung** z.B. Familie, Freunde, Fachleute der Gesundheitsberufe etc.

Tab. 4: Core-Set der wichtigsten ICF-Komponenten für Dysarthrien

Die Beschreibung der Sprechstrukturen in Ruhe (s310-s340) ist neben der Erfassung der betroffenen neurologischen Strukturen ein fester Bestandteil der Dysarthrieuntersuchung (Ziegler & Vogel, 2002; Enderby, 2004). Sie unterstützt vor allem die Differenzialdiagnostik und liefert wichtige Hinweise auf die pathophysiologischen

Grundlagen einer Störung, unabhängig von deren auditiver oder akustischer Differenzierbarkeit (Schröter-Morasch, 2002).

Ein wesentlicher Schwerpunkt in der Beschreibung dysarthrischer Störungen liegt bei den Körperfunktionen, die in der ICF als Funktionen der Stimme (b310), der Artikulation (b320), des Redeflusses und des Sprechrhythmus (b330) sowie von alternativen stimmlichen Äußerungen (b340) aufgeführt sind. Es fällt in der Systematik auf, dass in diesem Zusammenhang die Funktion der Sprechatmung fehlt. Zwar werden unter b440-b449 Funktionen des Atmungssystems aufgelistet, die spezifischen Anforderungen an die Sprechatmung finden jedoch keine Erwähnung.

Es muss davon ausgegangen werden, dass sich Bewegungsfunktionen ein und derselben Körperstruktur nach Aufgabenstellung differenzieren. In einer Kontroverse, die Ziegler (2003) mit Ballard et al. (2003) in der Fachzeitschrift Aphasiology geführt hat, wurden nachvollziehbare Belege für und wider eine aufgabenspezifische Differenzierung sprechmotorischer Funktionen angeführt. Entscheidend ist, dass eine Differenzierung angenommen werden muss, sobald sich Dissoziationen in Abhängigkeit zur gestellten Aufgabe zeigen. Demzufolge beruht die Bewegungssteuerung für bestimmte Körperstrukturen – je nach Art der gestellten Aufgabe – auf unterschiedlichen neuronalen Strukturen. Ein unkritischer Rückschluss von einer Funktion auf die andere ist somit nicht zulässig. Die Überprüfung der nicht sprachlichen Willkürmotorik für die Einschätzung einer dysarthrischen Sprechstörung muss daher kritisch betrachtet werden.

Beispiel: Fordert man einen Patienten mit einer zentralen Schädigung des N. facialis auf, den Mundwinkel der betroffenen Seite willkürlich zu bewegen, so wird dabei die resultierende Parese im vollen Umfang ersichtlich. Bringt man denselben Patienten hingegen mit einem Witz zum Lachen, so präsentiert sich derselbe Mundwinkel als (nahezu) vollständig unauffällig. – Leider profitieren davon weder Willkür- noch Sprechmotorik. Ein Behandlungsansatz ergibt sich daraus also nicht.

Die bisher verfügbaren diagnostischen Verfahren beziehen sich nahezu alle auf die funktionellen Aspekte der Dysarthrie (z.B. Enderby, 2004). Für eine an der Teilhabe des Patienten orientierte Rehabilitation (s. Kapitel 1 und 2) ist das unzureichend. Neuere Ansätze, wie sie die Bogenhausener Dysarthrieskalen (BoDys) darstellen, beginnen funktionelle Komponenten in unterschiedlichen Kontexten mit einer Annäherung an die Spontansprache zu untersuchen. Dadurch gelingt eine bessere Vorhersage alltagsrelevanter Folgen der Störung, wie z.B. für die Verständlichkeit in der Kommunikation (Nicola et al., 2004).

Standardverfahren, die Teilhabe- und Umweltfaktoren für den Rehabilitationsprozess systematisch untersuchen, existieren derzeit nicht (s. Kapitel 2). Die Einschätzung, inwieweit ein Patient durch eine Dysarthrie Einschränkungen in der Aktivität und Partizipation erfährt, muss immer individuell unter Einbeziehung von Umwelt- und Umgebungsfaktoren erfolgen. Gerade hier bietet die ICF eine ausgezeichnete Orientierung, wobei sich die Sicht nicht allein auf die in Tabelle 4 genannten Teilhabe-Ziele reduzieren sollte.

 *Infolge einer Dysarthrie kann die Teilhabe eines Menschen in unterschiedlichster Weise betroffen sein. Dies muss sich nicht ausschließlich auf die Merkmale beziehen, die im Kapitel 3 der ICF unter Kommunikation zusammengefasst sind. Beispielsweise wirkt sich die Dysarthrie auch auf den Bereich „Beschaffung von Lebensnotwendigkeiten" aus, bei dem u.a. der Punkt „... den Preis für die ausgewählten Waren und Dienstleistungen aushandeln ..." aufgeführt wird (d 6200).*

Da mit der Sprechfähigkeit ein zentraler Punkt von Persönlichkeit und sozialer Kompetenz berührt wird, kann sich eine Reihe von Teilhabe-Störungen ergeben. Dabei wird sich – je nach psychosozialem Umfeld (Umweltfaktoren) – ein individuelles Profil zeigen (s. Kapitel 2). Die Grundlage der Rehabilitation muss es sein, das individuelle Profil zu erfassen und zu bewerten, um der Gefahr eines unreflektierten Kurierens einzelner Symptome zu entgehen, die zur Erreichung des angestrebten Rehabilitationsziels keinen Beitrag leisten.

Zielfindung in der Rehabilitation von Dysarthrien

Betrachtet man den oftmals langen Weg in der neurologischen Rehabilitation, so lassen sich unterschiedliche Behandlungsphasen feststellen, die ein angepasstes Vorgehen und eine kontinuierliche Abstimmung mit dem Patienten und seinem sozialen Umfeld erfordern.

Patienten neigen gerade in der ersten Zeit nach Krankheitsbeginn dazu, sich die vollständige oder zumindest weitgehende funktionelle Wiederherstellung als Resultat der Therapie zu wünschen. Tatsächlich ist dieser Wunsch nicht immer unrealistisch: Initial auftretende Dysarthrien können sich je nach zugrunde liegender neuronaler Schädigung weitgehend zurückbilden. In diesem Fall entsprechen sich Funktions(rück)- gewinn und Wiedererlangung von Aktivität und Partizipation.

Schwierigkeiten treten vor allem dann auf, wenn Sprechfunktionen über lange Zeit hinweg oder auf Dauer gestört bleiben. Hier klafft oftmals eine Lücke zwischen Patientenwünschen und dem, was realistischerweise erreicht werden kann. Das heißt, dass eine Erfolg versprechende Therapie immer eine klare Zielvereinbarung beinhalten muss, die der ausdrücklichen Zustimmung des Patienten bedarf. Ein Patient sollte immer wissen, wohin der Weg führt und wo er gerade steht.

Therapieziel Verständlichkeit

Ein grundlegender Aspekt des Sprechens besteht darin, dass die gemachten Äußerungen für Zuhörer in verstehbarer Form erfolgen. Dysarthrien mit einer mittelschweren und schweren Ausprägung führen gerade hier zu teilweise dramatischen Einbußen. Die Folgen betreffen neben den spezifischen Funktionskomponenten zumeist auch die Teilhabe. Sie wirken sich sowohl auf Unterhaltungen als auch auf viele damit zusammenhängende Gebiete des Alltags aus.

Das Therapieziel, möglichst schnell und effektiv zu einer besseren Verständlichkeit zu gelangen, scheint sich somit fast von selbst zu ergeben. Nicht selten gelingt es auch, dafür Verhaltensregeln zu finden. Sie ermöglichen es einem Patienten, in verstehbarer Weise zu sprechen. In der Regel erhält der Patient hierbei Anleitungen zur Modifizierung seines Sprechens, die einen kontrollierten und willkürlichen Zugriff auf den Sprechablauf erfordern. So führt allein die Reduktion des Sprechtempos schon vielfach zu einem deutlichen Plus an Verständlichkeit (Vogel, 2004; Logan et al., 2002). Daher liegt es nahe, mit einem Patienten mit hoher Frequenz und Intensität an einem bewusst verlangsamten, silbenorientierten Sprechen zu arbeiten. Selbst wenn dieser Ansatz einen schnellen hörbaren Erfolg bringt und der Patient diesen auch über Audio-Feedback selbst wahrnehmen kann, so ist die Umsetzung der einfachen Regel im Gespräch dennoch äußerst schwierig. Denn der Patient verliert dadurch etwas, was er als natürliches Sprechen empfindet. Die hoch überlernten, weitgehend automatisierten Sprechbewegungen bedürfen in der Regel keiner bewussten Reflexion. In Gesprächen kann die Konzentration daher völlig auf das gerichtet sein, was erzählt werden soll. Die bewusste Kontrolle ist nicht vorgesehen und erfordert ein Höchstmaß an Konzentration und Aufmerksamkeit.

Diesen Aufwand wird nur derjenige betreiben, dem der Nutzen erklärt und noch besser, erfahrbar gemacht worden ist. Der Gewinn einer besseren oder manchmal überhaupt erst erzielbaren Verständlichkeit muss außerdem als lohnendes Ziel definiert werden, weil sich die verlangsamte Sprechgeschwindigkeit nicht in ein intuitives Bild von Normalität fügt. Die Tendenz, Sprechverhaltensänderungen nicht zu akzeptieren, erhöht sich in dem Maße, in dem zusätzliche externe Unterstützung beim Sprechen erforderlich ist. Dies ist beispielsweise beim gleichzeitigen Klopfen eines Taktes beim Sprechen oder bei der Nutzung eines Pacing-Boards der Fall. Im ungünstigen Fall stellen nicht abgestimmte Ziele die therapeutischen Maßnahmen vollständig infrage.

Teilhabe-Qualitäten

Geht man davon aus, dass Ziele mit einem Patienten vereinbart werden, so ergeben sich für eine teilhabe-orientierte Rehabilitation weitere Themen, die über das Einüben bestimmter Techniken zur Besserung der Verständlichkeit hinaus gehen. Eine entscheidende Frage besteht darin, ob eine eingesetzte Methode alltagstauglich ist. Dazu gehört, wie der Patient selbst damit umgeht. Das heißt, ob er sich z.b. traut, außerhalb des geschützten Therapieraums vereinbarungsgemäß zu sprechen. In welches Umfeld begibt er sich damit? Wie kann er sich für seine Sprechweise Akzeptanz verschaffen? Können er und sein häusliches oder berufliches Umfeld die künstliche Sprechweise akzeptieren? Wurde über die Art der Herstellung einer ausreichenden Verständlichkeit auch ein Gewinn in der Teilhabe erzielt? Oder ist alles nur eine theoretische Option geblieben?

Das wirft die Frage auf, worin der rehabilitative und therapeutische Auftrag letztlich besteht. Geht es darum, prinzipielle Möglichkeiten oder faktische Alltagsfortschritte zu erarbeiten? Je nachdem, wie diese Frage beantwortet wird, kann das, was als Ziel definiert wird, stark variieren. So wäre beispielsweise die Versorgung eines Patienten mit einem Kommunikationsgerät, das dieser auch bedienen kann, möglicherweise ausreichend, obwohl der Patient selbst vielleicht die verbalsprachliche Kommunikation eindeutig favorisiert.

Hier wird es in Zukunft auch sehr darauf ankommen, zu welcher Auffassung die Kostenträger in dieser Frage kommen.

Die Gefahr einer ausschließlich an der Verbesserung oder nur der prinzipiellen Ermöglichung der Teilhabe orientierten Therapie könnte darin liegen, dass die Qualität dieser Teilhabe nicht hinterfragt wird und andererseits nicht eindeutig und objektiv zu definieren ist. Solche Qualitäten basieren, insbesondere aus der Sicht von Patienten, im Kern oftmals auf einer Vorstellung von intakter funktioneller Gesundheit, Natürlichkeit und Unauffälligkeit.

Prinzipiell hält die ICF diese Dimensionen vor, und die Rehabilitation von Patienten mit einer Dysarthrie erfährt anhand der ICF-Kriterien die Option auf eine erweiterte Sicht in Richtung der tatsächlichen Bedingungen und Bedürfnisse im Alltag des Einzelnen. Das muss nicht bedeuten, dass Funktionsziele per se keine Bedeutung mehr besitzen. Gerade in der Therapieforschung ist in den letzten Jahren ein vermehrter Bedarf abzulesen, funktionelle Behandlungsmethoden in ihrer Wirksamkeit zu beurteilen und in Behandlungsleitlinien zusammenzufassen (Yorkston et al., 2001). Schließlich ist ein Sprechen, das mit möglichst wenigen flankierenden Unterstützungsmaßnahmen auskommt, in puncto Selbstständigkeit und Unabhängigkeit immer höher zu bewerten.

Die Aufgabe der Therapeuten wird es bleiben, zwischen den Ebenen einen sinnvollen Zusammenhang herzustellen und zu dem jeweils bestmöglichen Behandlungskonzept für und mit den Patienten zusammenzustellen.

Literatur

ASHA/Division Newsletter (2004): Treatment of Dysarthria: Evidence-based Practice. Rockville, American Speech and Hearing Association

Ballard, K.J./Robin, D.A./Folkins, J.W. (2003): An integrative model of speech motor control: A response to Ziegler. Aphasiology, 17, 37-48

Darley, F./Aronson, A./Brown, J. (1975): Motor Speech Disorders. St. Louis, Mosby

Enderby, P.M. (2004): Frenchay Dysarthrie Untersuchung. 2., aktualisierte Auflage, bearbeitet von K. Grosstück, H.D. Grün, B. Johann, V. König, R. Oehlrich. Idstein, Schulz-Kirchner

Logan, K.J./Roberts, R.R./Pretto, A.P./Morey, M.J. (2002): Speaking slowly: Effects of four self-guided approaches on adults' speech rate naturalness. American Journal of Speech-Language Pathology, 11, 163-174

Nicola, F./Ziegler, W./Vogel, M. (2004): Die Bogenhausener Dysarthrieskalen (BODYS): Ein Instrument für die klinische Dysarthriediagnostik. Forum Logopädie, 2, 14-22

Rentsch, H. P./Bucher, P. O. (2006): ICF in der Rehabilitation. Idstein, Schulz-Kirchner

Vogel, M. (2004): Therapie der zentralen Sprechstörungen: Dysarthrie, Sprechapraxie. In: Böhme, G.: Sprach-, Sprech-, Stimm- und Schluckstörungen. Band 2: Therapie. München, Jena, Urban & Fischer, 303-331

Yorkston, K.M./Spencer, K.A./Duffy, J.R./Beukelman, D./Golper, L./Miller, R./Strand, E./ Sullivan, M. (2001): Evidence-based practice guidelines for dysarthria: Management of velopharyngeal function. Journal of Medical Speech-Language Pathology, 9(4), 257-274

Ziegler, W./Vogel, M./Gröne, B./Schröter-Morasch, H. (2002): Dysarthrie. Grundlagen – Diagnostik – Therapie. Stuttgart, New York, Thieme

Ziegler, W. (2002a): Task-related factors in oral motor control: speech and oral diadochokinesis in dysarthria and apraxia of speech. Brain and Language, 80, 556-575

Ziegler, W. (2003): To speak or not to speak: Distinctions between speech and nonspeech motor control. A reply to Ballard, Robin and Folkins. Aphasiology, 17, 107-122

4.2 ICF in der ambulanten Dysarthrietherapie

Zusammenfassung

Die Therapie von Menschen mit einer Dysarthrie oder Anarthrie stellt – unabhängig vom Alter des Patienten – eine Herausforderung dar. Die ambulante Sprachtherapie findet in sprachtherapeutischen Praxen, bei Kindern und Jugendlichen jedoch auch in Kindertagesstätten, (Förder-) Schulen, Wohnheimen und bei Erwachsenen nicht selten in Seniorenheimen oder in der häuslichen Umgebung statt. Diese Versorgungsformen bieten zahlreiche Chancen, ICF-orientiert zu arbeiten, da die Menschen in ihrem natürlichen Umfeld angetroffen werden. Aktivitäts- und Partizipationsbedürfnisse können so leichter identifiziert werden, und die Analyse der Kontextfaktoren kann im alltäglichen Bezugsrahmen erfolgen.

Wie eine ICF-orientierte Sprachtherapie in der ambulanten Dysarthrietherapie gelingen kann, wird anhand eines Fallbeispiels eines Jungen mit Anarthrie und einiger ICF-basierter Zielformulierungen aus dem Kontext der ambulanten Sprachtherapie bei erwachsenen Menschen mit Dysarthrie/Dysarthrophonie aufgezeigt.

Dysarthrie/Dysarthrophonie & Anarthrie als Beeinträchtigung der Sprechfunktion, der Aktivität und der gesellschaftlichen Teilhabe

In einer qualitativen Forschungsstudie wurden Ende der 1990er-Jahre 25 Erwachsene mit Dysarthrie/Dysarthrophonie – die in ihrer häuslichen Umgebung lebten – zur Bewältigung ihrer Sprechstörung sowie der damit verbundenen „Grunderkrankung" befragt (Giel, 2000). Die Menschen mit Morbus Parkinson, Multipler Sklerose, Heredo Ataxie, Amyothropher Lateralsklerose und Apoplex gaben sehr heterogene Antworten, unabhängig von ihrer Grunderkrankung und der Schwere der Dysarthrie. Es zeigte sich, dass die individuellen Bewertungen und die durch die Dysarthrie entstandenen Belastungen nicht nur Einfluss auf den Kommunikationsprozess (Aktivitätsebene) hatten, sondern sich auch auf die Lebenswirklichkeit der Betroffenen und des Umfeldes (Partizipation) auswirkten. Dabei wurden die zugrunde liegenden Grunderkrankungen und die daraus resultierenden Einschränkungen (Mobilität, Inkontinenz etc.) ebenfalls als erhebliche Belastungen bewertet. Ein weiteres Ergebnis der Studie war, dass Menschen mit Dysarthrie nicht **ein** kritisches Lebensereignis, sondern meistens eine Kumulation von kritischen Lebensereignissen erlebten. In der Sprache der ICF heißt das, dass die Teilhabe am gesellschaftlichen Leben erheblich beeinflusst wird. Veränderungen können sich beispielsweise im Beruf, in den sozialen Kontakten, in den Freizeitaktivitäten oder in Finanzen und Zukunftsplänen ergeben. Bei Kindern, Jugendlichen und Erwachsenen wird der Kontext, in denen sie leben, Einfluss auf die „Teilhabe-Auswirkungen" haben. Dabei stellen die Umweltfaktoren in Form von materiellen und personellen Ressourcen nur eine Facette dar. Die kognitiven Überzeugungen der Menschen, die psychische Belastbarkeit sowie die Bewältigungsstile – also die Personenmerkmale – werden ebenfalls mitbestimmen, wie ein gesellschaftlich integriertes Leben mit Dysarthrie oder sogar Anarthrie gelingen kann. Dabei sind die Wechselwirkungen von Umweltfaktoren und personbezogenen Faktoren nicht zu unterschätzen.

Ein Core-Set für die wichtigsten ICF-Komponenten für Menschen mit einer Dysarthrie ist bei Gröne (s. Kapitel 4.1) zu finden.

Der Schweregrad der Dysarthrie, der durch die üblichen funktionell orientierten Diagnoseverfahren bestimmt wird, lässt keine Aussage über die individuell erlebte Belastung und die Auswirkungen auf die Teilhabe am gesellschaftlichen Leben zu (vgl. Giel, 2000; Giel, 2002). Damit können von der Funktionsebene ausgehend keine linearen Ableitungen für die Therapieplanung vorgenommen werden. Jede Begegnung mit Menschen mit einer Dysarthrie muss daher von Neugier geprägt sein. Für die Definition von Therapiezielen gilt es herauszufinden, wie die Sprechstörung und deren Auswirkung individuell interpretiert werden.

Von der Copingforschung und den Arbeiten zu kritischen Lebensereignissen motiviert, wird die Sprech-/Stimmstörung wie folgt definiert:

Dysarthrien/Dysarthrophonien sind neurologisch bedingte Störungen des Sprechens (Atmung, Stimmgebung, Artikulation, suprasegmentale Ebene). Die Ursachen sind in raumzeitlich unterschiedlich lokalisierten Ereignissen zu finden, die entweder prozessualen Charakter (progrediente Erkrankungen) haben können oder einmalige Ereignisse (Schädel-Hirn-Trauma, Apoplex, frühkindliche Hirnschädigung etc.) sind. Die durch die Dysarthrie entstandenen Beeinträchtigungen (Kommunikationsstörungen, psychosoziale Aspekte etc.) produzieren ein Ungleichgewicht des Person-Umwelt-Gefüges und stellen damit ein kritisches Lebensereignis dar (Giel, 2000).

Kinder mit Dysarthrie/Dysarthrophonie & Anarthrie

Kinder, die mit einer Dysarthrie heranwachsen, müssen immer im Kontext ihrer motorischen, kognitiven, sensorischen und emotionalen Entwicklung gesehen werden. Je nach auslösender Ursache (prä-, peri-, postnatale Schädigung; Schädel-Hirn-Trauma; progrediente Erkrankung; Tumore; genetische Syndrome etc.) tritt die Sprech- und Stimmstörung als ein Störfaktor unter vielen in der Entwicklung auf. Eine normale Sprachentwicklung ist unter diesen erschwerten Entwicklungsbedingungen oft nicht möglich. Als zusätzliche Belastungen kommen nicht selten – besonders in den frühen Lebensjahren – Störungen der Nahrungsaufnahme hinzu (vgl. Giel, 2007).

Aus sprachtherapeutischer Sicht – und dies ist nur eine Perspektive auf das Kind – gilt es, in einem Diagnoseprozess den Stand der Sprachentwicklung, der Sprech-/ und Stimmentwicklung und die Entwicklung der Nahrungsaufnahme zu beschreiben. Die Diagnosen Dysarthrie, SES oder Dysphagie geben jedoch keine Auskunft über die Lebenswirklichkeit des Kindes und der Familie im Hinblick auf gelungene Kommunikationsprozesse, auf die Eigenaktivität des Kindes beim Spiel oder auf die Abläufe von Mahlzeiten (vgl. Giel & Maihack, 2008). Das Kind mit einer Dysarthrie gibt es also nicht. Viele Faktoren werden mitbestimmen, wie das Kind und seine Familie mit den veränderten Entwicklungsbedingungen den Alltag bewältigt. Die Aufgabe von Sprachtherapeuten muss es daher sein, die funktionalen Zusammenhänge professionell zu analysieren (= Diagnostik auf der Funktionsebene) und die Auswirkungen der Dysarthrie auf Kommunikationsprozesse, Alltagshandlungen, Spielverhalten sowie auf die Teilhabe am Familienleben, Kindergartenalltag, Schulalltag etc. zu erfassen (vgl. Giel & Maihack, 2008). Leider sind Kinder mit Dysarthrie nur selten Gegenstand sprachtherapeutischer Forschung.

Erwachsene mit Dysarthrie/Dysarthrophonie & Anarthrie
In den meisten Veröffentlichungen im deutschsprachigen Raum werden erwachsene Menschen mit Dysarthrie oder Anarthrie aus der „Funktionsperspektive" betrachtet (vgl. Robertson & Thomson, 2000; Ziegler et al., 2002). Auch in neueren Werken findet man – mit wenigen Ausnahmen (Schubert, 2004) – in der Regel nur Hinweise auf die ICF, aber keine spezifischen Ausführungen zur ICF-orientierten Diagnostik oder Therapie (vgl. Bernd & Mefferd, 2002; Nebel & Deuschl, 2008; Ziegler, 2006). Die Konzentration auf die Funktionsebene ist historisch gewachsen. Es ist jedoch davon auszugehen, dass in den nächsten Jahren eine zunehmende Akzeptanz und Umsetzung der systemischen Sichtweise der ICF stattfinden wird (vgl. Kapitel 2).

ICF-orientierte Diagnostik bei Kindern und Erwachsenen mit Dysarthrie/Anarthrie
ICF-orientierte Diagnostik im Rahmen der Dysarthrietherapie bedeutet, standardisierte und informelle Verfahren anzuwenden, um die Funktionsebene und die Aktivitäts-/Partizipationsebene zu erfassen.
In Deutschland stehen Sprachtherapeuten verschiedene Diagnoseverfahren zur Analyse der neurophonetisch beschreibbaren Veränderungen der Funktionssysteme Atmung, Phonation, Artikulation sowie der suprasegmentalen Ebene zur Verfügung. Die funktionsorientierte Diagnostik kann auf der neurophonetischen Ebene beispielsweise mit den Bogenhausener Dysarthrieskalen (BoDyS, Nicola et al., 2004), der Frenchay-Dysarthrie-Untersuchung (FDU, Enderby, 1991) oder dem Untersuchungsbogen Neurogener Sprech- und Stimmstörungen (UNS, Breitbach-Snowdon, 2003) durchgeführt werden. Zur Verständlichkeitsbeurteilung bietet sich die NTID-Verständlichkeitsskala nach Samur & Metz (1989) an. Computergestützte Verfahren, wie das Münchner Verständlichkeitsprofil (MVP, Ziegler, 1994a; 1994b), oder weitere apparative Verfahren (vgl. Gröne, 2002) zur Messung bestimmter Stimm- oder Atemfunktionen dienen dazu, objektiv beschreibbare Messdaten zu erheben. An dieser Stelle

soll keine Methodenkritik einzelner Verfahren erfolgen (s. dazu Giel, 2009; Ziegler et al., 2002), sondern vielmehr darauf hingewiesen werden, dass zur Beschreibung der Funktionsebene zahlreiche Verfahren vorliegen. Sollen dagegen die Auswirkungen der Funktionsstörung auf die Bereiche der Aktivität und Partizipation erfasst werden, sucht man für die Dysarthrie/ Dysarthrophonie vergeblich nach standardisierten Diagnoseverfahren (s.a. Kapitel 4.1).

Zur Erfassung der kommunikativen Kompetenz liegen für die aphasischen Störungen verschiedene Diagnoseverfahren vor (z.b. CETI, ANELT), wobei die Anwendung bei Menschen mit Dysarthrie aus verschiedenen Gründen problematisch erscheint. So bleibt oft nur ein strukturiertes Interview, mit dem erfragt werden kann, welche Auswirkungen die Sprechstörungen auf alltägliche Handlungen, den beruflichen und privaten Alltag haben.

Dabei bietet es sich an, das direkte Umfeld mit zu befragen. Dies sind in der Regel bei Erwachsenen die Lebenspartner und bei Kindern die Eltern, die Erzieher oder die Lehrer.

Hilfreiche Fragen zur Erfassung der Aktivitätsebene sind:

■   Wie kommunizieren Sie mit Ihrem Kind/Partner?

■   Was macht Ihr Kind/Partner, um Wünsche zu äußern?

■   Wie signalisiert Ihnen Ihr Kind/Ihr Partner, dass es/er etwas nicht möchte?

TIPP   *Kommunikationstagebuch*

Oft ist es hilfreich, von den Eltern eine Woche lang ein Kommunikationstagebuch anlegen zu lassen, da vielen Eltern diese meist automatisierten Abläufe nicht bewusst sind. Dazu sollen die Äußerungen des Kindes und alles, was das Kind tut, um etwas zu erreichen (Worte, zeigen, Laute, Gebärden, körperlicher Einsatz etc.), aufgeschrieben werden.

Ein hilfreiches Vorgehen zur Analyse der Partizipation ist:

■   Lassen Sie sich einen typischen Tagesablauf beschreiben, arbeiten Sie die Kommunikationsanlässe mit den Eltern/Patienten/Angehörigen heraus und lassen Sie diese dann auf einer Skala bewerten.

■   Lassen Sie danach einen Wochenablauf mit den üblichen oder bei erwachsenen Patienten mit den prämorbiden Freizeit-, Berufsaktivitäten schildern.

ICF-orientierte Sprachtherapie bei Kindern und Erwachsenen mit Dysarthrie/Anarthrie

ICF-orientierte Sprachtherapie ist dann erfolgreich, wenn unter Einbeziehung und Aktivierung des alltäglichen Umfeldes konkrete, überschaubare, zeitlich determinierte und überprüfbare Ziele in den Komponenten der Aktivität/Partizipation und der Funktion auf der Basis einer umfassenden sprachtherapeutischen Diagnostik formuliert und überprüft werden. Dabei stellen die SMART-Regeln eine hilfreiche Methode zur realistischen und terminierten Zielformulierung dar (s. dazu Becker & Giel, 2009; Grötzbach, 2004).

Sprachtherapie ist dann als immer wiederkehrender zielüberprüfender Prozess zu verstehen, bei dem die Evaluation des Ergebnisses bedeutsame Hinweise auf den weiteren Verlauf der Sprachtherapie und natürlich auch auf die Entwicklung des Kindes bzw. der Rehabilitation des Erwachsenen liefert. Für den Bereich der Aphasie hat Grötzbach ein konkretes Vorgehen aufgezeigt, das für Menschen mit Dysarthrie modifizierbar ist (vgl. Grötzbach, 2004, 2006). In dem kundenorientierten Konzept der „systemisch-lösungsorientierten Dysarthrie/Dysarthrophonietherapie (SDT)" wird seit Ende der 1990er-Jahre ein therapeutisches Vorgehen verfolgt, das, bestehend aus den Komponenten Funktion, Kommunikation und Bewältigung, die Bedürfnisse des „Patienten" in den Mittelpunkt der Sprachtherapie rückt (vgl. Fox, 2003; Giel, 2002, 2003).

Willi – ein Junge ohne Lautsprache
Vom Erstgespräch zur Methodenauswahl – ein Praxisbeispiel
Willi wird als Dreijähriger in unserem Zentrum für Sprachtherapie von seinen Eltern vorgestellt. Er ist ein aufgeweckter Junge, der an allen Extremitäten einen zu hohen Tonus aufweist, seinen Kopf nur teilweise selbstständig halten kann, nicht selbstständig mobil ist, daher getragen oder in einem Reha-Buggy gefahren wird. Mit seinen Händen kann Willi teilweise greifen, jedoch nicht immer zielgerichtet.

Funktionsebene Sprache/Sprechen/Schlucken:
Lautsprachliche Äußerungen sind nicht möglich. Willi kann mit seinen Händen keine Gebärden oder Gesten zeigen. Als körpereigene Kommunikationsmittel stehen ihm zielgerichtete Augenbewegungen zur Verfügung.
Es wird hier nicht der gesamte Therapieverlauf geschildert, sondern es wird exemplarisch die ICF-orientierte Vorgehensweise anhand der ersten (Februar 2006) sowie der letzten Zielformulierung (Dezember 2008) vorgestellt.

Aktivitätsebene Kommunikation:
Willi kommuniziert viel über die gut funktionierenden Augenbewegungen. Er schaut dahin, wo er das „Objekt" seines Bedürfnisses vermutet (Spielzeug, Essen, Trinken). Ansonsten ist es Willi nicht möglich, seine Bedürfnisse eigenaktiv anzuzeigen.

Partizipationsebene:
Willi wird in einer aufgeschlossenen Familie, zum Zeitpunkt der Vorstellung ohne Geschwister, groß. Es gibt aktive Großeltern sowie eine Freundin der Familie, die eine wichtige Bezugsperson für Willi darstellt.

Kontextfaktoren:
Die Familie wohnt in einem Eigenheim, das – auch im Außengelände – auf die Bedürfnisse von Willi abgestimmt ist. Die materiellen und finanziellen Ressourcen sind gut. Zum Zeitpunkt der Erstvorstellung besucht Willi keinen Kindergarten. Es wird ein umfangreiches Therapieangebot wahrgenommen, das von den Eltern, eigenen Qualitätskriterien entsprechend, kritisch ausgesucht wurde. Dafür werden weite Fahrwege in Kauf genommen (Physiotherapie, Hippotherapie, Sprachtherapie). Das erste ICF-orientierte Ziel wurde gemeinsam mit der Mutter erarbeitet und ist in Tabelle 1 wiedergegeben.

Aktivitäts-/Partizipationsziel	Funktionsziel
Willi soll in den nächsten drei Monaten lernen, mittels zwei deutlich voneinander unterscheidbarer Laute Ja-/Nein-Fragen zu beantworten.	Anbahnung zweier deutlich unterscheidbarer Laute, die in einer sitzenden Position jederzeit produziert werden können. Codierung dieser Laute mit Ja und Nein.

Tab. 1: ICF-orientierte Ziele zu Beginn der Sprachtherapie bei Kind Willi

Das Ziel hinter dem Ziel war es, dass Willi durch die Produktion dieser Laute und der Ja – Nein Unterscheidung lernt:
1. einen weiteren körpereigenen Kommunikationskanal zu nutzen,
2. sich mit Stimme auch in Situationen bemerkbar zu machen, in denen keine Personen in unmittelbarer Nähe sind.

Nach knapp drei Monaten war es Willi durch orofaziale Stimulation und vokalisches Training möglich, ein /a/ für „ja" und ein angedeutetes /n/ für „nein" lautlich zu produzieren. Da dies für Willi relativ anstrengend war, konnte anfangs eine 100%ige Realisierung nicht erreicht werden. Zu Beginn waren deutliche Äußerungen nur provozierbar bei Dingen, die er gerne mochte oder gar nicht ausstehen konnte.

Interdisziplinäre ICF-orientierte Zielformulierung während des Therapieverlaufs

Da die körpereigenen Kommunikationsformen (Lautproduktion, Mimik) bei Willi sehr eingeschränkt waren (s.o.), wurden in den ersten zwei Jahren Sprachtherapie im Rahmen einer aktivitätsorientierten Vorgehensweise externe Kommunikationsmethoden zur Verbesserung der alltäglichen Kommunikation sowie zur Unterstützung der Sprachentwicklung eingeführt. Unter externen Kommunikationsformen werden alle Methoden verstanden, die elektronisch oder nicht-elektronisch dazu dienen, mit der Umwelt durch Auswahl bestimmter Symbole (z.B. Kommunikationstafeln, -bücher, greifbare Symbole) zu kommunizieren (vgl. Giel & Richter, 2002; Liehs, 2003a, 2003b; s.a. Kapitel 13). Nach zwei Jahren verfügt Willi über ein Kommunikationsbuch basierend auf den Boardmaker Symbolen, bei dem auf jeder Seite vier Symbole so angeordnet sind, dass sie mit den Augen oder einer Kopflampe angesteuert werden können. Des Weiteren existieren verschiedene Kommunikationstafeln, ein durchsichtiger Rahmen für Symbolkärtchen, zwei Taster mit Sprachausgabe, die am Rollstuhl befestigt sind, ein elektronisches Gerät, das beim Spielen als Farbwürfel oder Zahlenwürfel benutzt werden kann, ein Taster mit Batterieunterbrecher zum Spielen elektronischer Spielzeuge und ein Tagebuch für den Austausch zwischen Kita und Elternhaus.

Innerhalb eines „runden Tisches", der in der Kita stattfand und an dem die Erzieherinnen, die Mutter, die Integrationskraft, die Sprachtherapeutin und natürlich Willi teilgenommen haben, wurden im Herbst 2008 für die nächsten drei Monate gemeinsam folgende Ziele formuliert (s. Tabelle 2):

1. Ziel:		
Willi soll eigenaktiv mit Blicken auf Symbolkarten auswählen, was er tun möchte		
Situation	Material	Methode
Frühstück: Auswahl Getränk; Auswahl Brotbelag etc.	Symbolkarte mit Milch, Kakao, Tee; Nutella, Käse, Streusel	Holzleiste mit Symbolkarten, Blickauswahl
Auswahl von Spielpartnern	zwei DIN-A3-Tafeln mit jeweils allen Jungen und allen Mädchen aus der Gruppe	Mithilfe der Fotokarten und evtl. mit dem Step by Step soll Willi fragen, ob das ausgewählte Kind mit ihm spielen möchte; danach soll dann gemeinsam mit Symbolkarten ein Spiel ausgewählt werden

2. Ziel:		
Willi soll weiterhin am Spielkreis teilnehmen und pro Spielkreis mindestens 1x aktiv mitmachen		
Ratespiele	Symbolkarten bzw. Foto-karten mit den anderen Kindern	Willi rät das versteckte Kind durch Ansteuerung mit dem Blick auf einer Fotokarte etc.
Kreisspiele	Entsprechend des Kreis-spiels wird der Step by Step besprochen	Willi kann durch Auslösen des Step by Step bei z.b. „Mein rechter, rechter Platz ist frei" oder bei anderen Spielen aktiv mitmachen
Bewegungsspiele	Power Link zur Auslösung des Kassettenrekorders oder anderer elektronischer Geräte	Willi ist z.b. bei der „Reise nach Jerusalem" der „Bestimmer", indem er die Musik ein und aus schaltet

Tab. 2: ICF-orientierte Ziele während des Therapieverlaufs bei Kind Willi

Außerdem wurden die Kontextfaktoren im weiteren Sinne beeinflusst. An der Außentür zum Spielgelände wurden Symbolkarten so angeklebt, dass Willi ohne großen Aufwand im Außenbereich ebenfalls mittels Blick auswählen kann, was er gerne spielen möchte. Seine Favoriten „Spielhaus", „Schaukel", „Sandkasten", „NF-Walker" wurden so weit voneinander entfernt auf die Tür geklebt, dass seine Auswahl für die Kommunikationspartner leicht erkennbar ist. Außerdem wurden für die Kinder wichtige Wörter wie „nochmal" und „fertig" als Symbolkarten auf der Tür positioniert.

ICF-orientierte Zielformulierungen bei erwachsenen Menschen im Rahmen der ambulanten Dysarthrietherapie

Im Rahmen der ambulanten Dysarthrietherapie können alltagsorientierte Ziele meist schnell identifiziert werden. In einem Follow-up-Design kann konkret an der Erreichung dieser Ziele unter Festsetzung eines Zeitrahmens sowie der Definition der Erfolgskriterien gearbeitet werden. Bei der Formulierung der Ziele können die „SMART"-Kriterien helfen, realistische und konkrete Ziele zu finden. In Tabelle 3 sind einige Beispiele für ICF-orientierte Ziele aus der ambulanten Dysarthrietherapie aufgezeigt, wobei zwischen den Komponenten der Aktivität/Partizipation und der Funktion unterschieden wird. In der Regel können die Aktivitätsziele nur durch konkretes Vorgehen auf der Funktionsebene erreicht werden. Der Vorteil eines ICF-basierten Vorgehens ist, dass der Transfer sofort erprobt und geübt wird. Dabei entsteht nicht das Problem, dass die Patienten in der Therapiesitzung zwar positive Veränderungen beispielsweise beim Sprechtempo oder in der Lautstärke zeigen, diese jedoch nicht in den Alltag umsetzen können.

Aktivitäts- und Partizipationsziel	Funktionsziel
Innerhalb der nächsten zwei Wochen wird das Essen im Restaurant langsam und deutlich bestellt. Der Kellner muss nicht nachfragen und Wiederholungen sind überflüssig.	Das Sprechtempo soll in der Spontansprache reduziert werden. Ziel ist es von XXX Wörter/min eine Reduktion auf mindestens XXX zu erreichen.
Beim nächsten EM-Finale in 6 Wochen mit den Freunden sollen während des Spiels mindestens fünf verbale Beiträge geäußert werden.	Das Sprechtempo soll um fünf Wörter pro Minute reduziert werden. Die heisere Stimme wird mittels der RBH-Skalen von Therapeut und Patient als besser eingestuft.
In vier Wochen wird bei der Pfarrgemeinde-ratssitzung ein ca. fünf Minuten langer Vortrag über das Projekt in Ruanda gehalten.	In der Rede werden die finalen Konsonanten der Wörter klar und deutlich artikuliert. Die Wortgrenzen sowie die markierten Sprechpausen werden eingehalten.
In den nächsten sechs Wochen lese ich meinen Enkelkindern wieder – bei den wöchentlichen Besuchen – eine Geschichte vor.	Die Sprechlautstärke soll innerhalb der nächsten Woche um 10 dB – in allen Modalitäten – erhöht werden.
Innerhalb der nächsten 14 Tage sage ich meiner Frau jeden Morgen laut und verständlich, was ich anziehen möchte.	Lautstärkensteigerung um 10 dB. Die Tonhaltedauer wird auf 15 Sekunden gesteigert. Nasalen Ausschlag auf der Czermark-Platte um ½ Ring verkleinern.
In vier Wochen soll am Sonntag ein ca. 10-minütiges Telefonat mit der Schwester geführt werden, in dem nur 3 x nachgefragt wird.	Das Sprechtempo soll auf 7 Silben pro Sek. reduziert werden. Lautstärkensteigerung um 10 dB.

Tab. 3: Beispiele für ICF-orientierte Zielformulierungen bei Erwachsenen mit Dysarthrie/ Dysarthrophonie

Vorteile der ambulanten Dysarthrietherapie

Eine ICF-orientierte Sprachtherapie, die zielorientiert strukturiert und evaluiert wird, kann nie langweilig werden. Das Stigma der funktionsorientierten Dysarthrietherapie, die aufgrund immer wiederkehrender reiner Übungsbehandlungen sowohl den Betroffenen als auch den Therapeuten nach einer gewissen Zeit ermüdet, wird durch ein aktivitätsorientiertes Vorgehen abgebaut.
Kreativität und Mobilität sind in der Therapie gefragt. Denn es heißt Wege zu finden, um das formulierte Aktivitäts-/Partizipationsziel zu erreichen. Diese Wege sind oft funktionsorientiert. Die in der Funktionstherapie erarbeiteten Techniken müssen/können direkt im häuslichen Umfeld erprobt werden. Der Sprachtherapeut kann beim In-vivo-Training unterstützen, und bei Kindern kann er in der Schulklasse oder im Kindergarten helfen, dass die erarbeiteten Strategien oder die ausgewählten externen Kommunikationsmethoden aus der Unterstützten Kommunikation Anwendung finden (vgl. Giel & Richter, 2002; Liehs, 2003a, 2003b).

Herausforderungen der ambulanten Dysarthrietherapie

In dem Maße, wie es den einzelnen Berufsgruppen (Ärzte, Therapeuten, Krankenkassenvertreter etc.) gelingt, die Perspektive auf den betroffenen Menschen und sein Umfeld zu richten und die eigene Profession vertretend, am Aktivitäts- und Partizipationsziel mitzuarbeiten, kann eine ICF-orientierte Vorgehensweise erfolgreich sein. Grenzen sind immer dann gegeben, wenn der eigene professionelle Fokus zu eng gewählt wird und nicht der Patient, sondern die eigene Profilierung im Mittelpunkt der interdisziplinären Zusammenarbeit steht.

> **TIPP** *Alle Sprachtherapeuten, die in Institutionen arbeiten, sollten bereits in den Kooperationsvereinbarungen mit den Trägern (Schulen, Kitas, Pflegeheimen, Seniorenheimen, Berufsbildungswerken etc.) auf die Notwendigkeit von „runden Tischen" als Bestandteil der sprachtherapeutischen Versorgung hinweisen.*

Die Zeiten, in denen Sprachtherapeuten Ziele für den betroffenen Menschen mit Dysarthrie formuliert haben, müssten mit der Umsetzung der ICF der Vergangenheit angehören (s. Kapitel 2).

> *Nur Menschen, die ihre eigenen Ziele formulieren und verfolgen, sind eigenaktive und selbstbestimmte und damit auch motivierte Patienten.*

Im Sinne der Qualitätssicherung und Evidenzbasierung sind die Dokumentation der Ziele sowie die Zielevaluation zwingende Bestandteile der Sprachtherapie. Standardisierte Verfahren können dabei helfen, die Therapie für alle transparent und nachvollziehbar zu gestalten (vgl. Giel & Michalske, 2005).

Literatur

Becker, K./Giel, B. (2009): Qualitätssicherung in der ambulanten Aphasietherapie. Entwicklung und Erprobung eines Verfahrens zur patientenzentrierten Zielformulierung. In: De Langen-Müller, U./Hielscher, M./Kleissendorf, B. (Hrsg.): Sprachtherapie lohnt sich?!. Tagungsband des 10. Wissenschaftlichen Symposiums des dbs. Köln: PROLOG (im Druck)

Berndt, A./Mefferd, A. (^{2}2007): Dysarthrie. Ein Ratgeber für Angehörige. Idstein, Schulz-Kirchner

Breitbach-Snowdon, H. (2003): UNS. Untersuchung Neurologisch bedingter Sprech- und Stimmstörungen. Köln, PROLOG

Enderby, P. (2004): Frenchay Dysarthrie-Untersuchung. Übersetzt und bearbeitet von Grosstück, K./Grün, H.D./Johann, B./König, V./Oehlrich, R. Idstein, Schulz-Kirchner

Fox, D. (2003): Systemisch-lösungsorientierte Dysarthrie/Dysarthrophonie Therapie – ein Beitrag zur formativen Evaluation. Unveröffentlichte Diplomarbeit Universität zu Köln

Giel, B. (2000): Dysarthrie/Dysarthrophonie als kritisches Lebensereignis. Frankfurt, New York, Peter Lang Verlag

Giel, B. (2002): Systemisch-lösungsorientierte Dysarthrie/Dysarthrophonie Therapie (SDT). In: Kolberg, T./Otto, K./Wahn, C. (Hrsg.): Phänomen Sprache. Kongressbericht Würzburg: edition v. freiesleben, 215-224

Giel, B. (2003): Sprachtherapie bei Menschen mit Dysarthrie/Dysarthrophonie. In: Grohnfeldt, M. (Hrsg.): Lehrbuch der Sprachheilpädagogik und Logopädie, Band 4. Stuttgart, Kohlhammer, 278-287

Giel, B. (2007): Dysarthrien im Kindesalter. In: Schöler, H./Welling, A. (Hrsg.): Handbuch der Pädagogik und Psychologie bei Behinderungen, Band 3. Förderschwerpunkt Sprache. Göttingen, Bern, Toronto, Hogrefe

Giel, B. (^{2}2009): Diagnostik bei Dysarthrie/Dysarthrophonie. In: Grohnfeldt, M. (Hrsg.): Lehrbuch der Sprachheilpädagogik und Logopädie, Band 3. Stuttgart, Kohlhammer, 270-290

Giel, B./Maihack, M. (Hrsg.) 2008: Sprachtherapie & „Mehrfachbehinderung". Die Internationale Klassifikation von Funktionsfähigkeit, Behinderung und Gesundheit (ICF) als Chance. Köln, PROLOG

Giel, B./Michalske, A. (2005): Dokumentationsbogen Dysarthrie. Handanweisung Dokumentationsbogen Dysarthrie. In: Giel, B. (Hrsg.): Dokumentationsbögen Sprachtherapie. Dortmund, Verlag modernes lernen

Giel, B./Richter, A. (2002): Unterstützte Kommunikation – Ein vernachlässigtes Thema in der neurologischen Rehabilitation von Erwachsenen. In: Tagungsband der XXV. Arbeitstagung der Deutschen Gesellschaft für Sprachheilpädagogik (dgs) in Halle 2002. edition v. freiesleben

Gröne, B. (2002): Physiologische, aerodynamische und akustische Verfahren in der Dysarthriediagnostik. In: Ziegler, W./Vogel, M./Gröne, B./Schröter-Morasch, H.: Dysarthrie. Grundlagen-Diagnostik-Therapie. Stuttgart, New York, Thieme, 73-98

Grötzbach, H. (2004): Zielsetzung in der Aphasietherapie. Forum Logopädie, 5, 12-16

Grötzbach, H. (2006): Die Bedeutung der ICF für die Aphasietherapie in der Rehabilitation. Forum Logopädie, 1, 26-31

Liehs, A. (2003 a): Unterstützte Kommunikation bei zentral erworbenen Kommunikationsstörungen im Erwachsenenalter. Eine qualitativ-quantitative Erhebung des Versorgungsstandes in Deutschland. Inaugural Dissertation Universität zu Köln

Liehs, A. (2003b): Unterstützte Kommunikation bei Dysarthrien/Dysarthrophonien im Erwachsenenalter. In: Boenisch, J./Bünk, Ch. (Hrsg.): Methoden der Unterstützten Kommunikation. Karlsruhe, Von Loeper

Nebel, A./Deuschl, G. (2008): Dysarthrie und Dysphagie bei Morbus Parkinson. Stuttgart, Thieme

Nicola, F./Ziegler, W./Vogel, M. (2004): Die Bogenhausener Dysarthrieskalen (BoDyS): Ein Instrument für die klinische Dysarthriediagnostik. Forum Logopädie, 2, 14-22

Robertson, S.J./Thomson, F. (⁹2000): Therapie mit Dysarthrikern. Stuttgart, Jena, Gustav Fischer

Samur, V.J./Metz, D.E. (1989): Criterion validity of speech intelligibility rating scale procedures for the hearing-impaired population. Journal of Speech and Hearing Research, 31, 307-316

Schubert, A. (2004): Dysarthrie. Diagnostik, Therapie, Beratung. Idstein, Schulz-Kirchner

Ziegler, W./Vogel, M./Gröne, B./Schröter-Morasch, H. (2002): Dysarthrie. Grundlagen-Diagnostik-Therapie. Stuttgart, New York, Thieme

Ziegler, W. (1994a, 1994b): Prüfung der Verständlichkeit dysarthrischer Patienten: I. Grundlagen. II. Methoden. Sprache – Stimme – Gehör, 18 (1994a), 24-28; (1994b), 111-116

Ziegler, W. (2006): Dysarthrie. In: Siegmüller, J./Bartels, H. (Hrsg.): Leitfaden Sprache. Sprechen. Stimme. Schlucken. München, Elsevier, 284-294

5   ICF in der Dysphagietherapie

Zusammenfassung

Der folgende Beitrag gibt einen Überblick über die Möglichkeiten und Grenzen des Einsatzes der ICF in der Dysphagiologie. Einführend wird auf die Sonderposition der Dysphagiologie innerhalb der Logopädie eingegangen, die traditionell stark aktivitätsbezogen ist. Anschließend werden anhand eines Patientenbeispiels die Codierungen vorgestellt, die mit den bislang existierenden Messinstrumenten zu den verschiedenen ICF-Komponenten erhoben werden können. Im Anschluss daran wird die Anwendung des ICF-Modells für die Rehabilitation von Patienten mit einer Dysphagie hinsichtlich der Therapieziele und -planung diskutiert. Schließlich werden noch die Chancen und Risiken dargestellt, die sich aus der ICF für eine verbesserte Versorgungsqualität von Patienten mit einer Dysphagie ergeben.

Einleitung

Die Diagnostik und Therapie von Patienten mit Dysphagie hatte seit jeher eine gewisse Sonderposition im Bereich der Sprachtherapie. Es ist das jüngste Fachgebiet (Logemann, 1998), und es ist im Vergleich zu anderen Bereichen sehr medizinisch geprägt. Denn infolge einer Dysphagie kann es zu schwerwiegenden medizinischen Komplikationen wie Dehydration, Mangelernährung, Pneumonie und im schlimmsten Falle sogar zum Tode kommen (Smithard et al., 1996). Dadurch unterscheidet sich die Dysphagie erheblich von anderen sprachtherapeutischen Diagnosen.

Ein weiterer Unterschied zu anderen logopädischen Fachgebieten besteht darin, dass die Schlucktherapeuten von Beginn an auf ein aktivitätsbezogenes Outcome ihrer Intervention geachtet haben. So war es für Sprachtherapeuten, die mit Patienten mit Schluckstörungen arbeiten, selbstverständlich, die Fragen zu klären, wann, unter welchen Bedingungen und wie ein Patient wieder oral ernährt werden kann (Logemann, 1998). Dies führte dazu, dass frühzeitig sogenannte „kompensatorische" Therapieverfahren entwickelt wurden, die für eine lange Zeit eine große Rolle in der Therapie von Patienten mit einer Dysphagie gespielt haben (Huckabee, 2002). Ein Großteil dieser Verfahren (z.B. Diätadaptationen, Hilfsmittel) entspricht in der ICF Veränderungen in der Komponente der Kontextfaktoren. Der mögliche Einfluss der kompensatorischen Verfahren auf die Lebensqualität der Patienten (vgl. Wagner-Sonntag, 2009) und der Mangel an evidenzbasierter Forschung wurden jedoch jahrelang nicht thematisiert (vgl. Robbins, 2006). Wie in anderen Bereichen der Sprachtherapie auch lag der Forschungsschwerpunkt in den frühen Jahren des Fachs auf der Evaluation der „normalen" Schluckphysiologie, der Entwicklung valider Diagnostikverfahren (instrumenteller und klinischer) und der Erprobung therapeutischer Interventionen

(Logemann, 1998). Die Frage nach einem alltagsrelevanten Outcome wurde in der klinischen Forschung zwar nie außer Acht gelassen, aber erst in den letzten Jahren werden die Prinzipien der neuronalen Plastizität und die Erkenntnisse aus der Neurowissenschaft für die Wiederherstellung der Schluckphysiologie genutzt (vgl. u.a. Fraser et al., 2002; Robbins et al., 2007; Robbins et al., 2008). Dabei zeigt sich, dass spezifische rehabilitative Therapieverfahren sogar bei Patienten mit chronischen Dysphagien zu einer Wiederherstellung des Schluckens führen können (Robbins et al., 2007; Huckabee & Kelly, 2006; Huckabee & Cannito, 1999).

> **TIPP** *Für eine detaillierte Beschreibung und Differenzierung kompensatorischer und rehabilitativer Therapieverfahren siehe Daniels und Huckabee (2008).*

Auch wenn für den Bereich der Dysphagietherapie keine Studien des höchsten Evidenzlevels (vgl. Teasall et al., 2006) vorliegen, so existieren zwischenzeitlich ausreichend gute Studien, die evidenzbasierte Therapien ermöglichen. Dadurch wird den Patienten nicht nur ein adaptiertes Schlucken ermöglicht, sondern im besten Fall auch eine komplette Wiederherstellung der Schluckfunktion (s. u.a. Shaker et al., 2002). Die Umsetzung des ICF-Gedankens bedeutet für die Dysphagie, dass sich der Sprachtherapeut aktiv mit dem aktuellen Stand der Forschung auseinanderzusetzen hat, um die effizienten Therapieverfahren einsetzen zu können, die der vorliegenden spezifischen Pathophysiologie seines Patienten angemessen sind. Nur so lassen sich die Teilhabe-Ziele der Patienten erreichen. Zur Bestimmung der zugrunde liegenden Pathophysiologie werden differenzierte klinische und instrumentelle Diagnostikinstrumente benötigt.

Im Folgenden wird auf die Codierungsmöglichkeiten der Dysphagie mittels der ICF eingegangen. Anschließend wird die Anwendung des ICF-Konzepts für die Rehabilitation von Patienten mit einer Dysphagie diskutiert. Am Ende steht ein Resümee zu den Chancen und Risiken für die Verbesserung der Versorgungsqualität von Patienten mit einer Dysphagie auf der Basis des ICF-Modells.

Klassifikation der funktionalen Gesundheit in Bezug auf die Schluckfähigkeit

Die ICF wurde erstmals in einem Sonderheft der Zeitschrift „Seminars in Speech and Language" (2007) auf die gesamte Bandbreite sprachtherapeutischer Diagnosen bezogen. Im Unterschied zu dem hier vorliegenden Buch lag der Schwerpunkt des Sonderhefts jedoch eher auf den Möglichkeiten der ICF-Codierung. So führt Threats in diesem Heft die aus seiner Sicht relevanten Codierungen für den Bereich der Dysphagie auf und erstellt in diesem Sinne so etwas wie ein ICF-Core-Set für Dysphagie.

 *Im umfassenden ICF-Core-Set Schlaganfall fehlt in den Kompo-nenten der Aktivität und Partizipation der Code d560 Trinken. Im kurzen ICF-Core-Set für Schlaganfall (Ewert et al., 2005) ist darü-ber hinaus der Code b510 Nahrungsaufnahme nicht vorhanden. Damit besteht die Gefahr, dass in den Core-Sets die Codierung für eine Dysphagie gänzlich untergeht.*

ICF-Codierung und Dysphagie

An einem Patientenbeispiel soll der Einsatz der ICF als Klassifikationsinstrument dar-gestellt werden. Es folgt zuerst eine Darstellung des Patienten, wie sie im Rahmen eines Befundes auffindbar wäre. Im Anschluss daran werden die einzelnen ICF-Ebe-nen getrennt dargestellt und Codierungsbeispiele analog zu dem Patientenbeispiel aufgezeigt.

Beispiel Herr M.

Herr M. (73 Jahre alt) kam 2003 in ein ambulantes Therapiezentrum. Er hatte 2001 ei-nen bilateralen zerebellären Infarkt erlitten. Er konnte sich zum Zeitpunkt der Vorstel-lung uneingeschränkt oral ernähren. Allerdings gab er Schwierigkeiten beim Trinken, nicht jedoch beim Essen an. In der Essensbeobachtung wurde jedoch festgestellt, dass Herr M. jeden Bolus, den er abschluckte, mehrfach wieder hochräusperte und mehrere trockene Nachschlucke durchführte, bevor er einen neuen Bissen nahm. Dieses Verhalten lief für den Patienten unbemerkt ab. Daher erwähnte er es im Rah-men der Anamneseerhebung nicht. Herr M. gab an, seinen Speichel regelmäßig aus-spucken zu müssen. Seit dem Infarkt habe er 15 kg an Gewicht abgenommen und in letzter Zeit wieder 8 kg zugenommen. Seit seiner Erkrankung sei er zwei Mal wegen einer Lungenentzündung ins Krankenhaus eingewiesen worden.

Zu den Therapiesitzungen wurde er von seinem Sohn oder einer Pflegerin begleitet. Beide zeigten viel Interesse an der Therapie und unterstützten Herrn M. in der Eigentherapie. Herr M. lebt alleine mit Unterstützung durch einen Pflegedienst. Als Grund für die Vorstellung in dem ambulanten Therapiezentrum gab er an, es sei ihm zum einen unangenehm, dass er ständig seinen Speichel ausspucken müsse. Denn dies führe dazu, dass er nicht mehr viel unter die Leute ginge. Zum anderen habe er Angst, sich an Flüssigkeiten zu verschlucken. Daher gehe er auch nicht mehr aus-wärts essen. Dies habe er früher aber sehr gerne gemacht.

Die eingangs durchgeführte Videofluoroskopie (VFS) wurde auf der Grundlage des NZIMES („New Zealand Index zur Multidisziplinären Evaluation des Schluckens"; Mustaffa-Kamal et al., 2003) analysiert und bewertet. Es zeigten sich leicht beein-trächtigte orale Parameter bei gelegentlich insuffizientem glossovelarem Abschluss, der vereinzelt zu vorzeitigem Boluseintritt in den Pharynx führte. Die Schluckreflex-triggerung war ebenfalls leicht beeinträchtigt und führte zu Bolusansammlung in den

Valleculae vor der Schluckreflextriggerung, ohne jedoch die Atemwege zu gefährden. Die pharyngealen Parameter waren schwer beeinträchtigt. Der velopharyngeale Abschluss war leicht gestört, die pharyngeale Kontraktion und die Boluspropulsion zeigten sich schwer beeinträchtigt. Es kam zu ausgeprägten diffusen postdeglutitiven Residuen im Pharynx infolge einer signifikant gestörten Koordination sowie reduzierter Funktion der pharyngealen Kontraktion. Die laryngeale Exkursion war mäßig eingeschränkt und war mit einer reduzierten Epiglottiskippung sowie einer reduzierten Öffnung des oberen Ösophagussphinkters assoziiert. Die crico-ösophagealen Parameter waren weitgehend unauffällig. Die laryngealen Parameter waren mäßig bis schwer betroffen. Der laryngeale Verschluss war mäßig beeinträchtigt. Es kam zu offensichtlicher intradeglutitiver Aspiration bei mehr als einer Konsistenz. Die Reinigungsversuche waren deutlich insuffizient und führten zu keiner Beseitigung des Aspirats.

Die zusammenfassende Beurteilung ergab eine mittelschwere Dysphagie der pharyngealen Phase, gekennzeichnet durch diffuse postdeglutitive pharyngeale Residuen sowie eine intradeglutitive Aspiration infolge einer beeinträchtigten pharyngealen Kontraktion sowie einer signifikant gestörten Koordination der Bewegungsmuster.

Körperstruktur

TIPP *Zur leichten Codierung kann der ICF-Browser unter der Adresse http://www.who.int/classification/icf heruntergeladen werden.*

In Tabelle 1 sind zwei Beispiele für die Codierung der Einschränkungen in der Komponente Körperstruktur zusammen mit den dafür verwendeten Messinstrumenten zu sehen.

Befund	ICF-Codierung	Messinstrument
Leicht beeinträchtigter velopharyngealer Abschluss	s32021.173 (Gaumensegel, Schädigung leicht ausgeprägt, qualitative Strukturveränderung, beidseits)	NZIMES (Mustaffa-Kamal et al., 2003) KVI (Karlsbader Videofluoroskopie Index; Stanschus, 2002)
Schwer beeinträchtigte pharyngeale Konstriktionen	s3301.373 und s3308.373 (Oropharynx und Struktur des Pharynx, anders bezeichnet, Schädigung erheblich ausgeprägt, qualitative Strukturveränderung, beidseits)	NZIMES, KVI

Tab. 1: ICF-Codierungen der Komponente Körperstruktur

Schluckrelevante Strukturen, die in der ICF fehlen, sind u.a. Hyoid, Hypopharynx (Nasopharynx und Oropharynx sind aufgeführt), Epiglottis, aryepiglottische Falten und Taschenfalten (unter Struktur des Kehlkopfes s340 werden nur die Stimmbänder s3400 gesondert klassifiziert, die restlichen Strukturen müssen unspezifiziert unter s398 codiert werden).

Sowohl die klinische Schluckuntersuchung als auch die beiden bildgebenden Diagnoseverfahren (Videoendoskopische Untersuchung des Schluckaktes und Videofluoroskopie) liefern Informationen, die der Körperstruktur zuzuordnen sind. Es ist mithilfe der ICF jedoch nicht möglich, Zusammenhänge darzustellen. So kann eine Sphinkteröffnungsstörung im Rahmen einer primären Störung des M. cricopharyngeus entstehen (im Sinne eines hypertonen Sphinkters) oder, wie in dem Patientenbeispiel, Folge einer anderen strukturellen Problematik, wie z.b. einer reduzierten laryngealen Exkursion, sein. Im letzteren Fall handelt es sich um eine sekundäre Sphinkteröffnungsstörung. Da jede der beiden Störungsursachen zu einer jeweils unterschiedlichen Behandlung führt, ist eine klare diagnostische Differenzierung für den potenziellen Erfolg einer Therapie essenziell.

Körperfunktion
Bezogen auf die Klassifikation der Körperfunktionen ist in besonderem Maße das ICF-Kapitel 5 relevant, das Angaben zu den „Funktionen des Verdauungs-, des Stoffwechsel- und des endokrinen Systems" enthält. Von besonderem Interesse sind dabei die „Funktionen der Nahrungsaufnahme" (b510). Funktionsstörungen, wie die Dysphagie und die Nahrungsmittelaspiration, werden in dem Kapitel explizit aufgeführt (s. ICF, S. 70). Ebenso wie bei den Körperstrukturen werden auch zur Beurteilung der Körperfunktionen die klinische Schluckuntersuchung, die Videoendoskopie sowie die Videofluoroskopie eingesetzt. Konkrete Beispiele für die Codierung zusammen mit den verwendeten Messinstrumenten sind in Tabelle 2 aufgeführt.

Befund	ICF-Codierung	Messinstrumente
Leicht beeinträchtigte orale Parameter bei gelegentlich insuffizientem glossovelaren Abschluss, der vereinzelt zu prädeglutitivem Pooling in den Pharynx führt	b51050.1 (orales Schlucken, leicht ausgeprägte Schädigung)	NZIMES, KVI
Schwer beeinträchtigte pharyngeale Boluspropulsion, die zu ausgeprägten diffusen postdeglutitiven pharyngealen Residuen und intradeglutitiver Aspiration führt	b51051.3 (pharyngeales Schlucken, erheblich ausgeprägte Schädigung)	NZIMES, KVI, PAS (Penetrations-Aspirations Skala, Rosenbek et al., 1996; Stanschus, 2002)

Tab. 2: ICF-Codierung der Komponente Körperfunktion

! *Die Beispiele zeigen, dass Dysphagien mithilfe der ICF nur unzureichend klassifiziert werden können. So stehen in der Komponente der Körperfunktionen nur allgemein gehaltene Beschreibungen zur Verfügung. Obwohl explizit darauf hingewiesen wird, dass die „Aspiration" eine Funktionsstörung darstellt, gibt es keine Möglichkeit, das Auftreten von Aspirationen eindeutig zu codieren.*

Aktivität/Partizipation

Bei der Klassifizierung der Komponenten „Aktivität" und „Partizipation" finden sich zum einen Codierungen, die direkt mit der Aufnahme von Essen und Trinken zu tun haben. Zum anderen sind Items aufgeführt, die nur einen indirekten Bezug zu Essen und Trinken haben (vgl. Threats, 2007). So bezieht sich das Item d550 Essen auf die Fähigkeit, auf kulturell akzeptierte Weise servierte Speisen zu verzehren. Damit sind die Aufnahme der Nahrung in den Mund, die Manipulation der Nahrung sowie das Schlucken gemeint. Das Item d560 Trinken ist analog aufgebaut.

In Tabelle 3 sind die Codierungen wiedergegeben, die sich auf die Komponenten Aktivität und Partizipation beziehen. Gleichzeitig sind die Messinstrumente angegeben, die zur Beschreibung der Aktivität und Partizipation eingesetzt werden können.

Befund	ICF-Codierung	Messinstrument
Voll orale Ernährung mit Kompensation, ineffizientes Speichelschlucken mit häufiger Expektoration	d550.11 sowie d560.11 (Essen und Trinken, leichte Einschränkung der Leistung sowie Leistungsfähigkeit beim Essen und Trinken)	Schluckbeeinträchtigungsskala (Prosiegel et al., 2002)
Herr M. geht nicht mehr auswärts Essen	p9205.4_ (Geselligkeit, vollständige Einschränkung der Leistung)	Bestandteile des SWAL-QOL (McHorney et al., 2000; Prosiegel et al., 2006)

Tab. 3: ICF-Codierung der Komponenten Aktivität/Partizipation

In der anglo-amerikanischen Literatur findet sich eine Vielzahl von Veröffentlichungen zu Skalen, die ausschließlich oder unter anderem den Status der oralen Ernährung erfassen (vgl.: FOIS: Crary et al., 2005; Functional Outcomes Head and Neck Cancer: Perry & Shaw, 2000; NOMS: ASHA, 2003; FOSS: Salassa, 1999; DOSS: O'Neil et al., 1999; SWAL-QOL: McHorney et al., 2000; AusTOMs: Skeat & Perry, 2005; FOAMS: Easterling & Grande, 1999). Hervorzuheben ist die FOIS-Skala von Crary et al. (2005), die ausschließlich die Beeinträchtigung der oralen Nahrungsaufnahme erfasst und psychometrisch untersucht wurde. Sie ist reliabel, valide und sensitiv genug, um Veränderungen abzubilden. Auch der SWAL-QOL (McHorney et al., 2000) ist psychometrisch abgesichert. In dieser Skala werden jedoch verschiedene ICF-Komponenten gleichzeitig erhoben.

Umweltfaktoren/Personbezogene Faktoren

 *Personbezogene Faktoren werden zurzeit noch nicht mithilfe der ICF codiert.*

In Tabelle 4 sind die Codierungen für die Komponente der Umweltfaktoren zu sehen.

Befund	ICF-Codierung	Messinstrument
Der Sohn sowie die Pflegerin von Herrn M. zeigten starkes Interesse an der Therapie und unterstützten den Patienten in seiner Eigentherapie	e310+4 und e340+4 (voll ausgeprägter Förderfaktor vom engsten Familienkreis sowie von persönlichen Hilfs- und Pflegepersonen)	Bisher kein Messinstrument vorhanden

Tab. 4: ICF-Codierungen der Komponente Umweltfaktoren

Ein Problem der ICF-Codierungen ist, dass häufig psychometrisch abgesicherte Messinstrumente für die Bestimmung des Schweregrades einer Störung fehlen (vgl. Kapitel 2). Für den Bereich der Dysphagiologie existieren zwar eine Reihe psychometrisch abgesicherter Messverfahren, diese lassen sich jedoch häufig nicht eindeutig auf die 5-stufige Ratingskala der ICF-Schweregradeinteilung übertragen.

 *Für den deutschsprachigen Raum liegen u.a. die bereits erwähnten Messinstrumente vor. Der NZIMES ist im englischen Original bzgl. Validität und Reliabilität, die deutsche Übersetzung auf Reliabilität untersucht worden (Veröffentlichungen stehen in beiden Fällen noch aus). Die deutsche Fassung der PA-Skala ist auf Reliabilität überprüft worden (Awounou & Stanschus, 2009), die Reliabilitätsstudie zum KVI ist in Vorbereitung.*

Mit der Schluck-Skala des „Australian Therapy Outcome Measures Set" (AusTOMs; Skeat & Perry, 2005) können mehrere Ziele verfolgt werden: Sie misst die Veränderungen in den Komponenten Struktur, Funktion, Aktivität und Teilhabe sowie das allgemeine Wohlergehen eines Patienten. Die AusTOM-Schluck-Skala basiert auf vier jeweils 5-stufigen Ratingskalen, die analog zu den ICF-Komponenten Struktur/Funktion, Aktivität und Teilhabe konzipiert sind. Zusätzlich gibt es noch eine Ratingskala zum „Wohlbefinden" eines Patienten. Dieses Messinstrument ist nicht als diagnostisches Instrument zu verstehen, da es aufgrund seiner groben Skalierung keine klinisch relevanten Informationen für eine spezifische Therapieplanung liefert. Es kann jedoch eingesetzt werden, um Behandlungsergebnisse auf der Grundlage der ICF darzustellen.

Anwendung des ICF-Modells für die Rehabilitation von Patienten mit Dysphagie

Die ICF ist zur Codierung von Fähigkeiten/Beeinträchtigungen im Rahmen einer Dysphagie bislang kaum in Gebrauch. Der Artikel von Threats (2007) ist bisher der einzige, der die Möglichkeiten der ICF-Codierung für den Bereich Dysphagie thematisiert. Auf die deutlich eingeschränkte Nützlichkeit der ICF in der Verwendung als Codiersystem wurde bereits oben eingegangen. Die Anwendung des ICF-Modells findet in der Dysphagiologie jedoch in weit größerem Maße statt, auch wenn in entsprechenden Veröffentlichungen nicht immer explizit auf die Berücksichtigung der ICF verwiesen wird. Das gesamte Thema „Lebensqualität und Dysphagie" lässt sich gut mit dem ICF-Modell in Einklang bringen (vgl. Rosenbek & Donovan, 2006), und die Anzahl der Veröffentlichungen zu diesem Thema wächst in der Dysphagiologie zusehends.

Im klinischen Alltag stehen die *klinische Schluckuntersuchung* und/oder das *Schluckscreening* an erster Stelle. Das Screening gibt Auskunft über das potenzielle Risiko eines akuten Schlaganfallpatienten, eine Dysphagie zu haben (vgl. u.a. Perry, 2001). Es liefert jedoch keine weiteren schluckspezifischen Informationen. Im Gegensatz dazu enthält die klinische Schluckuntersuchung spezifische Informationen, die den ICF-Komponenten Struktur und Funktion zuzuordnen sind.

Fragebögen zur Patientenzufriedenheit und Selbsteinschätzung der Störung können sicherlich wichtige zusätzliche Informationen liefern, die Ergebnisse müssen allerdings kritisch beleuchtet werden. So besteht zum einen das Problem der gestörten Awareness eines Patienten für seine Schluckstörung (z.b. infolge einer reduzierten/ aufgehobenen Sensibilität oder ausgeprägter neuropsychologischer Beeinträchtigungen). Zum anderen führt der Halo-Effekt dazu, dass Patienten glauben, dass die durchgeführte Therapie ihnen hilft, obwohl sie tatsächlich keine Verbesserung erbracht hat (Logemann, 2006).

Bögen zur Untersuchung der Lebensqualität geben keine Informationen über die zugrunde liegende Pathophysiologie und stellen somit keine diagnostischen Instrumente im engen Sinne dar. Sie geben vielmehr Auskunft über die Teilhabe sowie über das Wohlergehen einer Person. Dadurch liefern sie prognostische Hinweise (McHorney et al., 2006).

Im Akutbereich enthalten Fragebögen zur Patientenzufriedenheit und zur Selbsteinschätzung keine Informationen, die Entscheidungen erleichtern. Sie spielen daher in klinischen Behandlungspfaden zur Versorgung von akuten Patienten keine Rolle. Zu einem späteren Zeitpunkt, zum Beispiel während der Rehabilitation, können sie jedoch wertvolle Hinweise auf patientenorientierte Ziele geben sowie eine möglichst günstige Compliance des Patienten gewährleisten. Dennoch können sie nicht als vollwertige Diagnostikinstrumente eingestuft werden, da sie, anders als zum Beispiel der NZIMES oder auch der KVI, kaum Hinweise für die spezifische rehabilitative Therapieplanung bieten. Fragebögen zur Patientenzufriedenheit und Selbsteinschätzung ersetzen somit die bisher gebräuchlichen diagnostischen Instrumente nicht, sie können sie jedoch ergänzen (McHorney et al., 2000).

Dysphagietherapie und Zielsetzung

Sherbourne et al. (1999) haben untersucht, welche Behandlungsergebnisse aus Patientensicht relevant sind. Kliniker legen den Fokus der Behandlung überwiegend auf die physischen Aspekte der Gesundheit. Im Unterschied dazu legen Patienten mit einer chronischen Erkrankung (z.b. Asthma, Schlaganfall, Krebs) den Fokus auf ihr psychisches Wohlergehen. Dass Dysphagien für die Betroffenen eine psychische Belastung darstellen, haben verschiedene Studien gezeigt (vgl. u.a. Ekberg et al., 2002; McHorney et al., 2000). Martino et al. (2008) konnten in ihrer Studie die Ergebnisse von Sherbourne et al. (1999) bestätigen. Auch in ihrer Untersuchung nahmen die psychologischen Faktoren bei den Patienten einen hohen Stellenwert ein. So hatten die psychischen Outcomes (u.a. Angst, Scham, Frustration) für die Patienten die höchste Priorität. Dagegen standen für die Angehörigen und Kliniker die pulmonalen Faktoren (Pneumonie und Erstickung) im Vordergrund.

Idealerweise sollten die Behandlungsergebnisse jeweils für alle Komponenten der ICF festgehalten werden. Dies gilt sowohl für den klinischen Alltag als auch für Studien zur Wirksamkeit therapeutischer Interventionen. Häufig werden jedoch nur einzelne Komponenten gemessen. Die Wirkung auf die anderen Komponenten bleibt damit unklar. Ausnahmen stellen die Studien von Robbins et al. (2007) oder Shaker et al. (2002) dar, die Behandlungsergebnisse auf struktureller, funktioneller und Aktivitäts-/ Partizipations-Ebene gemessen haben. Ihre Daten zeigen, dass sich therapeutisch induzierte Veränderungen auf alle Ebenen auswirken.

Im Fallbeispiel Herr M. wurde die mehrfache Einweisung ins Krankenhaus infolge einer wiederholt aufgetretenen Pneumonie vom behandelnden Sprachtherapeuten als relevant eingestuft. Herr M. hingegen maß dem keine große Bedeutung bei. Er wollte vor allem erreichen, seinen Speichel seltener ausspucken zu müssen. Dies ist ein einfaches und für den Patienten gut überprüfbares Ziel.
Auf der Grundlage des VFS-Befundes wurde die Therapieplanung erstellt. Die Hintergründe und Wirkungsweisen der Übungen wurden mit dem Patienten, seinem Sohn und seiner Pflegerin in Bezug auf das Ziel des Patienten besprochen. Dadurch sollte die Compliance sichergestellt werden (zur Rolle von Compliance und Patientenaufklärung vgl. Threats, 2007; Buchner et al., 2005; Bühler et al., 2005).
Der VFS-Befund zeigte deutlich einen stark insuffizienten Schluck mit Aspiration. Die Insuffizienz führte zur Notwendigkeit der Speichelexpektoration und die Aspiration dürfte eine Rolle bei der Pneumonieentwicklung gespielt haben. Die angewandten Therapieverfahren (kräftiges Schlucken und Mendelsohn-Manöver unterstützt durch Oberflächen-EMG als visuelles Biofeedback) hatten eine Verbesserung der Effizienz der pharyngealen Funktion zum Ziel. Bereits ab dem dritten Tag berichtete der Patient, er müsse seltener ausspucken, und ab dem fünften Therapietag gab er an, nur noch direkt morgens nach dem Aufstehen ausspucken zu müssen. Bei der Durchführung der Übungen konnte ein stetiger Zuwachs an Kraft sowie eine deutliche Verbesserung der Koordination der Schluckabläufe mittels der Oberflächen-EMG-Kurve beobachtet werden (für eine Darstellung der Therapie mit Unterstützung durch Oberflächen-EMG s. Huckabee, 2002). Die durchgeführte Kontroll-VFS nach einer Woche intensiver Therapie (2x täglich 1 Stunde) zeigte eine deutliche Besserung der Schluckphysiologie. Herr M. hatte zu diesem Zeitpunkt noch eine leichte bis mittelschwere Dysphagie der pharyngealen Phase. Es kam zu einer messbaren Verbesserung der pharyngealen Kontraktion und Koordination der Bewegungen mit deutlich gebesserter Atemwegsprotektion.

Das Ziel, unproblematisch auswärts essen gehen zu können, wurde in der kurzen Zeit nicht erreicht. Nach einer Woche Therapie im ambulanten Zentrum war es der Wunsch von Herrn M., nach Hause zurückzufahren. Dort wollte er selbstständig mit familiärer Unterstützung weiter üben, um gegebenenfalls nach drei Monaten erneut zu einer einwöchigen Intensivtherapie zu kommen. Um den Verlauf zu kontrollieren, fand 1x wöchentlich ein telefonischer Kontakt mit Herrn M. statt. Vor Ablauf der drei Monate hatte sich die Schluckeffizienz für Herrn M. so weit gebessert, dass er ohne Scham und Angst mit der Familie und Freunden in einem Restaurant essen gehen konnte. Eine erneute Intensivtherapie wurde auf Wunsch von Herrn M. daher nicht mehr durchgeführt. Weitere Vorfälle pulmonaler Komplikationen sind seit Ende der Therapie nicht bekannt.

In dem Patientenbeispiel ließen sich somit als Ergebnis für alle ICF-Komponenten deutliche Verbesserungen dokumentieren. Die Teilhabe-Ziele des Patienten konnten ebenso erreicht werden wie die medizinisch-therapeutischen Ziele, die aus der Vermeidung weiterer pulmonaler Gefährdung und der Sicherstellung der Nutrition und Hydration bestanden.

Rosenbek und Donovan (2006) empfehlen zur patientenoptimierten Zielsetzung und Therapieplanung einen Top-down-Prozess, bei dem ausgehend von den Wünschen und Bedürfnissen des Patienten alle damit im Zusammenhang stehenden „tieferen" ICF-Komponenten untersucht werden (vgl. Kapitel 2). Die Komponenten der Aktivität und Partizipation dokumentieren die Prioritäten des Patienten. An zweiter Stelle steht die Untersuchung der Komponenten Körperstruktur und -funktion. Dabei gilt es, folgende Fragen zu beantworten:

- Die Therapie welcher Pathophysiologie führt zur Erreichung des Teilhabe-Ziels?
- Welche kompensatorischen Verfahren führen zur Umsetzung eines Teilhabe-Ziels?
- Welche Möglichkeiten gibt es, positive Einflussfaktoren zu nutzen und negative Einflussfaktoren abzubauen?

Einsatz des ICF-Modells: Chancen und Risiken zur Verbesserung der Versorgungsqualität von Patienten mit Dysphagie

In der Verlaufsdokumentation von Patienten mit einer Dysphagie stand die Alltagsrelevanz, erhoben als Status der oralen Ernährung, für Schlucktherapeuten schon immer im Vordergrund. Führt man Verlaufsmessungen jedoch ausschließlich auf der Basis des Ernährungsstatus durch, besteht die Gefahr, dass entweder Therapieerfolge übersehen oder „Pseudo"-Therapieerfolge dokumentiert werden.

Setzt man als Verlaufsmessung z.B. die Schluckbeeinträchtigungsskala von Prosiegel et al. (2002) ein, so entsteht das Problem, wie in dem Fallbeispiel, dass ein Patient von Beginn an Vollkost erhält und somit die erzielten Verbesserungen nicht abgebildet werden können. Es kann jedoch auch aufgrund anderer Veränderungen der Ernährungsstatus eines Patienten hochgestuft werden, ohne dass eine Veränderung der zugrunde liegenden Pathophysiologie stattgefunden hat. Dies kann u.a. an einem verbesserten Allgemeinzustand des Patienten und folglich einem verringerten Pneumonierisiko liegen (vgl. Langmore et al., 1998). Natürlich ist die maximal vertretbare Oralisierung eines Patienten immer ein wichtiges Ziel. Ein Erfolg, der sich nur am Oralisierungsstatus orientiert, birgt jedoch die Gefahr einer eindimensionalen Betrachtung in sich, die ein typischerweise multidimensionales Phänomen unzulässig reduziert.

Stellt man die Lebensqualität der Patienten in den Vordergrund, dann darf eine Entlassung mit angedickten Getränken und passierter Kost nicht das Ende der Therapieintervention darstellen. Ein in Krankenhäusern, Pflegeheimen und in der häuslichen Umgebung regelmäßiges und seit Jahren praktiziertes Vorgehen heißt: „Adaptiere ich die Kost so, dass der Patient nicht mehr aspiriert, ist das Ziel der Therapie erreicht". Abgesehen davon, dass für dieses Vorgehen klare Evidenzen fehlen (vgl. Steele, 2009), gibt es Belege, dass sich dieses Vorgehen negativ auf die Lebensqualität der Patienten sowie auf ihre Gesundheit auswirkt (Robbins et al., 2007). Kostadaptation mag für einzelne Patienten und für einen gewissen Zeitraum durchaus das Mittel der Wahl sein, um frühzeitig eine sichere orale Ernährung einzuleiten und dadurch das Risiko drohender Mis- oder Non-Use-Schädigungen zu senken. Das Management sollte damit aber nicht abgeschlossen sein.

Bei degenerativen Erkrankungen, in deren Folge eine vollständige Wiederherstellung der Schluckfunktion ausgeschlossen werden muss, ist es nahezu essenziell, den Patienten und gegebenenfalls dessen Pflegende von Beginn an in eine Diskussion über das diätetische Vorgehen aktiv mit einzubeziehen. Aus medizinisch-therapeutischer Sicht gilt es, Malnutrition und Dehydration als Folge der Schluckstörung zu verhindern. Dies wird jedoch nur dann zu erreichen sein, wenn neben den funktionell-physiologischen Überlegungen bei der Zusammenstellung der Diät auch die personbezogenen Faktoren sowie die Kontextfaktoren einbezogen werden. Schmecken dem Patienten die adaptierte Kost, die angedickten Getränke? Sind die Umweltfaktoren so, dass der Patient die empfohlene Kost unkompliziert und in einem für ihn angemessenen Rahmen erhalten kann? Wie steht der Patient ggf. zu Überlegungen bezüglich enteraler Ernährung?

Im Falle rehabilitierbarer Dysphagien sollte ein gutes Diätmanagement nur das Fundament für eine spezifische rehabilitative Therapie darstellen. Das Ziel der Therapie sollte es sein, eine bestmögliche Wiederherstellung der Funktion zu erreichen, damit dem Patienten seine gewünschte Teilhabe ermöglicht wird. Wiederum gilt, den Patienten und seine Betreuer von Anbeginn in die Überlegungen bzgl. des Diätmanagements aktiv mit einzubeziehen, damit eine ausreichende Nutrition und Hydration durch eine gute Compliance sichergestellt ist. Zusätzlich ist es notwendig, sich Gedanken über mögliche Diskrepanzen zwischen der Leistungsfähigkeit und der tatsächlichen Leistung eines Patienten zu machen. Der Patient mag unter „optimalen Bedingungen" sicher schlucken können. Doch sobald die Kostform für die Station oder zu Hause festgelegt wird, sollte man sicher sein, dass der Patient diese Kost auch unter üblichen „normalen Bedingungen" gefahrlos schlucken kann. Klassische Vorgaben, wie „90° aufrecht sitzen", „keine Ablenkung" und „viele Pausen" können in der Realität häufig nicht realisiert oder gewährleistet werden.

Am Ende ist es für das Dysphagiemanagement entscheidend, dass alle Komponenten, von der Funktion, über die Aktivität, bis zur Teilhabe einschließlich der Kontextfaktoren, in die Outcome-Betrachtung mit einbezogen werden, um für den Patienten das Optimum an Versorgung gewährleisten zu können (vgl. Theurer & Martin, 2008; Rosenbek & Donovan, 2006). Ein rein biomechanischer Ansatz der Diagnostik und Behandlung ist ebenso unzureichend für eine optimale Versorgung wie ein rein teilhabe-orientierter Ansatz.

Literatur

American Speech-Language Hearing Association National Outcomes Measurement System (NOMS) Adult Speech-Language Pathology user's Guide (2003): Functional Communication Measures (FCM)

Awounou A./Stanschus S. (2009): Beurteiler-Reliabilität der Penetrations-Aspirations-Skala in der Videofluoroskopie. In: Stanschus S. (Hrsg.) (2009): Studien in der Klinischen Dysphagiologie. Idstein, Schulz-Kirchner

Buchner, P.O./Dommen-Nyffeler, I./Rentsch, H.P. (2005): Die Umsetzung der ICF im Spannungsfeld von Kontext und neurorehabilitativer Intervention. Neurologie & Rehabilitation, 11(4), 196-203

Bühler, S./Grötzbach, H./Frommelt, P. (2005): ICF-basierte Zieldefinition in der Neurorehabilitation. Neurologie & Rehabilitation, 11(4), 204-211

Crary, M.A./Carnaby Mann, G.D./Groher, M.E. (2005): Initial Psychometric Assessment of a Functional Oral Intake Scale for Dysphagia in Stroke Patients. Arch Phys Med Rehabil, 86, 1516-1520

Daniels S.K./Huckabee M.L. (2008): Dysphagia Following Stroke. Plural Clinical Dysphagia Series. San Diego, Plural Publishing

Ekberg, O./Shaheen, H./Woisard, V./Wuttge-Hannig, A./Ortega, P. (2002): Social and Psychological Burden of Dysphagia: Its Impact on Diagnosis and treatment. Dysphagia, 17, 139-146

Easterling, C./Grande, B. (1999): Dysphagia network pilot project: functional outcome assessment measure of swallowing. Wisconsin Speech Language Pathology and Audiology Association Convention Brief 1

Ewert, T./Geyh, S./Grill, E./Cieza, A./Zaisserer, S./Stucki, G. (2005): Die Anwendung der ICF in der Neurorehabilitation anhand des ICF-Modellblattes und der ICF Core-Sets. Neurol Rehabil, 11(4), 179-188

Fraser, C./Power, M./Hamdy, S./Rothwell, J./Hobday, D./Hollander, I./Tyrell, P./Hobson, A./Williams, S./Thompson, D. (2002): Driving Plasticity in Human Adult Motor Cortex is Associated with Improved Motor Function after Brain Injury. Neuron, 34, 831-840

Holland, A.L./Ratner, N.B. (Hrsg.) (2007): The International Classification of Functioning, Disability, and Health (ICF) in Clinical Practice. Seminars in Speech and Language, 28(4)

Huckabee, M.L./Cannito, M.P. (1999): Outcomes of Swallowing Rehabilitation in Chronic Brainstem Dysphagia: A Retrospective Evaluation. Dysphagia, 14, 93-109

Huckabee, M.L. (2002): Biofeedback-Monitoring zur Effektivierung der Schluckrehabilitation. In: Stanschus, S. (Hrsg.) 2002: Methoden in der klinischen Dysphagiologie. Idstein, Schulz-Kirchner

Huckabee, M.L./Kelly, B. (2006): Rehabilitationsmodelle im Management von Dysphagien: Kasuistiken zur Schluckapraxie und zur Spastischen Dysphagie. In: Stanschus, S. (Hrsg.) (2006): Rehabilitation von Dysphagien. Idstein, Schulz-Kirchner

ICF Internationale Klassifikation der Funktionsfähigkeit, Behinderung und Gesundheit. Stand Oktober 2005. Herausgegeben vom Deutschen Institut für Medizinische Dokumentation und Information, DIMDI. WHO-Kooperationszentrum für das System Internationaler Klassifikationen. Genf, World Health Organization

Langmore, S.E./Terpenning, M.S./Schork, A./Chen, Y./Murray, J.T./Lopatin, D./Loesche, W.J. (1998): Predictors of Aspiration Pneumonia: How Important Is Dysphagia? Dysphagia, 13, 69-81

Logemann, J.A. (1998): Efficacy, Outcomes, and Cost Effectiveness in Dysphagia. In: Frattali, C.M. (Hrsg.): Measuring Outcomes in Speech-Language Pathology. Stuttgart, Thieme, 321-333

Logemann, J.A. (2006): Levels of Evidence Supporting Dysphagia Interventions: Where are we going? Seminars in Speech and Language, 27(4), 219-226

Martino, R./Beaton, D./Diamant, N.E. (2008): Using different perspectives to generate items for a new scale measuring medical outcomes of dysphagia (MOD). Journal of Clinical Epidemiology, Artikel in Druck, Online First doi: 10.1016/j.jclinepi.2008.05.007

McHorney, C.A./Bricker, D.E./Kramer, A.E./Rosenbek, J./Robbins, J./Chignell, K.A./Logemann, J.A./Clarke, C. (2000): The SWAL-QOL Outcomes Tool for Oropharyngeal Dysphagia in Adults: I. Conceptual Foundation and Item Development. Dysphagia, 15, 115-121

McHorney, C.A./Bricker, D.E./Robbins, J./Kramer, A.E./Rosenbek, J./Chignell, K.A. (2000): The SWAL-QOL Outcomes Tool for Oropharyngeal Dysphagia in Adults: II. Item Reduction and Preliminary Scaling. Dysphagia, 14, 122-133

McHorney, C.A./Martin-Harris, B./Robbins, J./Rosenbek, J. (2006): Clinical Validity of the SWAL-QOL and SWAL-CARE Outcome Tools with Respect to Bolus Flow Measures. Dysphagia, 21(3), 141-148

Mustaffa-Kamal, R./Huckabee, M.L./Kelly, B.N. (2003): Profiling of dysphagia of patients admitted to a stroke ward: A retrospective study. New Zealand journal of Speech-Language therapy, 58, 4-14

O'Neil, K.H./Purdy, M./Falk, J./Gallo, L. (1999): The Dysphagia Outcome and Severity Scale. Dysphagia, 14, 139-145

Perry, L. (2001): Screening swallowing function of patients with acute stroke. Part one: identification, implementation and initial evaluation of a screening tool for use by nurses. Journal of Clinical Nursing, 10, 463-473

Perry, A.R./Shaw, M.A (2000): Evaluation of functional outcomes (speech, swallowing and voice) in patients attending speech pathology after head and neck cancer treatment(s): Development of a multi-centre database. The journal of Laryngology & Otology, 114, 605-615

Prosiegel, M./Heintze, M./Wagner-Sonntag, E./Hannig C./Wuttge-Hannig, A./Yassouridis, A. (2002): Schluckstörungen bei neurologischen Patienten: Eine prospektive Studie zu Diagnostik, Störungsmustern, Therapie und Outcome. Nervenarzt, 73, 364-370

Prosiegel, M./Wagner-Sonntag, E./Koch, F. (2006): Deutsche Übersetzung des SWAL-QOL als autorisierter Anhang in: Rosenbek J.C./Donovan N.J.: Assessment der Behandlungsqualität und der Lebensqualität als Teil eines Repertoires der Ergebnismessung bei Erwachsenen mit erworbenen Dysphagien. In: Stanschus, S. (Hrsg.) (2006): Rehabilitation von Dysphagien. Idstein, Schulz-Kirchner

Robbins, J. (2006): Preface: New frontiers in Dysphagia Rehabilitation. Seminars in Speech and Language, 27(4), 217-218

Robbins, J.A./Kays, S.A./Gangnon, R.E./Hind, J.A./Hewitt, A.L./Gentry, L.R./Taylor, A.J. (2007): The Effects of Lingual Exercise in Stroke Patients with Dysphagia. Arch Phys Med Rehabil, 88, 150-158

Robbins, J./Butler, S.G./Daniels, S.K./Gross, R.D./Langmore, S./Lazarus, C.L./Martin-Harris, B./McCbe, D./Musson, N./Rosenbek, J.C (2008): Swallowing and Dysphagia Rehabilitation: Translating Principles of Neural Plasticity into Clinically oriented Evidence. Journal of Speech, Language, and Hearing Research, 51, S276-S300

Rosenbek, J.C./Robbins, J.A./Roecker, E.B./Coyle, J.L./Wood, J.L. (1996): A Penetration-Aspiration Scale. Dysphagia, 11, 93-98

Rosenbek, J.C./Donovan, N.J. (2006): Assessment der Behandlungsqualität und der Lebensqualität als Teil eines Repertoires der Ereignismessung bei Erwachsenen mit erworbenen Dysphagien. In: Stanschus, S. (Hrsg.) (2006): Rehabilitation von Dysphagien. Idstein, Schulz-Kirchner

Salassa, J.R. (1999): A Functional Outcome Swallowing Scale for Staging Oropharyngeal Dysphagia. Digestive Diseases, 17, 230-234

Shaker, R./Easterling, C./Kern, M. (2002): Rehabilitation of Swallowing by Exercise in Tube-Fed Patients with Pharyngeal Dysphagia secondary to Abnormal UES Opening. Gastroenterology, 122(5), 1314-1321

Sherbourne, C.D./Sturm, R./Welss, K.B. (1999): What outcomes matter to patients? J Gen Intern Med, 14, 357-363

Skeat, J./Perry, A. (2005): Outcome Measurement in Dysphagia: Not so hard to swallow. Dysphagia, 20, 113-122

Smithard, D.G./O'Neil, P.A./Park, C./Morris, J./Wyatt, R./ England, R./Martin, D.F. (1996): Complications and Outcomes After Acute Stroke. Does Dysphagia Matter? Stroke, 27, 1200-1204

Stanschus, S. (2002): Videofluoroskopie in der Untersuchung von oropharyngealen Dysphagien: Zur Methode des sprachtherapeutischen Aufgabenteiles. In: Stanschus S. (Hrsg.) (2002): Methoden in der klinischen Dysphagiologie. Idstein, Schulz-Kirchner

Steele, C.M. (2009): Modifizierung von Konsistenzen im Dysphagiemanagement: Implikationen für Diagnostik und Therapie. In: Hofmayer, A./Stanschus, S. (Hrsg.) (2009): Evidenzentwicklung in der Dysphagiologie. Von der Untersuchung in die klinische Praxis. Idstein, Schulz-Kirchner

Teasall, R./Foley, N./Martino, R./Bhogal, S./Speechley, M. (2006): Evidence-Based Review of Stroke Rehabilitation. Dysphagia and Aspiration Post Stroke. 9th Edition, last updated July 15, 2006

Theurer, J.A./Martin, R.E. (2008): Advancing Dysphagia Rehabilitation: Application of a Biopsychosocial Approach. Poster Präsentation Dysphagia Research Meeting 2008 in Isle of Palms, South Carolina, USA

Threats, T.T. (2007): Use of the ICF in Dysphagia Management. Seminars in Speech and Language, 28(4), 323-333

Wagner-Sonntag, E. (2009): Dysphagie und Lebensqualität. In: Seidel, S./Stanschus, S, (2009): Dysphagie – Diagnostik und Therapie. Ein Kompendium. Idstein, Schulz-Kirchner

6 Redefluss-Störungen als bio-psycho-soziales Geschehen

Zusammenfassung

Die ICF bietet einen hervorragenden Argumentationsrahmen dafür, dass die individuellen Bedingungen der stotternden oder polternden Person sowie ihre individuellen Kontextbedingungen in Diagnose und Therapie zwingend berücksichtigt werden müssen.
Methodische Konzepte und Programme, die nur einzelne der vielen ICF-Komponenten berücksichtigen, greifen notwendigerweise zu kurz und werden dem komplexen Störungssystem des Einzelfalls nicht gerecht. Integrativen Konzepten, die flexibel mit individuell aufgebauten Therapiestrukturen arbeiten, gehört die Zukunft.

Stottern

Bei der Redefluss-Störung Stottern ist eine bio-psycho-soziale Sichtweise von großer Bedeutung. Während in der Therapie mit stotternden Kindern eine unauffällige Sprechflüssigkeit ein realistisches Therapieziel darstellt, geht es bei chronisch stotternden Jugendlichen und Erwachsenen meist darum, neben der Symptomreduktion einen individuell günstigen Umgang mit der Störung zu finden.

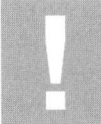 *Lebensqualität und Partizipation mit Stottern ist nicht nur eine Frage der Sprechflüssigkeit. Ressourcen und Kompetenzen in allen Komponenten der ICF sind für eine gelungene Teilhabe erforderlich (Rapp, 2007).*

Beeinträchtigungen des bio-psycho-sozialen Spektrums bei Stottern

■ Über spezifische **Körperstrukturen** bei stotternden Menschen liegen neuere Forschungsergebnisse zu genetischen und neurophysiologischen Auffälligkeiten vor (zusammenfassend Iven, 2009). So konnte in einer Studie nachgewiesen werden, dass bei chronisch stotternden Erwachsenen in Hirnarealen, die den motorischen Sprechablauf koordinieren, defizitäre Nervenfaserverbindungen vorliegen (Sommer, Koch, Paulus, Weiller & Büchel, 2002). Vorerst gibt es allerdings keinen Aufschluss darüber, ob diese geringen Abweichungen eher Ursache oder Wirkung des Stotterns sind. Auch für genetische Dispositionsorte auf verschiedenen Chromosomen liegen Nachweise vor, ohne dass ein allein verantwortliches ‚Stotter-Gen' gefunden worden wäre.

■ Auf der Ebene der **Körperfunktion** ist der motorische Ablauf des Sprechens durch die typischen Kernsymptome des Stotterns (Dehnungen, Blockaden oder Laut- bzw. Silbenwiederholungen) mehr oder weniger gestört. Im Bereich der Körperfunktion werden auch sämtliche Begleitstörungen auf physiologischer Ebene betrachtet, etwa Mitbewegungen oder vegetative Reaktionen. Die gesamte Sprechweise einer Person kann durch die Stottersymptomatik beeinträchtigt sein. In vielen Studien wurde nachgewiesen, dass kompensatorische Überaktivierungen im Bereich des Broca-Areals in der rechten Hemisphäre bestehen (Neumann, 2007).

■ In den Bereichen der **Aktivität und Partizipation** können die kommunikativen Kompetenzen eingeschränkt sein. Eine starke Kernsymptomatik oder Begleitsymptomatik in Form von Vermeideverhalten kann die Kommunikation mit anderen Menschen erheblich stören. Verbale Kommunikation im Alltag entscheidet vielfach über den Grad an Teilhabe in unterschiedlichen Lebensbereichen. Dazu gehört die Gestaltung des täglichen Lebens, zum Beispiel einkaufen oder Telefonate führen, und die Gestaltung von sozialen Beziehungen. Des Weiteren ist es maßgebend, wie sich eine stotternde Person in Schule, Arbeitsleben oder in Freizeit- und Gemeinschaftsaktivitäten einbringen kann.

■ Im Rahmen der **personbezogenen Faktoren** stellt sich neben den Daten zum persönlichen Hintergrund die entscheidende Frage, wie eine stotternde Person mit ihrem Stottern umgeht. Die Reaktionen auf das eigene Stottern auf emotionaler, kognitiver und auf Verhaltensebene können fördernd oder einschränkend wirken (Yaruss & Quesal, 2004). Günstige Bewertungsprozesse und Selbstakzeptanz sind maßgeblich für eine gelungene Partizipation und Lebensqualität mit Stottern (Weikert, 1996; Blood & Conture, 1998; Yaruss & Quesal, 2004). Auch vom Stottern unabhängige Coping-Strategien des täglichen Lebens wirken sich auf die Beeinträchtigung durch Stottern aus. So wird zum Beispiel eine Person, die auf Misserfolg mit Selbstabwertung reagiert, stärker durch Stottererfahrungen behindert werden als jemand, der eher zur Selbstakzeptanz neigt.

■ Der große Einfluss von **Umweltfaktoren** auf die funktionelle Gesundheit mit Stottern wird von vielen Autoren belegt (Benecken, 1996; Leahy, 2005; Sandrieser & Schneider, 2008). Stottern ist als dynamische Störung in vielen Fällen hochgradig vom umgebenden Setting abhängig. Den sozialen Beziehungen kommt dabei großes Gewicht zu. Dabei sind gesellschaftliche Einstellungen genauso maßgebend wie konkret gezeigtes Verhalten. Stigmatisierung von Stotternden oder Tabuisierung des Themas sind gravierende Barrieren. Akzeptierendes Verhalten und ein offener Umgang mit der Redefluss-Störung hingegen gehören zu den wichtigsten Förderfaktoren (vgl. Rapp, 2007). Weitere Umweltfaktoren können Technologien darstellen. Hier können für manche Personen Geräte zur verzögerten auditiven Rückmeldung oder externen

Rhythmisierung hilfreich sein. Schließlich stellen auch Dienste wie das Kommunikationswesen oder Dienste des Gesundheitswesens, etwa Therapieangebote oder Selbsthilfegruppen, wichtige Unterstützungsfaktoren dar.

Die folgende Tabelle 1 gibt eine Übersicht über Faktoren, die die funktionelle Gesundheit und damit die Lebensqualität mit Stottern beeinflussen. In Anamnese und Diagnostik werden Daten über sämtliche Bereiche zusammengetragen. Das personzentrierte Gespräch, Beobachtung, die Anwendung von Fragebögen oder die Analyse der Sprechmotorik sind Verfahren, die bei jugendlichen und erwachsenen Stotternden zur Anwendung kommen können (vgl. Rapp, 2006, 2009).

ICF-Komponente	Untersuchungs-/Beobachtungsebenen
Körperstruktur	Hirnanatomische Strukturen (s110) (Untersuchung zzt. nur zu Forschungszwecken üblich)
Körperfunktion	Sprechflüssigkeit (b330) Mitbewegungen (b760)
Aktivität und Partizipation	Kommunikative Kompetenzen (d330, d350, d355, d360) Teilhabe – in sozialen Beziehungen (d620, d660, d720, d730, d750) – in Ausbildung oder Arbeit (d810-d830, d845, d850) – gesellschaftlichen Strukturen (d910, d920, d940)
Personbezogene Faktoren	Persönlicher Hintergrund, Coping-Strategien allgemein und Reaktionen auf das eigene Stottern
Umweltfaktoren	Förderfaktoren oder Barrieren durch – Technologien (e115) – soziale Beziehungen (e310-e360) Einstellungen anderer Menschen (e410-e465) oder durch Dienste (e535, e555, e580)

Tab. 1: Übersicht über relevante Kapitel der ICF bei Stottern.
Kurzfassung von „Entwurf für ein ICF-Core-Set Stottern" (Rapp, 2007, S. 16)

Das Core-Set stellt kein Raster für eine quantitative Klassifizierung dar, sondern gibt Hinweise darauf, welche Bereiche des bio-psycho-sozialen Gefüges einer stotternden Person genau betrachtet und beurteilt werden sollten.

Trotz typischer, zu erwartender Schwierigkeiten sind bei den einzelnen stotternden Menschen die Ressourcen und Defizite unterschiedlich gewichtet. Zudem variieren die Partizipationsziele von Mensch zu Mensch erheblich. Eine individuell zugeschnittene Therapie bezieht diese Aspekte mit ein. Personzentrierte Therapie kann auf dieser Grundlage geplant, durchgeführt und evaluiert werden.

Poltern

Das Poltern ist gegenüber dem Stottern immer noch eine sehr wenig beachtete Sprachstörung. Dementsprechend gibt es nur wenig aktuelle Grundlagenforschung und kaum spezifische therapeutische Angebote. ICF-basierte Klassifikationsrahmen oder Core-Sets bestehen ebenfalls noch nicht.

Auf die ICF-Bereiche bezogen lassen sich jedoch auch zum Poltern einige Aussagen treffen:

- Auf der Ebene der **Körperstruktur** gibt es Hypothesen zu neurophysiologischen Auffälligkeiten, denen entsprechende neuroanatomische Veränderungen zugrunde liegen könnten, wofür aber noch Studien und Nachweise fehlen.

- Im Bereich der **Körperfunktion** liegen beim Poltern Hinweise auf gestörte audiologische Verarbeitungsprozesse, eine verringerte auditive Aufmerksamkeit und einen eingeschränkten verbalen Arbeitsspeicher vor (Molt, 1996; Sick, 2004; Iven, 2007). Auf der Ebene der Funktion lassen sich auch die ‚poltertypischen‘ Symptome beschreiben: phonetisch-phonologische Auffälligkeiten mit Elisionen, Kontaminationen und Telescoping; grammatikalische Auffälligkeiten mit Auslassungen und Umstellungen; semantisch-lexikalische Auffälligkeiten mit Ersetzungen, Startern und Floskeln; pragmatische Auffälligkeiten mit geringer Beachtung von Sprecherregeln, eingeschränktem Zuhörverhalten, geringer Berücksichtigung des Kommunikationspartners. Hinzu können individuell ausgeprägte Auffälligkeiten im sprachlichen Lernen, im Schriftspracherwerb, im Sprachverständnis, in der Sprechgeschwindigkeit, dem Sprechrhythmus und der Prosodie kommen (Sick, 2004; Iven, 2007).

- Die Ebenen der **Aktivität und Partizipation** stellen sich bei polternden Menschen extrem heterogen dar: manchen gelingt eine sehr gute soziale Einbettung, andere leben in sozialem Rückzug.

- Im Bereich der **personbezogenen Faktoren** zeigen sich oft generalisierte Lernstörungen, die sich auf allen Sprach- und Schriftspracherwerbs-Ebenen zeigen und sich auf die Aktivität und Partizipation auswirken. Ältere Literaturquellen legen nahe, dass die polternden Menschen von ihrer eigenen Störung relativ unberührt wirken, wobei neuere Ansätze eher davon ausgehen, dass die pragmatisch-kommunikativen Probleme diesen Eindruck nur hervorrufen (vgl. Iven, 2007, S. 245). Systematische Untersuchungen zur psychosozialen Belastung und Bewältigung beim Poltern liegen aber noch nicht vor.

■ Die Umweltfaktoren erweisen sich oft ebenfalls als problematisch, weil polternde Patienten z.B. wenig therapeutische Unterstützung erfahren und ihr Problem von Angehörigen, Kollegen oder Ärzten nicht ernst genommen und für behandlungsbedürftig gehalten wird. Häufig sind die Kommunikationspartner von der teilweise unverständlichen Sprechweise stark mitbetroffen und tragen erheblich zu Einschränkungen der sozialen Teilhabe bei.

Stottern *ist eine Sprechablaufstörung, bei der linguistische Komponenten und Lern-/Gedächtnisprozesse nicht eingeschränkt sind.*
Poltern *betrifft alle sprachsystematischen Ebenen und lässt sich auf allen ICF-Ebenen beschreiben. Die Symptome, die an der Oberfläche des unterbrochenen Sprechens manche Ähnlichkeit mit Stottern aufweisen, könnten wegen anderer Symptomähnlichkeiten aber auch den Sprachentwicklungsstörungen, den Lernstörungen oder zentralen Störungen zugeordnet werden (Daly & Burnett, 1999; Iven, 2007).*

Insgesamt lässt sich festhalten, dass Poltern ein ebenso individuell ausgeprägtes Störungsbild ist wie das Stottern, vor allem was die im Einzelfall relevanten Auswirkungen auf Aktivität und Partizipation angeht. Die Diagnostik hat folglich alle relevanten Beschreibungsebenen der Sprachfunktionen, Lernbedingungen und Kommunikationskompetenzen einzubeziehen (Sick, 2004; Iven, 2007).

Diagnostisch-therapeutische Beispiele

Zur Erläuterung der sehr individuellen Ausgangslagen von stotternden und polternden Klienten werden im Folgenden Ausschnitte aus sprachtherapeutischen Prozessen vorgestellt, die die Ableitung teilhabe-orientierter Therapieziele verdeutlichen. Die komplexen (Störungs-)Systeme ‚Stottern' oder ‚Poltern' eines Menschen lassen sich nur dann professionell erfassen, wenn qualitativ orientierte Prozess-Diagnostik, gemeinsam mit dem Klienten abgestimmte Ziele und bausteinorientiertes sprachtherapeutisches Handeln in der Sprachtherapie eng miteinander verknüpft werden (Hansen & Iven 2008, 2009). Um dieser idiographischen Sichtweise Ausdruck zu verleihen, werden für die folgenden Beispiele jeweils unterschiedliche Darstellungsformen gewählt.

Beispiele zum Stottern

David (5 Jahre)

David zeigt massive Rückzugstendenzen in sozialen Kontexten, wie z.B. im Kindergarten. An Symptomen zeigt er ausgeprägte Blockaden und spannungsreiche Wortteilwiederholungen. An Sekundärsymptomatik fallen Parakinesen, ausgeprägte Vermeidungen und Fluchthandlungen in kommunikativen und sprachlich anspruchsvollen Situationen auf. David nutzt immer weniger die steuernde Funktion von Sprache und äußert immer seltener Wünsche *(ICF-Komponenten: Körperfunktionen, Aktivität und Partizipation, personbezogene Faktoren)*.

Die Eltern berichten, dass sie sich seit über einem Jahr Sorgen wegen des Stotterns machen und dass der Kinderarzt damals geraten habe, gar nicht darauf zu reagieren. Dies hätten sie versucht umzusetzen, indem sie sofort, wenn David zu sprechen beginne, ihm uneingeschränkt ihre Aufmerksamkeit geben würden. Dies werde mit zunehmender Sorge um ihr Kind zum Problem. Die sich aufbauende Spannung sei zeitweise unerträglich.

Die Videoaufnahme einer offenen Spielsituation der Familie miteinander ergab, dass David bei der Anforderung, ein ihm bekanntes Spiel zu beschreiben, mit massiven Vermeidungsversuchen reagierte. Im sich anschließenden Elterngespräch wurde deutlich, wie belastet sich alle durch das Stottern fühlten. Im Video wurde für die Eltern sichtbar, dass bei Stottersymptomen die gesamte Familie versuche, so zu tun, als ob nichts wäre. Dies ist im Sinne Beneckens (1996, S. 136) als Dissimulationsspiel zu bewerten *(ICF-Komponenten: Umweltfaktoren/Barrieren)*. Gleichzeitig zeigten sich in der Videosequenz auch Abschnitte, in denen entspannte und damit gelingende Kommunikation sichtbar wurde, z.B. Situationen, in denen die sprachlichen Anforderungen an David gering gehalten wurden. Dies war besonders dann der Fall, wenn er mit Ein-Wort-Antworten reagieren konnte oder Aufzählungen gefordert waren *(ICF-Komponenten: Umweltfaktoren/Förderfaktoren)*.

Davids Teilhabe-Möglichkeiten in der Familie und in der Kindertagesstätte erscheinen massiv gefährdet. Er schränkt seine Aktivitäten im Rahmen von interpersonellen Beziehungen zunehmend ein. Als besonders schwierig wurden die Situationen ‚Morgenkreis‘, in dem alle Kinder vom Vortag erzählen sollten, und Sprachspiele in der Gruppe identifiziert. Die zuständigen Erzieherinnen formulierten ihre Hilflosigkeit in diesen Situationen und ihre Unkenntnis in Bezug auf das Störungsbild Stottern *(ICF-Komponente: Umweltfaktoren)*.

Eine erste Therapiesitzung mit David ergab folgende Erkenntnisse: Das Modellieren von Sprechunflüssigkeiten über eine Handpuppe wurde von ihm mit drastischer Ablehnung quittiert. Auf die Frage, warum er denn hier sei, reagiert er ausweichend mit „Lass uns das da mal spielen!" Er signalisierte in dieser Phase, dass er zum Thema Stottern keine Auskunft geben will. Die o.a. Reaktionen lassen den Schluss zu, dass er bewusstseinsfähig ist, einen Leidensdruck besitzt, aber die Enttabuisierung des Stotterns zunächst nicht gewollt ist. Offen für kommunikative Aktionen erwies David sich, wenn er mit einer von ihm selbst ausgesuchten Nilpferd-Handpuppe spielen konnte. Ebenso zeigte er sich dem psychomotorisch und sprachlich gemachten Angebot von Qualitäten wie ‚weich und hart', ‚lang und kurz', ‚leicht und schwer' zugänglich.

Aus diesen ausschnitthaft skizzierten Erkenntnissen ergaben sich folgende mit David, den Eltern und den zuständigen Erzieherinnen formulierten Ziele.

ICF-Komponente	Zieldefinition von/für David	konkrete Therapieziele
personbezogene Faktoren Aktivität/ Partizipation Körperfunktion	– Spielen – Thema „Sprechen" enttabuisieren – mittelfristig: offene Auseinandersetzung mit verbliebenen Sprechunflüssigkeiten – Wünsche äußern, steuernde Sprachfunktion mehr nutzen – mit verschiedenen Sprechqualitäten spielen	– Sprachhandlungsspielräume mit Handpuppe gestalten – paralinguistische Sprechqualitäten spielerisch erproben – Symbol- und Rollenspiel: Wünsche u. Bedürfnisse äußern, Aufträge erteilen ... – Sprechmerkmale „weich, leicht, langsam" und ihre Kontraste ganzkörperlich und metasprachlich erfahren
	Zieldefinition der Eltern	
Umweltfaktoren Aktivität Partizipation Förderfaktoren — spannungsfreiere Alltag	– Sprechen und Stottern des Sohns besser verstehen – spannungsfreiere Alltag Kommunikation – entspannterer Kontakt zum Vater – Entlastung der Mutter im Familienalltag	– flüssiges und unflüssiges Sprechen beobachten, Perspektivenwechsel auf Sprechflüssigkeit – Informationen zu Stottern/ Spracherwerb (Enttabuisierung) – Aufgreifen vorhandener Ressourcen für Alltagskommunikation, z.B. veränderte Frageformen – gemeinsame Aktivitäten unterstützen – Vater-Sohn-Zeit aktiv nutzen
	Zieldefinition der Erzieherin	
Umwelt-/ Förderfaktoren Aktivität Partizipation	– mehr Sicherheit im Umgang mit dem Stottern – Integration von David in den sozialen Kontext	– Informationsabend – Spiele mit weniger sprachlichen Anforderungen – veränderte Morgenkreis-Routine

Tab. 2: ICF-Ziele für David

Lasse (5;0 Jahre)

Lasse berichtet im Erstgespräch über seinen einjährigen Auslandsaufenthalt in Australien. Der umfangreiche Wortschatz, seine Fähigkeiten, komplexe Zusammenhänge strukturiert darzustellen und die Perspektive des anderen einzunehmen, fallen besonders auf. Seine Rede ist gekennzeichnet durch ein hohes Maß an Sprechflüssigkeit. Wenn Sprechunflüssigkeiten auftreten, dann in Form von Ganzwortwiederholungen und entspannten Teilwortwiederholungen. Selten treten lockere Blockierungen und Prolongationen auf. Im Laufe des Gesprächs mit Lasse ergibt sich folgender Dialog:

Th:	Warum bist du hier, Lasse?
L:	Ich wollte doch noch mein Stottern weghaben!
Th:	Stotterst du?
L:	Ja, manchmal, aber Papa hat mir zwei Tipps gegeben: Tief einatmen und langsam reden.
Th:	Und funktionieren die?
L:	Ja, der erste war nicht so doll, aber der zweite funktioniert ganz gut!

Stottern ist für Lasse dadurch gekennzeichnet, dass er dann ein Wort mehrmals hintereinander sage. Auch die anderen würden das dann mitkriegen, aber denen wäre es egal. Doof wäre das Stottern trotzdem, weil er dann so lange bräuchte, um ein Wort auszusprechen. Im weiteren Verlauf des Gesprächs klären Lasse und der Therapeut gemeinsam, was an dem Tipp des Langsamerredens gut funktioniert. Da der Begriff ‚Stottern' von Lasse benannt wird, findet gleichzeitig ein Gespräch darüber statt, was Stottern für ihn bedeutet und woher er den Begriff kennt. In der Kindertagesstätte und zu Hause fühlt Lasse sich sehr wohl.

Im Elterngespräch bestätigt sich, dass die Familie offen über das Thema „Stottern" spricht und die Eltern wenig beunruhigt sind. Schwierig erscheinen ihnen nur kommunikative Alltagssituationen, in denen sich die 3;6-jährige Schwester ‚übermäßig' das Rederecht sichert und Lasse weniger ‚zum Zug kommt'.

Die Auswirkungen von Lasses Sprechunflüssigkeiten scheinen Aktivitäten, wie z.B. mit anderen zu kommunizieren, und die Partizipation, z.B. mit Fremden umzugehen, nicht einzuschränken. Gleichzeitig zeigt Lasse seine Bewusstseinsfähigkeit, indem er seine eigenen Sprechunflüssigkeiten beschreibt, und seine Bewusstseinswilligkeit, indem er bereit ist, über seine Gedanken und seine Gefühle bezogen auf das Stottern zu reden. Er formuliert ein Ziel, nämlich ‚das Stottern weghaben zu wollen', und zeigt bereits eigene Bewältigungskompetenzen auf, indem er

 *einen Vorschlag des Vaters (langsamer sprechen) für praktikabel hält.*
Insgesamt befindet sich Lasse in einer Übergangszone von entwicklungsgerechten Sprechunflüssigkeiten und Stottern.

Im nächsten Gespräch mit den Eltern findet im Sinne der Enttabuisierung ein Austausch darüber statt, was für die Eltern ‚Stottern' ist und was die Sprechunflüssigkeiten ihres Sohnes für sie bedeuten. Als Ziel formulieren die Eltern, dass Lasse weiter sozial integriert bleibt, mit den Sprechunflüssigkeiten umgehen kann und dass sie selbst Informationen über das Stottern erhalten. Des Weiteren möchten die Eltern die kommunikative Situation im Familienalltag bzgl. der Redeanteile von Schwester und Lasse verändern.

Die Aufgabe der Therapie, die sich aus diesen Informationen ergibt, ist, die Bewusstseinsfähigkeit und -willigkeit von Lasse ernst zu nehmen, zu unterstützen und seinen Hinweis auf das funktionierende langsamere Sprechen aufzugreifen. Gleichzeitig wurde im Sinne von Alltags- und Erfahrungsorientierung des Kindes das Stottern als Begriff ‚aufgelöst' und beispielsweise Wortteilwiederholungen als ‚Känguru-Sprache' benannt, das langsamere Sprechen spielerisch mit ‚Koalabären-Sprache'. Die Therapie wurde des Öfteren gemeinsam mit dem Vater durchgeführt und in begleitenden Elterngesprächen wurden Möglichkeiten erarbeitet, den Redeanteil Lasses in familiären Alltagssituationen zu erhöhen, z.B. beim Abendessen.

Die Zieldefinitionen von Lasse und seinen Eltern entspringen der **ICF-Komponente ‚Funktion'** (lockere Wortteilwiederholungen, Erfahrungen mit langsamem Sprechen), der **ICF-Komponente ‚Aktivität und Partizipation'** (erhöhter Redeanteil im familiären Alltag) und der **ICF-Komponente ‚personbezogene Faktoren'** (Unterstützung der bei Eltern und Kind schon vorhandenen Coping-Strategie der offenen Auseinandersetzung mit Sprechunflüssigkeiten/Stottern).

Lucas (11 Jahre)

Lucas geht in die 5. Klasse eines Gymnasiums. Er zeigt sich im Eingangsgespräch auskunftsfreudig und reflektiert seine Entwicklung in Bezug auf Sprechunflüssigkeiten und Stottern sehr differenziert, wie einige Zitate aus dem Erstgespräch zeigen:

- *In der 1. Klasse fing es an. Dann ging es wieder und zu den Zeugnissen wurde es dann immer schlechter. In der 3. und 4. Klasse war es manchmal o.k. und plötzlich wurde es wieder schlimmer.*
- *Das ist ganz verschieden, es macht so Sprünge.*
- *In der Schule ist es manchmal so: Ich bin dran und rede gar nicht und die anderen in der Klasse wundern sich. Das ist halt nicht immer so ganz passend.*
- *Ich hätte da stundenlang hocken können und habe das Wort schon vor mir gesehen und es wäre nicht raus gekommen.*

- *Es wäre schön, wenn ich mich auf ein Stottern vorbereiten könnte.*
- *Gerade in dem Moment, in dem ich einen Beitrag leisten könnte, der den Lehrer auch sehr freuen würde, bleibe ich stecken.*
- *Das verbraucht unheimlich viel Sauerstoff.*
- *Meine Mitschüler reagieren eigentlich ganz nett. Da hab ich so gar keine Schwierigkeiten. Aber einmal sagte ein Mitschüler zu mir: „Stottere langsam, dann hast du mehr davon!"*
- *Im ersten Moment war ich ganz baff. Eigentlich fand ich das ganz witzig, aber vorher war er immer so mitleidend.*

Im weiteren Gespräch vermittelt Lucas, dass er sich in seiner Klasse gut aufgehoben fühle und viele Freunde habe. Er habe Spaß daran, sich am Unterricht zu beteiligen *(ICF-Komponenten: Personbezogene Faktoren und Aktivitäten)*. Aus diesen Aussagen wird deutlich, was Lucas sich von einer Therapie wünscht. Er möchte sich auf ein Stottern vorbereiten können und somit Kontrollgewinn erzielen. Im Unterricht möchte er für sich die Sicherheit haben, trotz beispielsweise eines sich aufbauenden Stottergefühls eine Antwort geben zu können *(ICF-Komponenten: Aktivität und Partizipation)*. Der Klassenlehrer wird von Lucas als unterstützend beschrieben und er hat das Gefühl, dass er für eine Antwort Zeit bekommt *(ICF-Komponenten: Umfeld/Förderfaktor)*. Die Biologielehrerin dagegen würde ihn immer ,so komisch anschauen', aber die wäre ihm nicht so wichtig *(ICF-Komponenten: Umfeld/Barriere)*. Lucas formulierte als Ziel, sich im Unterricht ohne Blockierung beteiligen zu können *(ICF-Komponenten: Aktivität/Partizipation und Körperfunktion)*. Gleichzeitig wünschte er sich, dass der Klassenlehrer und die Mitschüler mehr vom Stottern verstehen *(ICF-Komponente: Umweltfaktoren/Förderfaktoren)*.
In der Therapie wurden im klassischen Sinne die Wege Identifikation, Desensibilisierung und Modifikation immer auch in Hinblick auf den von Lucas formulierten Kontext Schule aufgegriffen. Unter anderem wurden Mitschüler in die sprachtherapeutischen Sitzungen eingeladen. Der Lehrer wurde von Lucas über seine Ziele und die Therapie informiert, und er hielt einen Vortrag zum Thema „Stottern" vor der Klasse.

Beispiel zum Poltern

Herr P. (20 Jahre)
Herr P. befindet sich in einer Zahntechniker-Ausbildung. Seine Sprechgeschwindigkeit ist sehr hoch, seine Spontansprache von vielen Auslassungen, Umstellungen und unverständlichen Passagen gekennzeichnet. Er zeigt keine stottertypischen Kernsymptome. Er hat ein sehr gutes Abitur an einem naturwissenschaftlichen Gymnasium abgelegt, aber kein Studium aufgenommen, weil er schon in der Schule Angst vor mündlichen Beiträgen und der Reaktion seiner Mitschüler hatte. Am Ende der Schulzeit haben ihn die Lehrer fast nur noch aufgrund seiner schriftlichen Leistungen

bewertet. Die einzige mündliche Abiturprüfung „war eine Katastrophe, ich hab kaum was klar rausgekriegt". Herr P. bezeichnet seine Berufswahl als Folge des Polterns, er habe Angst vor Berufen mit Kundenkontakt oder vielen Kollegen-Gesprächen. Im Alltag fallen ihm vor allem das Telefonieren und die Kommunikation mit seinem Ausbilder schwer, sodass er diese Situationen so oft wie möglich vermeidet. Da darunter seine Ausbildungs-Bewertung leidet und sein Ausbilder ihn schon mehrfach zu mehr Kommunikationsbereitschaft aufgefordert hat, hat er jetzt den therapeutischen Anlauf unternommen.

Herr P. formuliert vor allem Therapieziele, die auf seine Alltagskommunikation und den Abbau seiner Kommunikationsängste zielen. Daneben stehen für ihn aber auch ganz eindeutig funktionsbezogene Ziele im Vordergrund, die die Teilhabe-Ziele wirkungsvoll unterstützen können:

ICF-Komponenten	Zieldefinition von Herrn P.	konkrete Therapieziele
Aktivität/ Partizipation	– sich ans Telefon trauen – mehr mit dem Ausbilder und Kollegen sprechen – Abbau von Sprechängsten	– im Beruf telefonische Anfragen annehmen und beantworten – eigenaktive Gesprächsaufnahme, spontane Kommunikation im Alltag – konkret situationsbezogene Sprechsicherheit aufbauen, Rollenspiele und In-vivo-Aufgaben
Körperfunktion	– Verbesserung der Verständlichkeit	– Verbesserung der Eigenwahrnehmung, Sprechmotorik-Kontrolle, Verständlichkeit, Sprechtempo etc.

Tab. 3: ICF-Ziele für Herrn P.

Literatur

Benecken, J. (1996): Wenn die Grazie misslingt – Stottern und stotternde Menschen im Spiegel der Medien. Köln, Demostenes

Blood, G.W./Conture, E.G. (1998): Outcomes Measurement Issues in Fluency Disorder. In: Frattali, C.M.: Measuring Outcomes in Speech-Language Pathology. New York, Thieme, 387-405

Daly, D.A./Burnett, M.L. (1999): Cluttering: Traditional Views and New Perspektives. In: Curlee, R.F. (Ed.): Stuttering and related fluency disorders. 2. Auflage, New York, Thieme, 179-204

Hansen, B./Iven, C. (2008): Bausteine einer individualisierbaren Therapie bei Kindern. In: Riehmann, Chr./Dallmaier, M. (Hrsg.): Sprache als Brücke von Mensch zu Mensch. Cottbus, Reinhard Semmler, 302-314

Hansen, B./Iven, C. (2009): Praxisbausteine der Stotterdiagnostik und -therapie bei Kindern. Idstein, Schulz-Kirchner, in Vorb.

Iven, C. (2007): Poltern. In: Grohnfeldt, M. (Hrsg.): Lexikon der Sprachtherapie. Stuttgart, Kohlhammer, 240-247

Iven, C. (2009): Beim Stottern nichts Neues? Aktuelle Evaluationsergebnisse und ICF-basierte Methodenkritik. In: de Langen-Müller, U./Hielscher, M./Kleissendorf, B. (Hrsg.): Sprachtherapie lohnt sich?! Köln, PROLOG, in Vorb.

Leahy, M.M. (2005): Changing Perspectives for Practice in Stuttering: Echoes From a Celtic Past, When Wordlessness was Entitled to Time. American Journal of Speech-Language Pathology, Vol. 14, November 2005, 274-283

Molt, L.F. (1996): An Examination of Various Aspects of Auditory Processing in Clutterers. Journal of Fluency Disorders, 21, 215-225

Neumann, K. (2007): Stottern im Gehirn: neue Erkenntnisse aus Humangenetik und Neurowissenschaften. Forum Logopädie, 2, 6-13

Rapp, M. (2006): Stottern im Spiegel der ICF – Neue Maßstäbe für Assessment und Therapie. Bremer Modell, Band 4. Fachschule für Logopädie Bremen. http://www.schule-fuer-logopaedie.de

Rapp, M. (2007): Stottern im Spiegel der ICF: Ein neuer Rahmen für Diagnostik, Therapie und Evaluation. Forum Logopädie, 2, 14-19

Rapp, M. (2009): Fallbericht. Therapie mit einem erwachsenen Stotternden. In: Beushausen, U./Seiferth, W. (Hrsg.): Klinische Entscheidungsfindung in der Sprachtherapie. München, Elsevier, in Vorb.

Sandrieser, P./Schneider, P. (2008): Stottern im Kindesalter. 3. vollständig überarbeitete Auflage, Stuttgart, Thieme

Sick, U. (2004): Poltern. Theoretische Hintergründe, Diagnostik, Therapie. Stuttgart, Thieme

Sommer, M./Koch, M.A./Paulus, W./Weiller, C./Büchel, C. (2002): Disconnection of speech-relevant brain areas in persistent development stuttering. The Lancet, Vol. 360, 380-383

Weikert, K. (1996): Stottern – Belastung und Bewältigung im Lebenslauf. Köln, Demosthenes

Yaruss, J.S./Quesal, R.W. (2004): Stuttering and the International Classification of Functioning, Disability, and Health (ICF): An update. Journal of Communication Disorders, 37, 35-52

7   ICF in der Stimmtherapie

Zusammenfassung
Der folgende Beitrag beschreibt mögliche Ausprägungen von Stimmerkrankungen auf den Ebenen Körperfunktion und -struktur, Aktivität, Teilhabe und Kontextfaktoren. Verfahren und Messinstrumente zur Klassifikation einer Stimmerkrankung innerhalb der ICF-Kategorien werden beschrieben. Anhand eines Patientenbeispiels werden beispielhaft Codierungen nach ICF vorgenommen, teilhabebezogene Ziele formuliert sowie der Therapieverlauf und die -evaluation skizziert. Eine abschließende Betrachtung setzt unterschiedliche Interventionsebenen in der Behandlung von Stimmerkrankungen in Relation zu den Domänen der ICF.

Einleitung

Bei der konservativen Behandlung von Stimmerkrankungen zeigt sich in der Praxis sehr deutlich, wie stark Rehabilitationsbedarf und -erfolg davon abhängen, welchen Stellenwert die Stimme für die Betroffenen im beruflichen und alltäglichen Kontext einnimmt. So kann eine nach objektiven Kriterien als gering eingestufte Veränderung des Stimmklanges beispielsweise für einen Rundfunksprecher schwerwiegende Einschränkungen der beruflichen Leistungsfähigkeit nach sich ziehen. Demgegenüber führen objektiv hochgradige Befunde für Menschen mit niedriger privater und beruflicher Stimmbelastung häufig zu keiner oder nur gering empfundener Beeinträchtigung. Die ICF bietet die Möglichkeit, die Kommunikationsbedürfnisse und -erfordernisse eines Betroffenen individuell in der Diagnostik und Therapieplanung zu berücksichtigen (vgl. Kapitel 1).

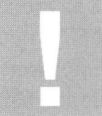 *Besonders relevant ist dabei die Frage nach geeigneten Assessments zur standardisierten Erfassung der Bereiche Aktivität und Teilhabe sowie nach den Möglichkeiten, eine Behandlung entsprechend den ICF-Komponenten zu planen und durchzuführen.*

Schädigung, Beeinträchtigung und Kontextfaktoren bei Stimmstörungen

Schädigung von Struktur und Funktion

Strukturschädigungen, die zu einer stimmtherapeutischen Behandlung führen, betreffen entweder die Struktur des Larynx (z.B. Stimmlippenknötchen, Polypen) oder Strukturen des peripheren Nervensystems (z.B. Verletzungen des N. recurrens). Schädigungen der Kehlkopffunktion äußern sich in Veränderungen der Stimmqualität, wie Heiserkeit oder Resonanzverlust, sowie Einschränkungen in der Stimmgebung, wie Funktionen der Lautstärke (Ma, Yiu 2007b, S. 344). Auch die Erzeugung von Tönen in musikbezogenen stimmlichen Äußerungen kann betroffen sein. Scott et al. (1997, S. 38) ließen in einer Studie 133 Patienten mit einer Dysphonie eine Liste von Problemen erstellen, die sie infolge der Stimmstörung aus subjektiver Sicht erlebten. Die Autoren ordneten 60% der Angaben Schädigungen der Funktion zu, wobei sich die am häufigsten angegebenen Probleme auf Stimmveränderungen und Symptome von Missempfindung/Schmerz im Halsbereich bezogen.

Da Stimmstörungen mit weiteren Funktionsstörungen, beispielsweise des Bewegungsapparates oder der Persönlichkeit, assoziiert sein können, stellt sich die Frage, inwieweit sie im Rahmen einer stimmtherapeutischen Befunderhebung berücksichtigt werden sollen bzw. können. Ma et al. (2007b, S. 344f) erfassen emotionale Reaktionen der Betroffenen unter Schädigungen des Temperaments und der Funktionen von Persönlichkeit und Emotionen. Es muss jedoch darauf hingewiesen werden, dass eine Stimmtherapeutin nicht die fachliche Qualifikation besitzt, eine entsprechende Diagnose zu stellen. Dies gilt selbst dann, wenn diese Aspekte bei der Entstehung einer Stimmerkrankung eine Rolle spielen.

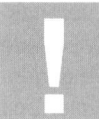

Die Stimmtherapeutin sollte, ihrer Qualifikation entsprechend, die Diagnostik auf der Basis der ICF ausschließlich auf die Stimmfunktion beschränken.

Einschränkungen von Aktivität und Partizipation

Als die häufigste Einschränkung der Aktivität infolge einer Stimmstörung wurde in der Studie von Scott et al. (1997, S. 39) das Singen genannt. Von allen genannten Problemen wurden 24% dem Bereich der Aktivität zugeordnet, 16% der Teilhabe. Als Einschränkungen der Teilhabe wurden psychogene, emotionale und berufsbezogene Schwierigkeiten identifiziert sowie Auswirkungen auf Familie und Freunde. Ma und Yiu (2007b, S. 345) nennen als mögliche Behinderungen der Aktivität das Sprechen, Konversation mit anderen, Telefonieren oder Geselligkeit. Sie weisen darauf hin, dass Stimmstörungen bei Berufssprechern in einer Einschränkung der Berufsausübung resultieren können bzw. ein Berufswechsel notwendig werden kann, sofern die stimmliche Leistungsfähigkeit den beruflichen Anforderungen dauerhaft nicht genügt. Yiu und Ma (2002) beschreiben, dass sich bei Lehrern eine Stimmstörung mehrheitlich auf die Berufsausübung, auf Unterhaltungen sowie auf das emotionale Befinden auswirkt.

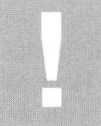 *Das Ausmaß der Konsequenzen einer Dysphonie wird nicht von der objektiv messbaren Schwere der Erkrankung determiniert, sondern hängt davon ab, wie ein Betroffener seine Stimmstörung wahrnimmt, darauf reagiert und sich der Problematik anpasst.*

Kontext- und personbezogene Faktoren

Als mögliche umweltbezogene Kontextfaktoren, die sich bei Erkrankungen der Stimmfunktion als Barriere oder Förderfaktor für den Betroffenen darstellen können, nennen Ma und Yiu (2007b, S. 345) unter anderem Aspekte wie Temperatur, Luftfeuchtigkeit, Luftqualität oder die Lautstärke des Umfeldes, in dem gesprochen wird. Gleichermaßen können Reaktionen oder Rücksichtnahmen von Personen im alltäglichen Umfeld stimmliche Aktivitäten der Betroffenen beeinflussen. Unter personbezogene Faktoren werden als Beispiele Geschlecht, ethnische Herkunft, Alter, Beruf, Bewältigungsstrategien, Persönlichkeit sowie vergangene und gegenwärtige Erfahrungen angegeben.

Assessments zur Erfassung ICF-bezogener Schädigungen und Einschränkungen bei Stimmstörungen

Funktionsfähigkeit

Um Schädigungen der Funktionsfähigkeit zu erfassen, werden in der stimmtherapeutischen Praxis objektive und subjektive Untersuchungsverfahren eingesetzt. Zur subjektiven Befundung gehören insbesondere die Beschreibung stimmlicher Parameter wie Stimmklang, Stimmgebung, Stimmsitz und Stimmeinsätze durch den Untersucher. Die European Laryngological Society (ELS) empfiehlt für ein Basisprotokoll zur funktionellen Stimmbeurteilung folgende, durch die Stimmtherapeutin durchführbare objektive Untersuchungsverfahren (Schneider, Bigenzahn, 2007, S. 57):

- Eine Stimmklangbeurteilung nach der RBH-Klassifikation (Rauigkeits-, Behauchtheits- und Heiserkeitsklassifikation; Nawka und Anders, 1996),
- die Ermittlung der maximalen Tonhaltedauer,
- akustische Analysen der Stimmschallperiodizität sowie der Harmonics-to-Noise-Ratio HNR (dem Verhältnis harmonischer und nicht-harmonischer Schwingungen im Stimmschall) und
- die Stimmfeldmessung, d.h. die Ermittlung der höchsten Frequenz, der geringsten Intensität und des Tonhöhenumfangs.

Aktivität und Teilhabe

Zur Erfassung stimmbezogener Lebensqualität werden in der Literatur vier Fragebögen zur Selbstevaluation durch den Betroffenen beschrieben: VHI (Voice Handicap Index), V-RQOL (Voice-Related Quality of Life-Measure), VAPP (Voice Activity and Participation Profile) und VOS (Voice Outcome Survey). Der VHI gilt als ein valides Messinstrument zur Erfassung des bei einer Stimmstörung subjektiv empfundenen Handicaps. Anhand von 30 Items werden jeweils 10 mögliche funktionelle, emotionale und psychische Aspekte einer Stimmstörung durch den Betroffenen auf einer Skala von 0-4 bezüglich des jeweiligen subjektiv empfundenen Schweregrades bewertet (Jacobson et al., 1997). Das V-RQOL-Measurement ist ein Fragebogen mit zehn Items, die inhaltlich den Items des VHI ähneln. Es erfasst Lebensqualität auf sozio-emotionaler und physischer Funktionsebene (Hogikyan, Sethuraman, 1999). Der VAPP wurde auf der Basis der ICIDH-2 (International Classification of Impairments, Activities and Participation) zur Erfassung von Einschränkungen der Aktivität und der Partizipation entwickelt. Mit jeweils 14 Items werden mögliche Einschränkungen der Aktivität sowie der mit der jeweiligen Aktivität verbundenen Teilhabe erfragt (Ma, Yiu, 2001). Der VOS ist ein fünf-Item-Fragebogen, der zur Erfassung von stimmbezogenen Einschränkungen bei einseitigen Stimmlippenlähmungen entwickelt wurde (Gliklich et al., 1999).

Für den deutschen Sprachgebrauch wurde bislang nur der VHI in einer deutschen Konsensfassung validiert (Nawka, Wiesmann, Gonnermann, 2003).

> **TIPP** *In Anlehnung an das Basisprotokoll der ELS schlagen Schneider und Bigenzahn eine subjektive Selbsteinschätzung der kommunikativen Beeinträchtigung des Patienten anhand einer visuellen Analogskala (VAS) vor (2007, S. 60).*

Die ICF in der Behandlung von Stimmstörungen

Stimmerkrankungen, die im Zusammenhang mit funktionellen Veränderungen der am Phonationsvorgang beteiligten Organsysteme stehen, werden konservativ-stimmtherapeutisch behandelt. Ruotsalainen et al. (2007) haben in einer Metaanalyse gezeigt, dass eine Kombination direkter und indirekter stimmtherapeutischer Methoden bei funktionellen Stimmstörungen bezogen auf Fremdbeurteilung, objektive Untersuchungen und Selbsteinschätzung wirksam ist. Indirekte Intervention umfasst die Beratung zur Einhaltung allgemeiner stimmhygienischer Maßnahmen (z.B. das Vermeiden von Räuspern), individuelle Maßnahmen zur Stimmentlastung (z.B. das Reduzieren stimmbelastender Freizeitaktivitäten wie Chorgesang) und Entspannungstechniken. Direkte Verfahren dienen der Modifikation des Stimmgebrauchs, wie z.B. das Reduzieren von Lautstärke oder die Erweiterung von Stimmresonanz (Carding, 2000, S. 30).

Damit eine Stimmtherapie Erfolge auf der Ebene der Teilhabe erzielt, muss zunächst festgelegt werden, welches Maß an Funktionswiederherstellung notwendig ist, um die individuelle Teilhabe zu ermöglichen. Dementsprechend müssen Ziele auf der Ebene der Funktion klar definiert und das therapeutische Vorgehen danach ausgerichtet werden. Zusätzlich ist es möglich, Aspekte der Teilhabe direkt in die Behandlung zu integrieren. Dabei kann die Stimmfunktion unter alltagsrelevanten Bedingungen (z.B. in einer Vortragssituation) trainiert werden. Kontextfaktoren, die als Barrieren oder Förderfaktoren Einfluss auf die Stimmerkrankungen nehmen, sollten während der Therapie identifiziert und daraufhin überprüft werden, ob und auf welche Weise sie reduziert (Barrieren) oder verstärkt (Förderfaktoren) werden können. Es ist jedoch zu beachten, dass die Berücksichtigung personbezogener Kontextfaktoren den Rahmen einer stimmtherapeutischen Intervention sprengen kann. Sofern beispielsweise pathologische Sprechängste Einfluss auf Stimmfunktion und Teilhabe nehmen, sollte die Stimmtherapeutin dem Betroffenen die Grenzen ihres Aufgabenbereiches darstellen.

 *Personbezogene Kontextfaktoren können in einer stimmtherapeutischen Behandlung nur eingeschränkt berücksichtigt werden. Tragen sie entscheidend zur Verursachung und Aufrechterhaltung der Stimmproblematik bei, kann eine interdisziplinäre Arbeit mit entsprechenden Professionen notwendig werden.*

Patientenbeispiel
Die 35-jährige Patientin Frau M. wird aufgrund von Stimmproblemen in der logopädischen Praxis vorstellig. Die ärztliche Diagnose auf der von einer Hals-Nasen-Ohren-Ärztin ausgestellten Heilmittelverordnung lautet: „Hypertone Dysphonie mit Belastungslaryngitis". Die Patientin gibt an, unter rezidivierender Heiserkeit mit Kratz- und Druckgefühl sowie Phasen von Aphonie zu leiden. Als weitere subjektive Beschwerden gibt sie Räusperzwang, nächtliche Hustenattacken, morgendliche Belegtheit der Stimme mit vermehrter Schleimansammlung, Stimmermüden im Laufe des Tages sowie eine häufig auftretende Anspannung beim Sprechen an.

Anamnestische Daten
Die anamnestischen Daten wurden anhand eines informellen Fragebogens (Hammer, 2007, S. 250) erhoben: Frau M. berichtet von einer Kehlkopfentzündung während der Schwangerschaft im Sommer 2003 (Entbindung: Dezember 2003). Im Rahmen dieser Entzündung traten erstmals Stimmbeschwerden auf, die seither jede Art von Erkältungskrankheit begleiten. Die Patientin ist innerhalb der letzten fünf Monate alle drei bis vier Wochen heiser gewesen, meist unabhängig von Erkältungen. Aufgrund der Stimmbeschwerden hat sie seither an insgesamt zwei Tagen nicht zur Arbeit gehen können.

Sie übt eine Teilzeittätigkeit (zwei Tage pro Woche) als Seminarleiterin im Bereich Informatik aus. Im Durchschnitt vier Mal monatlich hält sie achtstündige Veranstaltungen mit hoher Sprechbelastung, ansonsten ist die berufliche Stimmbelastung gering. Frau M. ist verheiratet und hat eine fünfjährige Tochter. Die allgemeinen und stimmlichen Belastungen im Zusammenhang mit der Rolle als Mutter bezeichnet sie als normal, die Doppelrolle als Berufstätige und Mutter jedoch als verhältnismäßig belastend. Sie hat bis vor Kurzem in einem Laienchor gesungen, dies auf Anraten der HNO-Ärztin aber vorübergehend aufgegeben. An Tagen mit hoher Sprechbelastung ermüdet die Stimme zum Abend hin, die Patientin empfindet eine starke Spannung der Halsmuskulatur, Schmerzen und Druckgefühl. An solchen Abenden lässt sie das Vorlesen der Gute-Nacht-Geschichte für ihre Tochter ausfallen.

Allgemein geht nach ihrem Empfinden eine Anstrengung der Stimme mit erhöhter allgemeiner Aktivität einher. Durch Stimmschonung und Trinken (Mineralwasser) lassen sich die Beschwerden reduzieren. Die Patientin bezeichnet sich selbst als sprechfreudig, temperamentvoll und aktiv. Nach nächtlichen Hustenattacken, die unabhängig von akuten Heiserkeitsphasen auftreten, besteht eine morgendliche „Belegtheit" der Stimme, die sich im Lauf des Tages bessert. Unter weiteren sonstigen Beschwerden/Erkrankungen nennt sie Verspannungen im Schulter- und Nackenbereich sowie eine geschwächte Beckenbodenmuskulatur. Nach Angaben der Patientin befand sich ihre Mutter aufgrund einer Stimmstörung in logopädischer Behandlung.

Ergebnisse der logopädischen Diagnostik

Die Erhebung des stimmlichen Befundes wird mittels informeller Beobachtungen, einer auditiven Stimmklangbeurteilung unter Einbeziehung der RBH-Skalierung (Rauigkeits-, Behauchtheits-, Heiserkeitsklassifikation, Skalenwerte: 0-3), eines Phonetogramms, der Messung von Ausatem- und Tonhaltedauer, der Bestimmung der mittleren Sprechstimmlage sowie des VHI vorgenommen.

Nach auditiver Einschätzung besteht eine auffällige Heiserkeit (RBH 2/1/2) mit Resonanzverlust in der Sprechstimme bei leicht angestrengter Stimmgebung. Sprechstimmlage und Stimmsitz sind unauffällig, die Modulation der Sprechstimme angemessen. Stimmein- und -absätze knarren, bei Steigerung der Lautstärke nimmt die Sprechanstrengung zu und die Stimme klingt brüchig. Der Tonumfang der Stimme ist mit knapp mehr als einer Oktave zu gering, der dynamische Akzent mit 28 dB ebenfalls eingeschränkt. Die Intonationsfähigkeit ist gut, die Tonhaltedauer im Normbereich. In Ruhe zeigt die Patientin kurze und flache Atemzüge mit einer Tendenz zur Hochatmung. Beim Sprechen finden Atembewegungen überwiegend im Brustbereich statt. Die Länge der Ausatmung ist physiologisch. Die Patientin artikuliert etwas verwaschen und spricht mit erhöhtem Tempo. Bezüglich der Körperhaltung fällt eine ständige Linksneigung des Kopfes auf, die linke Schulter liegt deutlich höher als die rechte. Schultern und obere Wirbelsäule sind nach vorne gerundet. Die Patientin hält einen mitunter starren Blickkontakt, Gestik und Mimik wirken lebendig.

Die Selbsteinschätzung der Patientin anhand des VHI ergibt mit einem Gesamtscore von 36 ein mittelgradig empfundenes Handicap. Mittels einer visuellen Analogskala (0-10) schätzt die Patientin die Einschränkung der Teilhabe im Beruf mit sieben, in der Freizeit mit sechs und bezüglich des Familienlebens mit drei ein.

Diagnosestellung nach ICF

Die Zuordnung zu den ICF-Codes (WHO, 2005) wurde anhand der standardisiert und informell erhobenen Daten vorgenommen. Die Schädigung der Struktur wurde entsprechend der ärztlichen Diagnose codiert. Einzelne Codes zur Beeinträchtigung ergaben sich aus den Items des VHI.

■ **Funktion:** Die Patientin empfindet ein Kratz- und Druckgefühl im Kehlkopf, bei Sprechbelastung entsteht häufig eine Missempfindung im Sinne einer Anspannung im Halsbereich (b2801.2 Schmerz in einem Körperteil, mäßig ausgeprägt). Der Kehlkopf zeigt eine Funktionseinschränkung bezüglich eines unzureichenden Glottisschlusses (als Hauch hörbar) sowie das Auftreten von Schwingungsunregelmäßigkeiten (als Rauigkeit hörbar). Die Heiserkeit verstärkt sich bei erhöhtem Anblasedruck (Lautstärke). Die Stimmresonanz ist eingeschränkt (b3101.3 Funktionen der Stimme / Stimmqualität, erheblich ausgeprägt). Die Steigerungsfähigkeit ist eingeschränkt (b3100 Funktionen der Stimme / Stimmbildung, erheblich ausgeprägt). Singen ist laut ärztlichem Rat derzeit nicht möglich bzw. wird nicht empfohlen (b3400.2 Funktionen der Stimme / Erzeugung von Tönen, mäßig ausgeprägt).

■ **Struktur:** Laut ärztlichem Befund liegt aktuell eine Belastungslaryngitis vor, dies lässt auf eine Rötung der Kehlkopfschleimhaut schließen. Weitere Angaben liegen nicht vor (s34002.7.3 Struktur des Kehlkopfes / Stimmbänder, mäßig ausgeprägt, qualitative Veränderung, beidseitig).

■ **Aktivität/Teilhabe:** Das Sprechen strengt nach Stimmbelastung an (d330.3 Sprechen, erheblich ausgeprägt). Die Patientin berichtet, dass sie bislang zwei ihrer vier Mal monatlich stattfindenden Weiterbildungskurse aufgrund der Stimmproblematik hat absagen müssen (d8501.3 Bezahlte Tätigkeit/ Teilzeitbeschäftigung, erheblich ausgeprägt; d740.3 Formelle Beziehungen, erheblich ausgeprägt). Sie nimmt derzeit nicht an Chorproben teil (d9204.3 Erholung und Freizeit/Hobby, erheblich ausgeprägt; d7504.3 Informelle Beziehungen zu Seinesgleichen, erheblich ausgeprägt). Wenn eine stimmliche Belastungsgrenze erreicht ist, lässt sie das allabendliche Gute-Nacht-Geschichte-Vorlesen ausfallen (d7600.1 Eltern-Kind-Beziehungen, leicht ausgeprägt). Laut Angaben im VHI meidet die Patientin größere Gruppen wegen ihrer Stimme und spricht seltener mit Freunden, Nachbarn oder Verwandten (d750 Informelle soziale Beziehungen: d7500.2 Informelle Beziehungen zu Freunden, mäßig ausgeprägt; d7501.1 Informelle Beziehungen zu Nachbarn, leicht ausgeprägt). Sie benutzt das Telefon seltener als sie eigentlich möchte (d360.1 Kommunikationsgeräte und -techniken benutzen, leicht ausgeprägt).

■ **Kontextfaktoren:** Die Patientin äußert, dass ihre Familie sie durch Entlastung in Sprechsituationen unterstützt (e310.+2 engster Familienkreis, mäßiger Förderfaktor). Der beruflich geforderte sprecherische Einsatz verstärkt die Stimmbelastung (e5650.3 Dienste der Wirtschaft, erhebliche Barriere). Durch das Trinken von Wasser lassen sich die Beschwerden reduzieren (e1100.+1 Lebensmittel, leichter Förderfaktor).

■ **Patientenbezogene Kontextfaktoren:** Laut Angaben der Patientin verstärkt sich ihre Stimmstörung durch ihr Temperament: Sie spreche viel und gerne. Im Beruf ist sie ebenfalls sehr aktiv und bemerkt häufig nicht, dass sie ihre Stimme überlastet. Abzuklären wäre, ob der nächtliche Reizhusten ggf. refluxbedingt ist und als Auslösefaktor für Stimmbeschwerden infrage kommt. Das mütterliche Vorbild bzw. eine genetische Disposition können im Zusammenhang mit der Stimmstörung stehen, da laut Frau M.'s Angaben ihre Mutter eine ähnliche Stimme habe und deshalb bereits in logopädischer Behandlung gewesen sei. Eine auffallende Hochatmung und Verspannungen im Rumpfbereich wirken sich ungünstig auf die Phonationsfunktion aus. Durch die geschwächte Beckenbodenmuskulatur kann es zu einer Beeinträchtigung der exspiratorischen Atemfunktion (Druckaufbau) kommen, was sich indirekt auf die Stimmfunktion auswirken kann.

Therapieziele

Nach der Aufklärung der Patientin über Inhalte und Möglichkeiten einer stimmtherapeutischen Behandlung wurden gemeinsam die Ziele für die Therapie definiert. Insgesamt zielt die Behandlung darauf, die stimmliche Leistungsfähigkeit der Patientin so weit wieder herzustellen, dass sie ihren beruflichen und privaten Alltag beschwerdefrei bewältigen kann. Als übergeordnete Ziele auf der Ebene der Teilhabe (vgl. Kapitel 2) ergaben sich:

■ Durchführung der beruflichen Tätigkeit ohne stimmliche Belastungssymptome,

■ Chorgesang ohne Belastungs- oder Ermüdungserscheinungen,

■ eine belastungsfähige Stimme, um auch nach beruflichem Stimmeinsatz eine Gute-Nacht-Geschichte vorlesen zu können.

> **TIPP** *Als Voraussetzung zur Erreichung teilhabe-orientierter Ziele muss auf der Ebene der Funktion eine anstrengungsfreie, klare, resonante und ausreichend steigerungsfähige Stimmgebung erarbeitet werden.*

Therapieinhalte

Nach den deutschen Heilmittelrichtlinien (GBA, 2005a, S. 16) dient eine Stimmtherapie „der Wiederherstellung, Besserung und Erhaltung der stimmlichen Kommunikationsfähigkeit (…). Sie umfasst insbesondere Maßnahmen zur Regulation von Atmung, Phonation, Artikulation, (…)." Die Gesamtverordnungsmenge für eine stimmtherapeutische Behandlung funktioneller Stimmstörungen beträgt 20 Therapieeinheiten à 30 bzw. 45 Minuten (GBA, 2005b, S. 29), inklusive Anamnese und Befunderhebung. Im vorliegenden Fall wurden nach Abschluss der Eingangsdiagnostik zunächst sechs Therapieeinheiten à 45 Minuten durchgeführt und mithilfe einer Zwischendiagnostik die für die Gesamtbehandlung definierten Ziele evaluiert.

Methodisch setzt sich eine Stimmtherapie aus direkten und indirekten Interventionen zusammen: Direkte Maßnahmen greifen auf der Ebene der Funktion und beinhalten Übungen in den Bereichen Atmung, Artikulation und Phonation. Die Patientin wurde dazu angeleitet, die eigene Stimme auditiv sowie taktil-kinästhetisch differenziert wahrzunehmen, um so Einflüsse von Artikulation, Atmung und Körpertonus auf die Stimmqualität zu identifizieren. Phonationsübungen wurden mit ganzkörperlichen Bewegungen und intentionalen Hilfen (Funktionales Stimmtraining, Kaumethode) unterstützt, um eine Weitung von Resonanzräumen, eine Kehlkopftiefstellung und eine physiologische Glottisfunktion zu erreichen.

Indirekte Maßnahmen betreffen die Ebenen Aktivität, Teilhabe und Kontextfaktoren. Sie umfassen die Beratung zu individueller und allgemeiner Stimmschonung/Stimmhygiene, die Erarbeitung von Strategien zur Bewältigung stimmlicher Anforderungen sowie eine Unterstützung bei Transferleistungen. Zur Identifikation und zum Management stimmbe- und -entlastender Kontextfaktoren wurde die Patientin bei der Selbstbeobachtung im Alltag begleitet. Sie führt ein Stimmtagebuch, in das sie Einschätzungen ihrer Stimme anhand visueller Analogskalen im Verlauf des Tages notiert. Mithilfe einer Hierarchisierung von Sprechsituationen, die die Patientin zu bewältigen hat, wurde transparent, welche Situationen sich in welchem Maß be- oder entlastend auf die Stimme auswirken. Anhand von Videosequenzen, die im Alltag sowie in der Therapiesituation aufgenommen wurden, konnte das stimmliche Verhalten der Patientin detailliert analysiert werden. Weiterhin wurde Frau M. dazu angehalten, allgemeine stimmhygienische Maßnahmen in der Alltagssituation zu beachten.

Therapieverlauf

Innerhalb der sechs Stunden konnte im Bereich der Funktion eine klare, resonante und anstrengungsfreie Stimme auf Satzebene in Verbindung mit funktionalen Bewegungsübungen und Kausummen gefestigt werden. Die Patientin zeigt eine differenzierte Wahrnehmungsfähigkeit für stimmliche Veränderungen während der Übung sowie in Sprechsituationen. Die Einhaltung stimmhygienischer Maßnahmen und individueller Strategien zur Reduzierung der Stimmbelastung wird im beruflichen Kontext bereits umgesetzt. Die Patientin führt regelmäßig ein häusliches Übungsprogramm von ein bis zwei Mal 15-20 Minuten durch.

Therapieevaluation
Nach der sechsten Therapiesitzung wurden die eingangs durchgeführten Untersuchungen wiederholt. Die auditive Stimmklangbeurteilung ergab bereits Unterschiede zur Erstuntersuchung. Die Tonhaltedauer, die zu Beginn der Therapie bereits im Normbereich lag, konnte um drei Sekunden verlängert werden. Eine deutliche Verbesserung ergab sich bei der Stimmfeldmessung: Der dynamische Akzent stieg um 7 dB, der Umfang der Singstimme um 7 Halbtöne. Der Stimmumfang liegt mit 21 Halbtönen bereits im Normbereich. Der VHI-Gesamtscore sank von 36 auf 29 Punkte und liegt damit an der Grenze zum als leicht empfundenen Handicap. Laut inhaltlicher Angaben im VHI hat sich die Stimmqualität subjektiv verbessert, die allgemeine Anstrengung beim Sprechen ist reduziert, die Sorge bezüglich der Stimmstörung hat sich verringert, Reaktionen von außen treten seltener auf. Stimmveränderungen im Laufe des Tages nimmt die Patientin nun seltener wahr. Eine wiederholte Einschätzung anhand einer VAS ergab für den beruflichen Kontext den Wert drei, für die Freizeit den Wert sechs und für die Familie den Wert zwei (s. Tabelle 1).

Untersuchung/ Assessment	Vor Therapie	Nach Therapie
RBH-Skalierung	2/1/2	1/1/1
Tonhaltedauer	15 sec.	18 sec.
Tonumfang Singstimme	14 HT*	21 HT*
Dynamischer Akzent	28 dB	35 dB
VHI	36	29
VAS Beeinträchtigung Beruf	7	3
VAS Beeinträchtigung Freizeit	6	6
VAS Beeinträchtigung Familie	3	2

Tab. 1: Untersuchungsergebnisse prä/post Therapie

*HT= Halbtöne

Abschließende Betrachtungen

Für die Behandlung von Stimmerkrankungen wurde noch nicht eindeutig definiert, welche Faktoren und Ebenen auf welche Weise in der Therapie berücksichtigt werden können. Schädigungen der Struktur werden mehrheitlich medikamentös oder operativ behandelt. Aber auch eine konservative Stimmtherapie kann sich positiv auf Strukturveränderungen des Kehlkopfes auswirken. So können beispielsweise Stimmlippenknötchen in bestimmten Entwicklungsstadien durch Stimmübungen oder Stimmschonung beseitigt werden. Eine Stimmtherapie zielt primär auf die Kehlkopffunktion und kann auch strukturelle Veränderungen beheben, die infolge einer Fehlfunktion entstehen und reversibel sind.

Im dargestellten Beispiel wurden die Funktionseinschränkungen codiert, die ausschließlich die Stimmfunktion betreffen. Weitere Erkrankungen oder Probleme, über die die Patientin berichtet, wurden unter personbezogenen Faktoren klassifiziert. Als Kontextfaktoren wurden diejenigen Bedingungen aufgelistet, die sich situativ förderlich oder hindernd auf die Stimme auswirken. Im Bereich der Teilhabe sind die Probleme erfasst, die aus Sicht der Patientin infolge der Stimmstörung auftreten.

Anhand der ICF-Ebenen lässt sich auf diese Weise ableiten, welche Probleme in der Stimmtherapie berücksichtigt werden: Eine direkte Intervention findet in allen Bereichen statt, die unter Schädigung der Funktion (bezogen auf die Stimme) klassifiziert wurden. Die indirekte Intervention berücksichtigt überwiegend die Kontextfaktoren. Über die übenden und beratenden Interventionen können die für die Teilhabe formulierten Ziele erreicht werden. Eine Begleitung der Umsetzung auf der Ebene der Teilhabe ist möglich. Unter personbezogene Faktoren fallen in erster Linie jene Aspekte, die im Rahmen einer Stimmtherapie nicht berücksichtigt werden können und gegebenenfalls weiterer Maßnahmen durch andere Professionen bedürfen.

> **TIPP** *Um die gesamte Dimension einer Stimmerkrankung zu erfassen, ist eine Berücksichtigung aller ICF-Domänen in der logopädischen Befunderhebung notwendig und möglich. Die oben beschriebene Zuordnung der Probleme zu den einzelnen Komponenten erscheint sinnvoll, um die stimmtherapeutische Arbeit mithilfe der ICF zu strukturieren und in den erforderlichen Grenzen zu halten.*

Literatur

Carding, P. (2000): Evaluating voice therapy: measuring the effectiveness of treatment. London, Whurr Publishers

Gemeinsamer Bundesausschuss GBA. (2005a): Heilmittelkatalog: Richtlinientext. Abgerufen am 17.07.2008 unter: http://www.g-ba.de/downloads/62-492-65/RL-Heilmittel-04-12-21.pdf

Gemeinsamer Bundesausschuss GBA. (2005b): Heilmittelkatalog 2. Teil: Zuordnung der Heilmittel zu Indikationen. Abgerufen am 17.07.2008 unter: http://www.g-ba.de/downloads/17-98-1085/RL-Heilmittel-Katalog-04-12-21.pdf

Gliklich, R.E./Glovski, R.M./Montgomery, M.M. (1999): Validation of a voice outcome survey for unilateral vocal cord paralysis. Otolaryngology – Head and Neck Surgery, 120 (2), 153-158

Hammer, S.S. (2007): Stimmtherapie mit Erwachsenen, 3. Auflage, Berlin, Springer

Hogikyan, N.D./Sethuraman, G. (1999): Validation of an instrument to measure voice-related quality of life (V-RQOL). Journal of Voice, 13 (4), 557-569

Jacobson, B.H./Johnson, A./Grywalski, C./Silbergleit, A./Jacobson, G./Benninger, M.S./Newman, C.W. (1997): The voice handicap index (VHI). American Journal of Speech-Language Pathology, 6, 66-70

Ma, E.P.-M./Yiu, E.M.-L. (2001): Voice activity and participation profile: assessing the impact of voice disorders on daily activities. Journal of Speech Language and Hearing Research, 44 (3), 511-524

Ma, E.P.-M./Yiu, E.M. -L. (2007a): Scaling voice activity limitation and participation restriction in dysphonic individuals. Folia Phoniatrica et Logopaedica, 59, 74-82

Ma, E.P.-M./Yiu, E.M.-L./Verdolini Abbott, K. (2007b): Application of the ICF in voice disorders. Seminars in Speech and Language, 28, 343-350

Nawka, T./Wiesmann, U./Gonnermann, U. (2003): Validierung des Voice Handicap Index (VHI) in der deutschen Fassung. HNO, 51, 921-929

Nawka, T./Anders, C. (1996): Die auditive Bewertung heiserer Stimmen nach dem RBH-System. Stuttgart, Thieme

Ruotsalainen, J.H./Sellman, J./Lehto, L./Jauhiainen, M./Verbeek, J.H. (2007): Interventions for treating functional dysphonia in adults. Cochrane Database of Systematic Reviews, 3

Schneider, B./Bigenzahn, W. (2007): Stimmdiagnostik. Wien, Springer

Scott, S./Robinson, K./Wilson, J. A./MacKenzie, K. (1997): Patient-reported problems associated with dysphonia. Clinical Otolaryngology and Allied Science, 22 (1), 37-40

World Health Organisation WHO (2005): Internationale Klassifikation der Funktionsfähigkeit, Behinderung und Gesundheit. Abgerufen am 18.07.2008 unter: http://www.dimdi.de/dynamic/de/klassi/downloadcenter/icf/endfassung

Yiu, E.M.-L./Ma, E.P.-M. (2002): Voice activity limitation and participation restriction in the teaching profession: the need for preventive voice care [Abstract]. Journal of Medical Speech-Language Pathology, 10 (1), 51-60. Abgerufen am 1.11.2008 unter: http://www.ncbi.nlm.nih.gov/sites/entrez

8   ICF in der logopädischen Rehabilitation nach Laryngektomie

Zusammenfassung
Der Beitrag führt in die Anwendung der ICF für die Lebenssituation laryngektomierter Patienten ein. Dabei wird exemplarisch auf die ICF-Codes eingegangen, die für die veränderte Atemführung nach einer Laryngektomie relevant sind. Anschließend werden die ICF-Komponenten und ihre Bedeutung für die Therapie anhand eines Patientenbeispiels illustriert. Abschließend erfolgen eine kritische Auseinandersetzung und ein Ausblick auf mögliche Erweiterungen der ICF-Grundlagen.

Anwendung der ICF-Komponenten für Patienten nach einer Laryngektomie

Aus dem schulmedizinischen Denken heraus wurde bisher besonders auf die Wechselwirkung zwischen der Komponente Körperstruktur (Kehlkopf) und der Komponente Körperfunktion (Atmung, Stimme, Schlucken) fokussiert. Dieser Blick beeinflusste auch die logopädische Behandlung kehlkopfloser Menschen. Mit der Verabschiedung der ICF hat sich der traditionelle Blick erweitert. Sie stellt u.a. Werkzeuge zur Beschreibung individueller Ressourcen, Beeinträchtigungen und Kompensationsmöglichkeiten unter Einbeziehung fördernder oder hemmender Umweltfaktoren bereit (s. Kapitel 1). Das in der ICF formulierte übergeordnete und vom Gesetzgeber geforderte Ziel einer gleichberechtigten Teilhabe kann nun mithilfe der ICF benannt, bearbeitet und erfasst werden. Für die vielen Bereiche, von denen laryngektomierte Patienten betroffen sind, wie **Medizin** (z.B. Diagnostik, Operation, Bestrahlung, Chemotherapie, Nachsorge), **Hilfsmittelversorgung** (z.B. Erstausstattung, langfristige Hilfsmittelanpassung), **Logopädie** (z.B. Befunderhebung, Stimmrehabilitation, therapeutische Begleitung), **Sozialrecht** (z.B. Regelung sozialrechtlicher/finanzieller Angelegenheiten wie Schwerbehindertenausweis, Rente, Rehabilitationsmaßnahmen), **Physiotherapie** (z.B. Mobilisierung, Lymphdrainage), **Psychologie** (z.B. Gesprächsführung, Psychotherapie, Seelsorge) und **Selbsthilfe** (z.B. Unterstützung durch andere laryngektomierte Menschen, Angehörigenarbeit), stellt die ICF ein umfassendes Instrumentarium für die interdisziplinäre Zusammenarbeit zur Verfügung. Sie ermöglicht es außerdem, dass die Beteiligten der verschiedenen Bereiche das gesetzlich geforderte Teilhabe-Ziel im Auge behalten. Die ICF-Komponenten Körperfunktion, Körperstruktur, Aktivität/Partizipation (Teilhabe), Umweltfaktoren dienen dazu, die Funktionsfähigkeit, Behinderung und Gesundheit zu erfassen. Die vielseitigen Wechselwirkungen der einzelnen Komponenten lassen sich gut am Beispiel der veränderten Atemführung eines laryngektomierten Patienten aufzeigen (s. Tabelle 1).

In der Tabelle wird deutlich, wie viele Codes, die auch z. T. von kulturellen, sozialen und klimatischen Gegebenheiten abhängig sind, allein für dieses Beispiel relevant sein können. Aus Gründen der Praktikabilität ist es sinnvoll, kurze prägnante zielführende Core-Sets (s. DIMDI, 2005, S. 152) auszuwählen. Dennoch ist es notwendig, den Überblick über alle zutreffenden Codes zu behalten (s. Kapitel 2).

ICF-Komponente	ICF-Code	Beschreibung
Körperfunktionen	b440	Atmungsfunktionen
	b445	Funktionen der Atemmuskulatur
	b450	Weitere Atmungsfunktionen
	b455	Funktionen der kardiorespiratorischen Belastbarkeit
Körperstrukturen	s340	Struktur des Kehlkopfes
	s430	Struktur des Atmungssystems
	s498	Strukturen des kardiovaskulären, des Immun- und des Atmungssystems, anders bezeichnet
Aktivität und Partizipation	d430	Gegenstände anheben und tragen
	d450	Gehen
	d475	Ein Fahrzeug fahren
	d510	Sich waschen
	d520	Seine Körperteile pflegen
	d620	Waren und Dienstleistungen des täglichen Bedarfs beschaffen
	d640	Hausarbeiten erledigen
	d650	Haushaltsgegenstände pflegen
	d720	Komplexe interpersonelle Interaktionen
	d770	Intime Beziehungen
	d845	Eine Arbeit erhalten, behalten und beenden
	d850	Bezahlte Tätigkeit
	d920	Erholung und Freizeit

Umweltfaktoren	e115	Produkte und Technologien für den persönlichen Gebrauch im täglichen Leben
	e135	Produkte und Technologien für die Erwerbstätigkeit
	e140	Produkte und Technologien für Kultur, Freizeit und Sport
	e145	Produkte und Technologien zur Ausübung von Religion und Spiritualität
	e225	Klima
	e260	Luftqualität
	e310 - e360	Engster Familienkreis – andere Fachleute
	e410 - e465	Individuelle Einstellung der Mitglieder des engsten Familienkreises – gesellschaftliche Normen, Konventionen und Weltanschauungen
	e570	Dienste, Systeme und Handlungsgrundsätze der sozialen Sicherheit
	e575	Dienste, Systeme und Handlungsgrundsätze der allgemeinen sozialen Unterstützung
	e580	Dienste, Systeme und Handlungsgrundsätze des Gesundheitswesens
	e590	Dienste, Systeme und Handlungsgrundsätze des Arbeits- und Beschäftigungswesens

Tab. 1: ICF-Komponenten „Veränderte Atemführung" (Tracheostoma)

Tabelle 1 beschreibt den Zeitpunkt der veränderten Atemführung direkt nach der Operation. Die ICF-Codes sollten je nach Rehabilitationsfortschritt angepasst werden. Mit der nachfolgenden exemplarischen Beschreibung der Wechselwirkung zwischen den einzelnen Komponenten soll auch die Anpassung der ICF-Codes an den Rehabilitationsverlauf verdeutlicht werden.

Das krankheitsbedingte, operativ angelegte Tracheostoma (Körperstruktur, s340, Struktur des Kehlkopfes) ermöglicht dem Patienten eine eigenständige und ausreichende Atmung (Körperfunktionen, b440, Funktionen des Atmungssystems). Damit einhergehende Funktionsänderungen und -verminderungen haben eine Auswirkung auf die Ziele der Aktivität/Partizipation, wie z.B. auf die körperliche Leistungsfähigkeit im Hinblick auf Mobilität (d450-d465, gehen, Treppen steigen, Gegenstände heben). Diese Ziele finden Berücksichtigung im therapeutischen Handeln, indem mit dem Patienten zeitnah nach der Operation Möglichkeiten und Anwendung des Tracheostomaschutzes (Körperfunktionen, b440, Funktionen des Atmungssystems) erarbeitet werden. Im weiteren Behandlungsverlauf benötigt dieses Ziel bei eigenverantwortlicher Umsetzung durch den Patienten entsprechend weniger Beachtung. Mit einfachen Mitteln ist somit eine wiederhergestellte Aktivität/Partizipation zu erreichen, da durch einen adäquaten Tracheostomaschutz bei entsprechender gesundheitlicher Verfassung eine deutliche Steigerung der körperlichen Leistungsfähigkeit erreicht werden kann. Dies ermöglicht beispielsweise eine Teilnahme an vertrauten sportlichen Aktivitäten (Partizipation, d920, Erholung und Freizeit) und damit verbunden eine Teilhabe an geselligen Zusammenkünften (Umwelt, e320, Freunde).

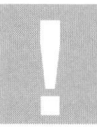 *Der Verlust des Kehlkopfes ist nur annähernd durch die Nennung der gesunden Struktur (s340 Struktur des Kehlkopfes) mithilfe der ICF-Nomenklatur zu beschreiben.*

Patientenbeispiel

Zur Illustration der Funktions-, Struktur-, Umwelt- und Personfaktoren wird exemplarisch ein typischer Rehabilitationsverlauf eines Patienten nach Kehlkopfentfernung vorgestellt: Dabei handelt es sich um **Herrn K.**

Sozialanamnese: 57 Jahre, wohnhaft in E., verheiratet, zwei erwachsene Kinder, Tochter wohnt nicht mehr zu Hause, Sohn ist arbeitslos und lebt in der Vierzimmerwohnung der Eltern, zwei Enkelkinder, Genossenschaftsmietwohnung 3. Etage, ohne Fahrstuhl, angestellt als KFZ-Lackierer, ehrenamtlich tätig im Kleingärtnerverein.

Medizinische Anamnese: seit einem Jahr intermittierend krankgeschrieben wegen Heiserkeit, Globusgefühl, Schluckbeschwerden, schlechter Allgemeinzustand (Gewichtsverlust), vor 13 Wochen Diagnose eines subglottischen Tumors (T3 N1 M0), Laryngektomie mit radikaler (links) und funktioneller (rechts) Neck dissection vor 12 Wochen mit Einsetzen eines Shunt-Ventils, nach Abschluss der ambulanten strahlentherapeutischen Behandlung und der Anschlussheilbehandlung Therapiebeginn in einer logopädischen Praxis.

Angaben von Herrn K.:

Herr K. gibt an, immer noch stark unter den Folgen der Bestrahlung zu leiden: Das Essen schmecke nach Pappe. Schlucken sei schwierig. Er berichtet über Schmerzen und Brennen im Hals- und Schulterbereich. Die dadurch entstehenden Bewegungseinschränkungen beeinträchtigten ihn in den alltäglichen Dingen (Anziehen, Duschen, Reparaturarbeiten). Er sei abhängig von der Hilfe seiner Frau und seines Sohnes, der sich nach der Laryngektomie von ihm zurückziehe. Verständigung erfolge hauptsächlich über Flüstern. Seine Frau verstehe ihn gut. Der Sohn vermeide Gespräche. In der Kur habe er kurze stimmliche Äußerungen gelernt. Er habe immer gern gearbeitet, v. a. wegen des guten Verhältnisses der Kollegen untereinander.

Die Kollegen hielten über seine Frau telefonisch Kontakt. Zurzeit sei an Arbeiten im Schrebergarten aufgrund der körperlichen Verfassung nicht zu denken. Der Umgang mit den Hilfsmitteln mache ihm nach anfänglichen Einarbeitungsschwierigkeiten keine Probleme. Er habe einen Tag vor der Operation mit dem Rauchen aufgehört und sei nun erstaunt, wie sehr ihn das Passivrauchen durch das Rauchen seiner Frau stören würde (Hustenreiz). Herr K. wünscht sich, von seinem Sohn trotz seiner Erkrankung akzeptiert zu werden. Langfristig möchte er in seinen Beruf zurückkehren. Bis dahin möchte er den Kontakt zu seinen Kollegen gern selbst halten können. Auch die Arbeit im Schrebergarten möchte er gern wieder leisten können und die Freundschaften pflegen.

In den Tabellen 2 und 3 werden zu einzelnen Komponenten exemplarisch die ICF-Codierung sowie Ziele für Herrn K. aufgeführt:

ICF-Komponente	ICF-Code	Ziele
Informelle soziale Beziehungen (Partizipation)	p750	Soziale Gemeinschaft mit den Nachbarn im Schrebergarten erleben (Peers)
Konversation (Aktivität)	a350	Unterhaltungen mit den Nachbarn im Schrebergarten führen
Familienbeziehungen (Partizipation)	p760	Wertschätzende Akzeptanz des Sohnes erreichen
Konversation (Aktivität)	a350	Gespräche mit dem Sohn führen

Tab. 2: ICF-Komponente Aktivität/Partizipation

Die in Tabelle 2 zusammengefassten Komponenten Aktivität und Partizipation sollten in einer hierarchischen Beziehung stehen, da die Aktivitätsziele eine Voraussetzung für das übergeordnete Teilhabe-Ziel darstellen (s. Kapitel 2). So ist z.B. für das Erreichen des Partizipationsziels „Wertschätzende Akzeptanz des Sohnes" u.a. von Bedeutung, dass Herr K. Gespräche mit dem Sohn führen kann (top-down). Dies leitet zur Zielformulierung für die Komponente der Funktionen (s. Tabelle 3) über. Denn für das Ziel, „Gespräche mit dem Sohn führen" können, ist u.a. die Erarbeitung des Funktionsziels „Kontinuierliche Tongebung" notwendig.

ICF-Komponente	ICF-Code	Mittelfristige Ziele
Stimme	b310	Kontinuierliche Tongebung mittels Shunt-Ventil
Nahrungsaufnahme	b510	Sicherung einer ausreichenden Nahrungsaufnahme

Tab. 3: ICF-Komponente Funktion

ICF-Komponente	ICF-Code mit Beurteilungsmerkmal
Bekannte, Seinesgleichen (Peers), Kollegen, Nachbarn und andere Gemeindemitglieder	e325.+4
Engster Familienkreis	e410.0

Tab. 4: ICF-Komponente Umweltfaktoren

Im Unterschied zu den oben genannten ICF-Komponenten werden bei der Codierung der Umweltfaktoren (s. Tabelle 4) Beurteilungsmerkmale im Sinne von Barrieren und Förderfaktoren mit erfasst. Dabei stellt die Schrebergartengemeinschaft sicherlich ein förderndes Element dar. Die Beurteilung der Einstellung des Sohnes ist jedoch schwieriger einzuschätzen, da sie sowohl als Barriere als auch als Förderfaktor betrachtet werden kann. Therapeutische Aufgabe könnte es sein, dies als Unterstützung zu betrachten. So ist Herr K. u.a. deswegen motiviert, zügig eine Möglichkeit der Stimmrehabilitation zu erlernen, weil er die Interaktion mit seinem Sohn besser gestalten will. An dem Beispiel von Herrn K. sind einige beeinflussende Faktoren dargestellt worden. Für die Gruppe der laryngektomierten Menschen gibt es eine Vielzahl von möglichen fördernden wie hemmenden Faktoren. Im Folgenden werden diejenigen Umwelt- und Personfaktoren aufgelistet, die sich positiv auf die Krankheitsbewältigung auswirken.

Umweltfaktoren:

- Produkte und Technologien (entsprechend ausgesuchte und zubereitete Lebensmittel, die zur Tumorvorbeugung dienen, Inhalationen zur Schleimlösung, angepasste spezifische Hilfsmittel wie Shunt-Ventil, Absauggerät, HME-Filter)
- Natürliche und vom Menschen veränderte Umwelt (Wohnen in einer für Atemwegserkrankungen günstigen klimatischen Umgebung)
- Unterstützung und Beziehung (Unterstützung durch persönliche Hilfs- und Pflegepersonen, z.B. bei Haushaltsführung, emotionale Zuwendung durch Haustiere, unterstützende Begleitung durch Fachleute des Gesundheitswesens aus den Bereichen der Logopädie, Physiotherapie, Medizin)

- Einstellungen (positive zwischenmenschliche Beziehungen durch den Ehepartner, Freunde)
- Dienste, Systeme und Handlungsgrundsätze (Unterstützung durch soziale Sicherungssysteme wie Krankenkasse, Rentenversicherung)

Personfaktoren:

- Alter: Bei Erkrankungen im jüngeren Alter sind die physischen Bewältigungsmöglichkeiten vermutlich besser als im höheren Lebensalter, wohingegen das Tumorwachstum in einem späteren Erkrankungsalter verlangsamt ist
- Charakter: Bejahende innere Haltung
- Sozialer Hintergrund: Stabile sozial abgesicherte Lebensverhältnisse
- Bildung/Ausbildung: Bessere Voraussetzung für das Verständnis für die veränderte Lebenssituation
- Erfahrung: Positiver Umgang mit Krisensituationen als eigene Erfahrung oder aus dem umgebenden Personenkreis

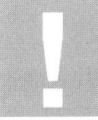 **Umwelt- und Personfaktoren beeinflussen das übergeordnete Ziel der Partizipation und stehen als Komponenten untereinander in Wechselwirkung.**

Bedeutung der ICF für das diagnostische und therapeutische Handeln

Das Störungsbild der Laryngektomie implizierte häufig automatisch die Therapieziele, ohne diese im Austausch mit dem Patienten zu bestimmen. Die im Vordergrund stehende Stimmrehabilitation war oftmals für die Ausrichtung der Therapie maßgeblich. Durch die Anwendung der ICF wird im Einzelnen sicherlich nicht die konkrete Arbeit verändert. Sie bekommt jedoch eine neue Orientierung durch das gemeinsame Erarbeiten der Partizipationsziele mit dem Patienten. „Die Suche nach dem aus Sicht des Patienten gewünschten und durch die Rehabilitationsexperten anzustrebenden Rehabilitationsziel macht den Unterschied zwischen dem bio-medizinischen und dem bio-psycho-sozialen Modell deutlich." (BAR, 2008, ICF-Praxisleitfaden 2, S. 20). Anhand des Konflikts zwischen Herrn K. und seinem Sohn wird deutlich, dass bei der Erarbeitung der einzelnen Schritte, die zur Stimmbildung führen, nicht das übergeordnete Partizipationsziel „Wertschätzende Akzeptanz des Sohnes erreichen" außer Acht gelassen wird. Es könnte sein, dass der Rückzug des Sohnes mit der fehlenden Akzeptanz der Ösophagusstimme zusammenhängt. Dies wiederum könnte sich hemmend auf die Motivation von Herrn K. auswirken, die Ösophagusstimme zu erlernen. Im Sinne der teilhabe-orientierten Sichtweise der ICF erweitert sich die Aufgabe der logopädischen Therapie darin, diese These zu sichern und entsprechende Maßnahmen daraus abzuleiten, wie das Problem der Stimmakzeptanz in der Familie zu thematisieren ist. Dies ist ein längerer therapeutischer Prozess, der es notwendig macht, die Anwendung der Ösophagusstimme im Alltag zu erarbeiten, zu festigen und zu überprüfen. Hierbei kommen auch Möglichkeiten der In-vivo-Arbeit zum Einsatz (Glunz et al., 2004, S. 193ff). Dies kann so weit gehen, dass nach Absprache mit Herrn K. sein Sohn in den therapeutischen Prozess eingebunden wird. Weiterhin bestehende Widerstände vonseiten des Sohnes, in wertschätzenden Kontakt mit dem Vater zu treten, machen es notwendig, eine Unterstützung durch vertraute Personen bis hin zu angrenzenden Berufsgruppen, z.b. Psychologie, in Erwägung zu ziehen. Bei der Gesamtbetrachtung der Philosophie der ICF ergibt sich konsequenterweise eine veränderte Anamnese- und Befunderhebung, deren Hauptaugenmerk auf der Erfassung der Krankheits- und Lebenssituation liegt. Dies setzt voraus, dass die TherapeutIn eine komponenten-orientierte Fragestellung nutzt, die eine anschließende gemeinsame Erarbeitung der Teilhabe-Ziele ermöglicht (BAR, 2008, ICF-Praxisleitfaden 2, S. 84). Dadurch wird die herkömmliche Funktionsdiagnostik nicht ersetzt, die ihrerseits einen Beitrag zur Umsetzung der Partizipation leistet. Folglich ist die Überprüfung der Zungenmotilität z.b. Voraussetzung dafür, eine „korrekte Artikulation/Verständlichkeit" zu erreichen. Sie trägt damit zu dem übergeordneten Ziel der Partizipation bzgl. der Kommunikation bei.

Die Diagnostik ist aufgrund der stimmlichen und möglicherweise reaktiv-psychischen Beeinträchtigung kurz nach der Operation stark eingeschränkt. Es kann daher nötig sein, andere Kommunikationsmittel (Schreiben, Pseudoflüstern) einzusetzen oder die Angehörigen zu befragen. Dadurch können die Partizipationsziele des Patienten jedoch verfälscht werden.

Im gesamten Prozess der Diagnostik und der Therapie sollten in der teilhabe-orientierten Rehabilitation die Angehörigen mit Einverständnis des Patienten mit einbezogen werden. Dies ist eine wichtige Voraussetzung zur Implementierung der Ziele im Rehabilitationsablauf.

Grenzen und Möglichkeiten der ICF im diagnostisch-therapeutischen Alltag

Die Beurteilung der Grenzen und Möglichkeiten erweist sich als schwierig und abstrakt, da in vielen für die Rehabilitation relevanten Institutionen die Philosophie der ICF noch keine Alltagsrelevanz besitzt. Vielen in der Therapie tätigen Personen sind die Inhalte der ICF weitgehend unbekannt. So entwickeln sich die folgenden Punkte nur anhand von theoretischen Überlegungen:

- Beteiligte Berufsgruppen sind zzt. nicht ausreichend geschult.

- ICF sollte Eingang in die Ausbildung finden, z.B. in die LogAPro.

- ICF birgt die Gefahr, sich von logopädiespezifischen Zielen durch Verfolgen nicht logopädiespezifischer Partizipationsziele zu entfernen.

- ICF stellt Patienten in den Mittelpunkt; trotz der Berücksichtigung der Kontextfaktoren kann eine systemische Betrachtung nicht stattfinden.

- Der Anspruch der Qualitätssteigerung der ICF steht im Widerspruch zur derzeitigen Tendenz zur Kostendämpfung im Gesundheitswesen und zur derzeitigen und auch weiterhin zu erwartenden Vergütung der Therapeutinnen.

- ICF klassifiziert eine Momentaufnahme der Erkrankung, jedoch weder Krankheitsdynamik noch -prognose.

- Es ist bislang keine Operationalisierung für Schweregradeinteilung vorhanden.

- Derzeit ist noch kein ICF-Diagnostik- und Therapiematerial bekannt.

- Aus der Vielzahl aller störungsspezifischen Codes müssen kurze, prägnante, zielführende Core-Sets selektiert werden.

- Defizitäre Situation nach Organverlust und dessen Kompensationen werden im ICF nicht beschrieben.

Tab. 5: Grenzen der ICF

Die Grenzen der ICF sind keine statischen Kritikpunkte. Es ist zu erwarten, dass sich durch die Weiterentwicklung der ICF und ihre Anwendung im Alltag aus den Grenzen weitere Möglichkeiten (als die in Tabelle 6 beschriebenen) entwickeln.

- ICF erfordert ein Nachdenken über erweiterte Rahmenbedingungen, z.B. zeitlich und finanziell.

- TherapeutIn ist gefordert, therapeutischen Weitblick zu behalten, mit dem Patienten über bisher erreichte Aktivitäts-/Partizipationsziele hinaus weitere Ziele zu entdecken und zu erarbeiten.

- ICF intensiviert patientenzugewandtes Arbeiten.

- ICF-Umsetzung erweitert therapeutische Haltung und therapeutischen Prozess.

- ICF nutzt und stärkt interdisziplinäres Arbeiten für den Patienten.

Tab. 6: Möglichkeiten der ICF

Fazit

Die ICF gibt der bisherigen, mit ähnlicher Philosophie ausgestatteten therapeutischen Arbeit einen Hintergrund, eine Struktur und eine gemeinsame Sprache. Es sind jedoch Begrenzungen in der Umsetzung der ICF auf die Therapie von Patienten nach Laryngektomie zu erwarten. Es bleibt fraglich, ob beschreibende Codes für die Kompensation von Funktionsdefiziten und von stimmlichen Rehabilitationsfortschritten zu finden sind. So ist das übergeordnete Ziel der Kommunikationsfähigkeit, z.B. mittels Shunt-Ventil oder Klassischer Ösophagusstimme, weder im Ansatz noch in ihrem Entwicklungsverlauf beschreibbar. Es fehlt der von der ICF-Philosophie gewünschte ressourcen-orientierte Blick auf Stimmbildung und qualitative Einschätzung nach einer Laryngektomie. Das Organ der neuen Stimmgebung, der Speiseröhreneingangsmuskel und umgebende Segmente, sowie Beschreibungsmöglichkeiten bzgl. der Qualität der neuen Stimmgebung lassen sich mit der ICF nicht benennen. Die entsprechenden Core-Sets müssten noch erarbeitet werden. Zusätzlich besteht Forschungs- und Entwicklungsbedarf bzgl. ICF-geleiteter Diagnose- und Therapieverfahren.

Als Institutionen, in denen ICF-Kriterien zur Geltung kommen können, bieten sich alle an diesem Störungsbild beteiligten Rehabilitationseinrichtungen an: Operierende Kliniken, fakultativ tätige medizinische Einrichtungen, Rehabilitationskliniken, Institute (z.B. ITF – Institut zur Rehabilitation Tumorbedingter Stimm- und Funktionsstörungen), HNO-Praxen und Logopädiepraxen. Die Logopädinnen sind mit ihrer Erfahrung und Kompetenz gefragt, an der Umsetzung der ICF mitzuwirken, u.a. auch weil die Anwendung der ICF vom Gesetzgeber im SGB IX festgeschrieben wurde.

Literatur

BAR (2008): ICF-Praxisleitfaden 2. Frankfurt, Bundesarbeitsgemeinschaft für Rehabilitation

Dicks, P. (2007): Laryngektomie – Logopädische Therapie bei Kehlkopflosigkeit. Idstein, Schulz-Kirchner

DIMDI (2005): ICF. Internationale Klassifikation der Funktionsfähigkeit, Behinderung und Gesundheit. Download von http://www.dimdi.de/static/de/klassi/icf/index.htm, August 2008

Glunz, M./Reuß, N./Schmitz, E./Stappert, H. (2004): Laryngektomie – von der Stimmlosigkeit zur Stimme. Berlin-Heidelberg, Springer

Glunz, M./Stappert, H. (2006): Laryngektomie. Idstein, Schulz-Kirchner

Grötzbach, H. (2004): Zielsetzung in der Aphasietherapie. Forum Logopädie, 5, 12-16

Grötzbach, H. (2008): Bottom-up oder top-down orientierte Aphasietherapie: Welche ist besser? Die Sprachheilarbeit, 53, 284-291

Heim, M. E. (2008): Onkologische Rehabilitation: Wege zurück ins Leben. Hämatologie & Onkologie, 1, 8-12

Motzko, M./Mlynczak, U./Prinzen, C. (2004): Stimm- und Schlucktherapie nach Larynx- und Hypopharynxkarzinomen. München, Elsevier

Rapp, M. (2007): Stottern im Spiegel der ICF. Forum Logopädie, 2, 14-19

Steiner, J. (2008): Sprachabbau bei beginnender Demenz: Bausteine für eine heilpädagogisch – logopädische Diagnostik. Forum Logopädie, 6, 14-21

9.1 ICF in der Therapie von kindlichen Aussprachestörungen unklarer Genese

Zusammenfassung

Die einzelnen Komponenten der ICF/ICF-CY und deren Zusammenhang untereinander sind relevant für Kinder mit Aussprachestörungen. Der Fokus in der Diagnostik und Therapie liegt sowohl national als auch international betrachtet bislang vor allem auf der Funktionsebene. Ergänzend sollten jedoch die Ebenen der Aktivität und Partizipation sowie umwelt- und personbezogene Faktoren berücksichtigt werden. Somit hilft die ICF/ICF-CY, diese Kinder ganzheitlich zu betrachten und zu behandeln.

Einleitung

International werden Klassifikationsmodelle genutzt, um kindliche Aussprachestörungen unklarer Genese differenziert darstellen zu können. Nach Dodd (1995) lassen sich dabei vier Untergruppen klassifizieren, bei denen differenzialdiagnostisch zwischen der Artikulationsstörung, der verzögerten phonologischen Entwicklung, der konsequenten phonologischen Störung und der inkonsequenten phonologischen Störung unterschieden wird. Dieses Modell lässt sich nachweisbar auch im Deutschen anwenden (Fox, 2005). Bezogen auf die ICF/ICF-CY kann dabei aber ausschließlich die Funktionsebene beschrieben werden (b320: Artikulationsfunktionen).

„Core-Set" für kindliche Aussprachestörungen

Bei der Überlegung, die ICF auch bei Kindern mit Kommunikationsstörungen anwenden zu können – und damit nicht nur die Funktionsebene zu berücksichtigen –, erstellte Simeonsson (2003) eine Auswahl an ICF-Codes ausschließlich für diesen Personenkreis. Diese dienten McLeod (2006) als Grundlage eines ersten ICF-CY „Core-Sets" für kindliche Aussprachestörungen im Rahmen einer Falldarstellung. Ausgehend von diesen Codes stellten McLeod und McCormack (2007) ein „Core-Set" der ihrer Meinung nach wichtigsten Kategorien für Kinder mit Aussprachestörungen zusammen (Tabelle 1).

ICF-Komponente	ICF-CY Code	Beschreibung
Körperfunktionen	b110-b139	Globale mentale Funktionen (inklusive Funktionen von Temperament und Persönlichkeit)
	b140-b189	Spezifische mentale Funktionen (inklusive Funktionen der Wahrnehmung und kognitiv-sprachliche Funktionen)
	b230-b249	Hör- und Vestibularfunktionen
	b310-b399	Stimm- und Sprechfunktionen (inklusive Funktionen der Stimme, Artikulationsfunktionen und Funktionen des Redeflusses und Sprechrhythmus)
Körperstrukturen	s110-s199	Strukturen des Nervensystems (inklusive Struktur des Gehirns)
	s210-s299	Das Auge, das Ohr und mit diesen in Zusammenhang stehenden Strukturen (inklusive Struktur des äußeren, Mittelohres und Innenohres)
	s310-399	Strukturen, die an der Stimme und dem Sprechen beteiligt sind (inklusive Struktur der Nase, des Mundes, des Pharynx und des Kehlkopfes)
	s430	Struktur des Atmungssystems
Aktivität und Partizipation	d110-d199	Lernen und Wissensanwendung (inklusive Zuhören und Denken)
	d310-d399	Kommunikation (inklusive Kommunizieren als Empfänger und Sender)
	d710-799	Interpersonelle Interaktionen und Beziehungen (inklusive Familienbeziehungen)
	d810-d839	Bedeutende Lebensbereiche (inklusive Erziehung/Bildung)
	d910-d999	Gemeinschafts-, soziales und staatsbürgerliches Leben (inklusive Erholung und Freizeit)
Umweltfaktoren	e310-e399	Unterstützung und Beziehungen (inklusive des engsten und erweiterten Familienkreises, Freunde und Fachleute des Gesundheitswesens)
	e410-e499	Einstellungen (inklusive individueller und gesellschaftlicher Einstellungen)
	e580-e585	Dienste, Systeme und Handlungsgrundsätze (inklusive Gesundheits- und Bildungswesen)
Personbezogene Faktoren		Eigenschaften der Person und der sich daraus ergebende Einfluss auf Funktionsfähigkeit und Behinderung

Tab. 1: Die wichtigsten ICF/ICF-CY Codes bei kindlichen Aussprachestörungen nach McLeod und McCormack (2007)

Körperfunktionen bei kindlichen Aussprachestörungen

Die vorhandene Codierung auf Funktionsebene rein auf die Aussprache bezogen (b320: Artikulationsfunktionen) ermöglicht nur eine unzureichende Darstellung der kindlichen Aussprachestörungen, da keine genauere Unterteilung vorgenommen werden kann. Threats und McLeod (2005) plädieren daher für eine Erweiterung der Codes innerhalb der ICF-CY um die „Phonologischen Funktionen (b321)" sowie eine Ausdifferenzierung dieser und der Artikulationsfunktionen (b320). Eine Differenzierung der kindlichen Aussprachestörungen, wie sie im Klassifikationsmodell nach Dodd (1995) vorgenommen wird, wäre dadurch zwar immer noch nicht gegeben, eine genauere Beschreibung aber schon.

Körperstrukturen bei kindlichen Aussprachestörungen

Die meisten der aussprachegestörten Kinder zeigen eine unklare Genese (Shriberg & Kwiatkowski, 1988; Campbell et al., 2003), was besagt, dass üblicherweise intakte Körperstrukturen vorliegen bzw. mit den heutigen Kenntnissen keine eindeutigen Struktur-Abweichungen nachweisbar sind.

Aktivität und Partizipation bei kindlichen Aussprachestörungen

Eine Reihe von Komponenten der Ebenen Aktivität und Partizipation können bei Kindern mit Aussprachestörungen allerdings zum Tragen kommen. Kommunikation (d310-d399) ist einer der relevantesten Bereiche (McLeod, 2006). Die Auswirkungen der Unverständlichkeit sind dabei sehr vielschichtig (s.a. Tabelle 1). Während manche Kinder ihren Alltag trotz der Beeinträchtigung normal bewältigen, ist diese bei anderen der Anlass zu Frustration und/oder einer herabgesetzten Lebensqualität (Markham & Dean, 2006).

Allerdings beziehen sich die Verfahren zur Überprüfung der kindlichen Aussprache im Deutschen ausschließlich auf die Funktionsebene, was sich zum größten Teil auch mit dem Ergebnis in der internationalen Betrachtung deckt (McLeod, 2007; McLeod & Threats, 2008). Es stehen kaum Assessments zur Verfügung, die die Ebenen der Aktivität und Partizipation berücksichtigen. Informationen darüber erhalten Therapeuten meist informell im Gespräch mit den Eltern (vgl. Beispiel Lisa, Teil A). Wie die jeweiligen Kinder die alltägliche Kommunikationssituation bewältigen und sich in Gesprächen, Diskussionen usw. verständlich machen, kann beobachtet, aber nicht differenziert erfasst werden. Die Auswirkungen der Unverständlichkeit auf die Kommunikation selbst, aber auch auf die Gefühle und empfundenen Einschränkungen, können nur erfasst werden, wenn das Kind einbezogen wird. Das Ausmaß der Unverständlichkeit ist nicht unbedingt der ausschlaggebende Faktor für Beeinträchtigungen über die Funktionsebene hinaus.

> **!** **Es liegen keine Verfahren im Deutschen vor, die die Ebenen der Aktivität und Partizipation sowie die umwelt- und personbezogenen Faktoren erfassen.**

Die Ausnahme in Bezug auf vorhandene Verfahren bildet das SPAA-C (Speech Participation and Activity of Children, 2.0) (McLeod, 2004). Das Wissen um die möglichen Auswirkungen von Aussprachestörungen auf das alltägliche Leben der Kinder führte zur Entwicklung dieses Assessments, das momentan ausschließlich in englischer Sprache vorliegt. Der Fragebogen enthält insgesamt 64 Fragen, die sich an das betroffene Kind selbst, Freunde, Geschwister, Eltern, Lehrer und andere Personen richten und die Kategorien Aktivität und Partizipation, Umweltfaktoren und persönliche Faktoren einbeziehen. Eine Komponente im Rahmen der Fragen an das betroffene Kind bildet eine Likert-Skala zur Befindlichkeit in verschiedenen sprachlichen Situationen. Ein möglicher Zusatz ist die Anfertigung einer Zeichnung vonseiten des Kindes, wie aus Abbildung 1 ersichtlich wird. Beides, sowohl das Assessment als auch mögliche Zeichnungen – diese zumindest ab Vorschulalter –, wären im Sinne der ICF sinnvolle Ergänzungen zur Diagnostik über die Funktionsebene hinaus.

> **TIPP** *Das komplette Assessment des Speech Participation and Activity of Children (SPAA-C) (Version 2.0) steht als PDF-Dokument zur Verfügung unter http://athene.riv.csu.edu.au/~smcleod/SPAAC2.pdf.*

How I feel about my talking

	Happy	In the middle	Sad	Another feeling	Don`t know
How do you feel about the way you talk?	☺	☺	☹	○	?

Abb. 1: Kinderzeichnung (McLeod & Daniel, 2005; McLeod et al., 2006) und Frage aus der Likert-Skala im SPAA-C (McLeod, 2004)

Umweltfaktoren und personbezogene Faktoren bei kindlichen Aussprachestörungen

Die wichtigsten Umweltfaktoren bei kindlichen Aussprachestörungen sehen McLeod und Bleile (2004) im Bereich der Unterstützung und Beziehungen (e310-e399) sowie in deren Einstellungen (e410-e499). Die Interaktion des Kindes mit Familienmitgliedern und deren Einstellungen und Gefühle sowohl zum Kind als auch zu seiner Unverständlichkeit sollten erfasst werden, um entscheiden zu können, inwieweit sie in die Behandlung einbezogen werden können und müssen (Watts Pappas et al., 2008). Die Einbindung der Eltern wird dabei von Bowen und Cupples (2004) als wesentlicher Faktor für den Erfolg einer Behandlung angesehen.

Entscheidend für die personbezogenen Faktoren ist die Perspektive, dass jedes Kind einzigartig in seiner Persönlichkeit ist. Diese Einzigartigkeit sollte beachtet und bei der individuellen Zielsetzung der Behandlung einbezogen werden (McLeod & Bleile, 2004). In diesem Zusammenhang dokumentieren einige Fallstudien den Effekt von personbezogenen Faktoren mit einer entsprechenden Zielsetzung für die Behandlung und dem Therapieerfolg (u.a. Kamhi, 2000).

Beispiel Lisa, Teil A

Zur Verdeutlichung der angeführten Aspekte soll eine Patientin vorgestellt werden.

> Lisa, 4;2, wird von ihrer Mutter aufgrund einer erheblichen Unverständlichkeit zur logopädischen Diagnostik vorgestellt. Die folgende Tabelle gibt eine Übersicht über die anamnestischen Angaben der Mutter und die entsprechende Zuordnung zur ICF/ICF-CY.

Code	Beschreibung	Angaben der Mutter
Körperfunktionen		
b126.1	Funktionen von Temperament und Persönlichkeit	Lisa sei ein ruhiges und schüchternes Mädchen.
b140.0	Funktionen der Aufmerksamkeit	Sie habe keine Konzentrationsprobleme und zeige eine normale Aufmerksamkeit.
b1670.0	Das Sprachverständnis betreffende Funktionen	Ihr Sprachverständnis sei unauffällig.
b1671.0	Das sprachliche Ausdrucksvermögen betreffende Funktionen	Lisas Sprachentwicklung sei normal verlaufen. Sie habe einen großen Wortschatz und bilde Sätze altersentsprechend. Kleine Erlebnisse oder Geschichten könne sie problemlos erzählen.
b1672.0	Integrative Sprachfunktionen	

Code	Beschreibung	Angaben der Mutter
b230.0	Funktionen des Hörens (Hörsinn)	Der aktuelle Hörbefund sei ohne Befund, was sich mit Beobachtungen aus dem Alltag decke.
b320.3	Artikulationsfunktionen	Die Aussprache von Lisa sei erheblich eingeschränkt, da sie die Laute /f v s z s ʃ ç x ʁ/ nicht benutze.
b450.0	Weitere Atmungsfunktionen	Lisa habe einen Mundschluss und atme ausschließlich durch die Nase.
b510.0	Funktionen der Nahrungsaufnahme	Orofazial liege keine Auffälligkeit vor, ein Habit bestehe bei Lisa nicht.
b7.0	Neuromuskuloskeletale und bewegungsbezogene Funktionen	Grob- und feinmotorisch seien keine Auffälligkeiten vorhanden. Lisas Entwicklung diesbezüglich sei normal verlaufen.
Körperstrukturen		
s110.0	Struktur des Gehirns	Lisa habe keine Beeinträchtigungen auf der Ebene der Körperstrukturen.
s250.0	Struktur des Mittelohres	
s260.0	Struktur des Innenohres	
s3.0	Strukturen, die an der Stimme und dem Sprechen beteiligt sind	
Aktivität und Partizipation		
d131.0	Lernen durch Aktivitäten und Spiel	Lisa lerne in einem spielerischen Kontext sehr gerne und schnell.
d230.0	Die tägliche Routine durchführen	Lisa sei sowohl im häuslichen Kontext als auch im Kindergarten sehr selbstständig und helfe gerne im Haushalt mit.
d2401.2	Mit Stress umgehen	Lisa verweigere Wiederholungen von Äußerungen, wenn sie nicht verstanden werde (beziehe sich auf Personen außerhalb des Familienkreises).
d310.0	Kommunizieren als Empfänger gesprochener Mitteilungen	Lisa verstehe Aufforderungen und Geschichten, könne Gesprächen folgen und auf Fragen antworten.

Code	Beschreibung	Angaben der Mutter
d330.3	Sprechen	Lisa teile sich innerhalb der Familie viel mit, außerhalb des häuslichen Umfeldes sei sie sehr wenig kommunikativ.
d750.3	Informelle soziale Beziehungen	Lisa habe wenig Kontakt zu anderen Kindern und könne nur sehr schwer Freundschaften knüpfen.
d9200.2	Spiel	Lisa sei eher in einer beobachtenden Position und benötige viel Zureden, um sich zu beteiligen. Für sich alleine und mit ihrer jüngeren Schwester spiele sie sehr gerne.
Umweltfaktoren		
e310+4	Engster Familienkreis	Lisa habe die Unterstützung der Familie bei ihrer Ausspracheproblematik und ihrer Problematik, Kontakte aufzubauen.
e315.4	Freunde	Lisa habe leider keine Freunde.
e355+3	Fachleute des Gesundheitswesens	Lisas Kinderarzt habe die Ausspracheproblematik erkannt und unterstütze die Familie.
e425.3	Individuelle Einstellungen von Peers	Lisa würde von anderen Kindern auf ihre Ausspracheprobleme aufmerksam gemacht und auch gehänselt werden.
e586+3	Spezielle Dienste, Systeme und Handlungsgrundsätze des Bildungs- und Ausbildungswesens	Lisa nehme im Kindergarten an einem Sprachförderprogramm teil.

Tab. 2: Anamnestische Angaben und ICF-/ICF-CY-Codierung

Aufgrund der Angaben der Mutter wird Lisas Aussprache überprüft und ihr Sprech- und Sprachverhalten allgemein informell beobachtet. Nach Dodd (1995) lässt sich anhand der Ergebnisse eine konsequente phonologische Störung mit dem pathologischen Prozess der glottalen Öffnung aller Frikative diagnostiziert, was auf der Funktionsebene der ICF/ICF-CY mit b320.3 Artikulationsfunktionen klassifiziert werden kann.

Therapiemethoden und ihr Bezug zur ICF/ICF-CY

Der auf der Funktionsebene liegende Fokus in der Diagnostik von kindlichen Aussprachestörungen zeigt sich ebenso in der Therapie. Dies belegen internationale Analysen der verwendeten Therapiemethoden bei kindlichen Aussprachestörungen (Baker, 2006; McLeod, 2007). Lollar und Simeonsson (2005) weisen in diesem Zusammenhang darauf hin, dass bei einer funktionellen Einschränkung die Funktionsebene auch den Vorrang haben sollte. Auch wenn der Schwerpunkt der Therapie auf der Körperfunktion liegt, können Auswirkungen auf anderen Ebenen im Rahmen der ICF bei Kindern mit Sprach- und Sprechstörungen nachgewiesen werden. So beschrieben sowohl Eltern betroffener Kinder als auch deren Therapeuten im Rahmen einer kanadischen Studie Veränderungen auf der Aktivitäts- und Partizipationsebene sowie der personbezogenen Faktoren (Thomas-Stonell et al., 2009). Das zeigt die Notwendigkeit der Entwicklung von „outcome measures" auf, die über die Funktionsebene hinaus die ICF-Struktur widerspiegeln und die Einschätzung der Eltern und anderer wichtiger Personen abbilden können.

 *Die vorliegenden Therapieansätze bei kindlichen Aussprachestörungen beziehen sich ausschließlich auf die Funktionsebene.*

Um über die Funktionsebene hinaus therapeutisch tätig zu werden, schlägt McLeod (2006) die Einbindung des Umfeldes des Kindes (Eltern, Erzieher/Lehrer, Kinderarzt, Therapeuten u.a.) im Rahmen einer Einzelfall-Besprechung vor, was allerdings eine hohe Bereitschaft aller Beteiligten voraussetzt. Im Rahmen einer solchen Sitzung wäre die Erstellung eines „care plans" möglich, der die Ziele auf den verschiedenen Ebenen für das betreffende Kind individuell umfasst und von den entsprechenden Fachleuten koordiniert und umgesetzt werden kann (McLeod, 2006; s. Beispiel Lisa, Teil B). Zusätzlich raten McLeod und McCormack (2007) zur Unterstützung des Therapieprozesses zum Führen eines Kommunikationsbuches. Dadurch können Erzieher(innen) und Lehrer, aber auch Therapeuten über aktuelle Themen und Erlebnisse des Kindes von den Eltern informiert werden und diese gezielt in die Kommunikation einbeziehen, was die Wahrscheinlichkeit einer gelungenen Kommunikation mit dem Kind trotz der Unverständlichkeit erhöht.

Beispiel Lisa, Teil B

In einer Besprechung über Lisas Schwierigkeiten setzen die Eltern, die Erzieherin und die Logopädin individuelle Ziele fest und übernehmen für ihren Bereich die entsprechende Verantwortung (Tabelle 3).

ICF-Komponente	Ziele
Funktion	Verbesserung der Aussprache durch Überwindung der pathologischen Prozesse (b320: Artikulationsfunktionen)
	Wecken von Kontaktfreudigkeit, Abbau von Zurückgezogenheit, Stärkung des Selbstvertrauens (b126: Funktionen von Temperament und Persönlichkeit)
Aktivität und Partizipation	Verbesserung der sprachlichen und nicht-sprachlichen Kontaktaufnahme innerhalb und außerhalb des Kindergartens (d350: Konversation)
	Integration in die Kindergartengruppe (d750)
	Aufbau von Freundschaften innerhalb und außerhalb des Kindergartens (d750: Informelle soziale Beziehungen)
	Einsatz des gewonnenen Selbstvertrauens im sprachlichen und nicht-sprachlichen Kontakt mit anderen Kindern innerhalb und außerhalb des Kindergartens (d750: Informelle soziale Beziehungen)
Umweltfaktoren	Unterweisung der Peer im Umgang mit Lisas Aussprachestörung (e325: Bekannte, Peers, ...)
	Unterweisung der Erzieher(innen) im Umgang mit Lisas Aussprachestörung (e360: Andere Fachleute)

Tab. 3: Funktions-, Aktivitäts- und Partizipationsziele für Lisa

Literatur

Baker, E. (2006): Management of speech impairment in children: the journey so far and the road ahead. Advances in Speech-Language Pathology, 8, 156-163

Bowen, C./Cupples, L. (2004): The role of families in optimizing phonological therapy outcomes. Child Language Teaching and Therapy, 20, 245-260

Campbell, T.F./Dollaghan, C.A.,/Rockette, H.E./Paradise, J.L./Feldman, H.M./Shriberg, L.D./Sabao, D.L.,/Kurs-Lasky, M. (2003): Risk factors for speech delay of unknown origin in 3-year-old children. Child Development, 74, 346-357

Dodd, B. (1995): Differential diagnosis and treatment of children with speech disorder. London, Whurr Publishers

Fox, A.V. (2005): Kindliche Aussprachestörungen. Idstein, Schulz-Kirchner

Kamhi, A.G. (2000): Practice makes perfect. The incompatibility of practicing speech and meaningful communication. Language, Speech, and Hearing Services in Schools, 31, 182-186

Lollar, D.J./Simeonsson, R. (2005): Diagnosis in function: classification for children and youth. Journal of Developmental and Behavioral Pediatrics, 26, 323-330

Markham, C./Dean, T. (2006): Parents`and professionals`perceptions of quality of life in children with speech and language difficulty. International Journal of Language and Communication Disorders, 41, 189-212

McLeod, S. (2004): Speech pathologists' application of the ICF to children with speech impairment. Advances in Speech-Language Pathology, 6, 75-81

McLeod, S. (2006): An holistic view of a child with unintelligible speech: insights from the ICF and ICF-CY. Advances in Speech-Language Pathology, 8, 293-315

McLeod, S. (2007): Australian English speech acquisition. In: McLeod, S. (Hrsg.): The international guide to speech acquisition. Clifton Park NY, Thomson Delmar Learning, 241-256

McLeod, S./Bleile, K. (2004): The ICF: a framework for setting goals for children with speech impairment. Child Language Teaching and Therapy, 20, 199-219

McLeod, S./Daniel, G. (2005): Application of the mosaic approach for developing respectful relationships with children with communication impairments. Poster presented to the conference of CIEIC

McLeod, S./Daniel, G./Barr, J. (2006): Using children´s drawings to listen how children feel about their speech. Poster presented to Speech Pathology Australia National Conference

McLeod, S./McCormack, J. (2007): Application of the ICF and ICF-Children and Youth in Children with speech impairment. Seminars in Speech and Language, 28, 254-264

McLeod, S./Threats T.T. (2008): The ICF-CY and children with communication disabilities. International Journal of Speech-Language Pathology, 10, 92-109

Shriberg, L.D./Kwiatkowski, J. (1988): A follow-up study of children with phonologic disorders of unknown origin. Journal of Speech and Hearing Disorders, 53, 144-155

Simeonsson, R. (2003): Classification of communication disabilities in children: contribution of the International Classification on Functioning, Disability and Health. International Journal of Audiology, 42, S2-S8

Thomas-Stonell, N./Oddson, B./Robertson, B./Rosenbaum, P. (2009): Predicted and observed outcomes in preschool children following speech and language treatment: parent and clinician perspectives. Journal of Communication Disorders, 42, 29-42

Threats, T.T./McLeod, S. (2005): Communication disorders: review reporting form for International Classification of Functioning, Disability and Health-Children and Youth Version (ICF-CY) Beta Draft. Unpublished manuscript

Watts Pappas, N./McLeod, S./McAllister, L./McKinnon, D.H. (2008): Parental involvement in speech intervention: A national survey. Clinical Linguistics and Phonetics, 22, 335-344

WHO (2001): International Classification of Functioning, Disability and Health – ICF. Geneva. Deutsche Version über www.dimdi.de (geladen am 02.01.2009)

9.2 Grammatische Sprachentwicklungsstörungen und ICF – Regeln und Stolpersteine

Zusammenfassung

In diesem Beitrag wird die Anwendung der ICF (WHO, 2001) und ICF-CY (WHO, 2007) in Bezug auf Kinder mit grammatischen Sprachentwicklungsstörungen dargestellt. Prozesse in der logopädischen Diagnostik und Therapie werden theoretisch hergeleitet und zur Veranschaulichung mittels eines idealtypisch gestalteten Beispiels Schritt für Schritt beschrieben. Neben den konkreten Anwendungsmöglichkeiten für Kinder mit Störungen des Grammatikerwerbs verweist das Kapitel auch auf Schwierigkeiten, Grenzen und zukünftige Entwicklungsrichtungen der ICF im Kontext logopädischer Intervention bei diesen Kindern.

Spezifische Sprachentwicklungsstörungen und Grammatik im Rahmen der ICF

„Und meine Mama mich aufweckt" (Tom, 4 J.).

Spezifische Sprachentwicklungsstörungen (SSES) betreffen 5-8% aller Kinder eines Jahrgangs (Wendler et al., 2005, S. 63): Diese Kinder sind in ihrem Spracherwerb beeinträchtigt, ohne dass dafür erkennbare organische, emotionale oder kognitive Einschränkungen ursächlich gemacht werden können. Eine mögliche Ausprägungsform der SSES ist die grammatische Sprachentwicklungsstörung. Grammatische Regeln zu erkennen und anzuwenden ist für Kinder mit einer grammatischen Sprachentwicklungsstörung der größte Stolperstein in ihrer Sprach- und Kommunikationsentwicklung. Diese auch als Dysgrammatismus bezeichnete Ausprägung der SSES wird insbesondere im Kindergarten- und Grundschulalter offensichtlich. Die sprachlichen bzw. grammatischen Symptome können sich im Verlauf der Entwicklung verändern (Dannenbauer, 2003, S. 160).

Ursprünglich für den Bereich der Rehabilitation entwickelt, bietet der Rahmen der ICF für eine Betrachtung der Intervention bei Kindern mit grammatischen Sprachentwicklungsstörungen neue Chancen und Möglichkeiten. Auch die oberflächlich rein sprachliche Einschränkung im Rahmen einer grammatischen Sprachentwicklungsstörung zeigt sich bei einer genaueren Betrachtung multidimensional. Es erscheint somit plausibel, die Situation betroffener Kinder mit einem holistischen Modell wie der ICF zu verstehen und zu beschreiben (vgl. Washington, 2007).

Körperfunktion und Körperstruktur

Bezogen auf die Funktion von Körpersystemen können die rezeptive sprachliche Verarbeitung und die Sprachproduktion betroffen sein. Typischerweise fallen zunächst der Erwerb der Verbzweitstellung im Hauptsatz und die Subjekt-Verb-Kongruenz schwer. Später stehen u.a. Schwierigkeiten bei Kasusmarkierungen und komplexen bzw. flexiblen Satzstrukturen im Vordergrund. Diese sprachlichen Funktionseinschränkungen sind Schwerpunkt der logopädischen Arbeit.

Bezüglich der Körperstruktur wird ein Zusammenhang von SSES bzw. Störungen des Grammatikerwerbs und abweichenden Gehirnstrukturen/-funktionen angenommen (vgl. Ullman & Pierpont, 2005; von Suchodoletz, 2001). Es gibt bislang allerdings keinen Konsens über die genauen Zusammenhänge, sodass bei Kindern mit grammatischen Sprachentwicklungsstörungen die Körperstruktur eher nicht codiert wird (Westby, 2007, S. 267; McLeod & Threats, 2008, S. 97).

Aktivitäten und Partizipation

Im Unterschied zu Kindern mit primären Sprachentwicklungsstörungen im Rahmen von Syndromen werden gerade Kinder mit SSES oft spät erfasst, denn es gibt zunächst keine Hinweise auf potenzielle sprachliche Schwierigkeiten. Oft persistiert die sprachliche Problematik über die Schul- und Jugendzeit, dabei werden die Schwierigkeiten zunehmend subtiler im Vergleich zum frühen Kindesalter. Längerfristig haben andauernde formal-sprachliche Einschränkungen der Funktion jedoch weitreichende Auswirkungen auf die Aktivitäten und Partizipation eines Kindes sowie auf weitere Entwicklungsbereiche.

Kommunikationsschwierigkeiten können zu Rückzugsverhalten, geringem Kontakt zu Gleichaltrigen, Ausgeschlossensein von sozialen Aktivitäten und mangelhafter sozialer Integration führen (Clegg, 2006). So verringern sich die Chancen zu sprachlichem und sozialem Lernen und zum Eingehen von Beziehungen. Dabei sind gerade das Schließen und Erhalten von Freundschaften besonders wichtige menschliche Bedürfnisse (Washington, 2007, S. 249).

Sprachliche Einschränkungen auf grammatischer Ebene können sich auch auf den Schulerfolg und die kognitive Entwicklung auswirken. Beobachtet werden Probleme im Schriftspracherwerb und ein Absinken des IQ, was wiederum zu schlechten Zensuren und niedrigen akademischen Abschlüssen führt (Clegg, 2006). Als mögliche Folge ihrer sprachlichen Einschränkung sind Kinder also konfrontiert mit schwerwiegenden gesellschaftlichen Nachteilen, die sich in Verbindung mit steigenden akademischen und sozialen Anforderungen über die Jahre noch verstärken (McLeod & Threats, 2008, S. 100). Eine Berücksichtigung der Komponenten Aktivitäten und Partizipation ist daher für Kinder mit Dysgrammatismus von wesentlicher Bedeutung.

Kontextfaktoren

Bezogen auf die Komponenten der Kontextfaktoren wird das sprachliche Lernen als Zusammenspiel zwischen den (angeborenen) Fähigkeiten eines Kindes und seiner Umwelt betrachtet. *Personbezogene Faktoren* wie Geschlecht und Alter, aber auch Motivation, Ausdauer und Frustrationstoleranz beeinflussen die sprachlichen Verstehens- und Produktionsfähigkeiten und geben insgesamt wichtige Hinweise für die Intervention. *Umweltfaktoren* können förderlich oder als Barriere für ein Kind mit grammatischer SES wirken. Zu ihnen zählen z.b. Umgebungsgeräusche in der Schule, sprachliche Anregung, Unterstützung durch Familie, Freunde und Gleichaltrige. Auf gesellschaftlicher Ebene können Präventions-, Förder- und Interventionsmaßnahmen Kindern mit ihrer sprachlichen Problematik Möglichkeiten zu Erziehung, Bildung und Integration bieten. Insbesondere eine frühe Erfassung, z.b. durch Elternfragebögen oder Sprachstandserhebungen, und Intervention bieten Chancen, die erwähnten gesellschaftlichen Nachteile zu minimieren. Ferner tragen Einstellungen, Reaktionen und Überzeugungen der Umwelt wesentlich dazu bei, das Kind mit seinen Schwierigkeiten zu verstehen und zu unterstützen.

Kontextfaktoren beeinflussen den Therapieerfolg bzw. die Aufrechterhaltung der Störung. Ihre Erfassung und Beeinflussung spielen daher eine maßgebliche Rolle. Und nicht selten scheitert eine Intervention mangels Unterstützung – sei es durch die Familie oder durch die Bedingungen des Gesundheitssystems.

Tabelle 1 fasst relevante Domänen zur Beschreibung der Situation von Kindern mit grammatischer SES überblicksartig zusammen. Die konkrete Anwendung und Ausdifferenzierung der Codierungen wird im anschließenden Beispiel verdeutlicht.

ICF-Komponente	ICF-Domäne	Beschreibung
Körperfunktionen Körperstrukturen	b1	Mentale Funktionen Nicht relevant
Aktivität und Partizipation	d1 d3 d7 d8 d9	Lernen und Wissensanwendung Kommunikation Interpersonelle Interaktionen und Beziehungen Bedeutende Lebensbereiche (z.B. Erziehung/ Bildung) Gemeinschafts-, soziales und staatsbürgerliches Leben (z.B. Erholung und Freizeit)
Umweltfaktoren	e3 e4 e5	Unterstützung und Beziehungen Einstellungen Dienste, Systeme und Handlungsgrundsätze

Tab. 1: Relevante ICF-Domänen im Überblick

Tom: Anamnestische Angaben

Der gerade vierjährige Tom hat spät zu sprechen begonnen (d133). Nur langsam hat er Wörter erworben und seinen Wortschatz ausgebaut (d1330). Inzwischen drückt er sich in kurzen Phrasen oder Sätzen aus (d1332), die grammatisch meist nicht korrekt sind (b16710). Toms Großeltern haben deshalb Schwierigkeiten, seine Äußerungen zu verstehen (d330). Sie fordern ihn manchmal auf, mehr und besser zu sprechen (e310, e410). Auch im Kindergarten, den er seit einem Jahr besucht, wird er von den Erzieherinnen und Kindern oft nicht sofort verstanden (d330). Tom zieht sich bei sprachlichen Gruppenaktivitäten (d7203) vermehrt zurück. Er kann sich die dort gesungenen Lieder und gesprochenen Reime selten merken (b1442, d815). Auch fällt ihm das Erzählen von Erlebnissen im Morgenkreis schwer und er verweigert meistens eine sprachliche Beteiligung (d330). Tom spielt wenig mit den anderen Kindern im Kindergarten (d8803), und er wird selten zu Kindern nach Hause eingeladen (d9205). Die Erzieherinnen berichten, dass Tom neuerdings auch weniger auf andere Kinder zugehe (d7500). Beim Turnen sei Tom hingegen sehr geschickt. Er bastele gerne und konzentriere sich dabei lange.

Mittlerweile sind Toms Eltern besorgt um die sprachliche Entwicklung ihres Sohnes. Sie verstehen ihn zwar überwiegend und können Äußerungen z.B. für die Großeltern „übersetzen" (e310). Gleichzeitig zweifeln sie mittlerweile daran, dass sich Toms Schwierigkeiten von alleine verbessern. Der Kinderarzt hat nun eine logopädische Diagnostik verordnet (e355). Das Hörvermögen sowie die weitere Entwicklung waren bereits ohne Befund überprüft worden (b2300).

Bedeutung der ICF für das diagnostische Vorgehen

Die Multidimensionalität der ICF fordert den Einsatz von Verfahren, die alle relevanten Komponenten des Modells mit den entsprechenden Domänen erfassen und beurteilen können. Für die Beurteilung einer SSES wird der Vergleich mit der Altersnorm vorgeschlagen. Die in standardisierten Verfahren verwendete Standardabweichung kann als Maß der Beeinträchtigungsstärke dienen.

TIPP	*Ein mögliches Beispiel für die Beurteilung der Beeinträchtigungsstärke mithilfe der Standardabweichung (SD) (vgl. Westby, 2007):*	
	-1.0 bis -1.5 SD: Schädigung leicht ausgeprägt	*(z.B. b16710.1)*
	-1.5 bis -2.5 SD: Schädigung mäßig	*(z.B. b16710.2)*
	-2.5 bis -3.0 SD: Schädigung erheblich	*(z.B. b16710.3)*
	> -3.0 SD: Schädigung voll ausgeprägt	*(z.B. b16710.4)*

Standardisierte Verfahren haben für die Praxis Nutzen, aber auch Grenzen. Die Leistungsfähigkeit eines Kindes gemessen durch ein standardisiertes Verfahren muss nicht seinen Leistungen im Alltag entsprechen und umgekehrt. Daher sollten sowohl Leistungsfähigkeit als auch Leistung beurteilt werden.

Die in der Praxis häufig eingesetzten informellen qualitativen Verfahren (z.B. Kauschke & Siegmüller, 2002) oder standardisierte Diagnostikverfahren (z.B. Grimm, 2001) beurteilen vorwiegend die *Körperfunktion*. Ein Überblick über Diagnostikverfahren zur Überprüfung grammatischer Fähigkeiten findet sich in Vogt et al. (2005).

Die Komponente der *Aktivitäten und der Partizipation* kann mit Frage- oder Beobachtungsbögen erfasst werden (z.B. Dohmen et al., 2009; Spreen-Rauscher, 2003). Spontanspracherhebungen im Rahmen einer möglichst natürlichen Kommunikationssituation können auch im Therapieraum Einblicke in die kommunikativen Fähigkeiten des Kindes geben. Die Einschätzung der Aktivitäten und Partizipation im Alltag erfolgt z.B. durch die Eltern, aber auch durch das Kind selbst. Eine kindgerechte Einbeziehung auch jüngerer Kinder in den Diagnostikprozess ist sinnvoll und kann wichtige Informationen für Zielformulierungen geben (Zollinger, 2008). Mithilfe von Videoaufnahmen im Alltag des Kindes, In-vivo-Beobachtungen und Gesprächen mit beteiligten Personen (Eltern, ErzieherInnen) können neben der Partizipation und Aktivität insbesondere die *Umweltfaktoren* eingeschätzt werden. Generell zeigt sich, dass Eltern die Partizipation ihres Kindes sowie fördernde bzw. hemmende Kontextfaktoren und deren Veränderungen im Therapieverlauf gut einschätzen können (Thomas-Stonell et al., 2009).

Bislang gibt es keine Verfahren zur Erfassung kindlicher Grammatikstörungen, die explizit auf Grundlage der ICF entwickelt wurden und alle Anforderungen abdecken. Trotzdem kann das zugrunde liegende Erklärungsmodell im Praxisalltag eine Hilfestellung bei der Entwicklung von Fragen an das Kind, die Eltern und die Umwelt sein.

TIPP   *Mögliche ICF-orientierte Fragen im Elterngespräch:*

- Wie verhält sich das Kind im Umgang mit seinen sprachlichen Einschränkungen (Coping-Strategien, Reaktionen, ...)?
- Welchen Einfluss haben die sprachlichen Einschränkungen auf das Spiel- und Sozialverhalten des Kindes (Kontakt mit anderen Kindern, ...)?
- Welche Personen im Umfeld des Kindes reagieren wie auf seine Schwierigkeiten (Unterstützung, Einstellungen, ...)?
- Welche weiteren (Gesundheits-) Leistungen sind für die Familie zugänglich (Förderung, außerfamiliäre Kontakte, ...)?
- Wie erklären sich die Eltern die Störung und ihre Folgen?
- Was wünschen sich die Eltern und das Kind?

Als schnelle Orientierungshilfe für die Entwicklung von weiteren Fragen können Zusammenstellungen von relevanten Codierungen für spezifische Sprachentwicklungsstörungen („Core-Sets") dienen (vgl. McLeod & Threats, 2008; Washington, 2007; Westby, 2007).
Alle im diagnostischen Prozess eingesetzten Erhebungsmethoden liefern sowohl für die Therapieplanung als auch für die Therapieevaluation bedeutende Hinweise. Es ist jedoch wichtig, die ICF-Komponenten nicht isoliert für sich, sondern miteinander in Beziehung stehend zu interpretieren. Diese Betrachtungsweise kann sich auch in den logopädischen Berichten wiederfinden (vgl. Grötzbach, 2006).

TIPP | *Tipps für das Verfassen logopädischer Berichte:*
1. Die sprachlichen Symptome mit deren Auswirkungen auf den Alltag des Kindes verbinden
2. Die Symptome nennen, die einer Partizipation des Kindes im Wege stehen
3. Die Kontextfaktoren beschreiben, die die sprachlichen Symptome und/oder die Therapie beeinflussen

Insgesamt bietet eine multidimensionale Betrachtungsweise umfassende Anhaltspunkte zur Beurteilung der Inanspruchnahme, Weiterführung und Beendigung einer logopädischen Therapie und damit eine fundierte Argumentation gegenüber Institutionen und Verbänden.

Tom: Logopädische Diagnostik

Toms Sprachentwicklungsstand wird mithilfe des Sprachentwicklungstests für drei- bis fünfjährige Kinder (Grimm, 2001) und im Freispiel überprüft. Die quantitative Einschätzung bzgl. der Körperfunktion ergibt eine unterdurchschnittliche Leistungsfähigkeit im Bereich des Sprachverstehens (b16700._1), im Satzgedächtnis (b1440._2) und bei der Produktion von Sprache (b16710._3). Die Beurteilung der Schweregrade orientiert sich an den T-Werten des eingesetzten Verfahrens. Für Tom ist es besonders schwierig, komplexe Satzstrukturen und Kasusmarkierungen zu verstehen, ebenso wie bereits einfache Sätze korrekt nachzusprechen. Tom zeigt spontansprachlich eine Verbendstellung und eine gering ausgebaute Nominalphrasenstruktur. Nebensätze bildet er noch nicht und morphologisch zeigt er starke Unsicherheiten bei der Verbflexion, Plural- und Kasusmarkierung sowie bei der Vergangenheitsbildung.
Im Rahmen einer Freispielsituation wird die Komponente der Aktivitäten eingeschätzt. Tom stellt kaum Fragen (d132.3) und kommentiert die Spielhandlung generell wenig. Seine Phrasen und kurzen Sätze unterstützt Tom mimisch und gestisch (d3350.0) und ist dadurch im Kontext meist verständlich (d330.2). Tom initiiert kaum (d3503.2). Auf Nachfragen wiederholt er einmal leise seine Äußerung, in anderen Situationen reagiert er mit Abbruch des Blickkontaktes und der Spielhandlung (d3501.2,

d2401.2). Trotzdem wirkt er am gemeinsamen Spiel interessiert (b1403.0) und sucht häufig Blickkontakt. Tom führt die Spielhandlung fort, bringt aber kaum eigene Ideen ein (d8803.1).

In der abschließenden Befundbesprechung berichten Toms Eltern von ähnlichen Erfahrungen im Alltag. Tom sei schon immer ein ruhiges Kind gewesen, das lieber alleine als mit anderen spiele (d7500.1). Sie erklären es sich damit, dass er als Einzelkind wenig Kontakt mit anderen Kindern gewöhnt sei. Die Eltern haben noch nicht mit Tom über seine sprachlichen Schwierigkeiten gesprochen, um ihn nicht zu verunsichern. Nach ihren Zielen befragt, wünschen sich die Eltern, dass Tom so gut spricht, dass die Großeltern und die Kinder im Kindergarten ihn verstehen (d330). Außerdem erhoffen sie sich, dass Tom mehr mit anderen Kindern spielt (d9200), mehr am Kindergartenalltag teilnehmen (e5850) und später in die Regelschule eingeschult werden kann (d820).

Bedeutung der ICF-Argumentation für die Therapie

Analog zum diagnostischen Prozess orientiert sich auch die Behandlung von Kindern mit grammatischen Sprachentwicklungsstörungen an den Komponenten der ICF und ICF-CY. Da keine Profession alle Bedürfnisse von Menschen mit Behinderungen ausreichend abdecken kann (Hollenweger, 2007), ist ein interdisziplinäres Vorgehen unabdingbar. Im Zentrum stehen dabei die Ziele der Partizipation. Im Team wird mit dem Kind, den Eltern, Ärzten, Therapeutinnen und evtl. weiteren Berufsgruppen wie Erzieherinnen und Lehrerinnen definiert, was wann wie erreicht werden soll. Dabei werden die Aufgaben und Verantwortungsbereiche vorab geklärt. Solche „Auftragsklärung" kann die Zusammenarbeit aller Beteiligten verbessern. Zielvereinbarungs- und Auftragsgespräche erfordern jedoch Mut und Vertrauen, insbesondere wenn z.B. Eltern aufgrund von Berufstätigkeit oder familiären Belastungen weniger zur Intervention beitragen können, als sie eigentlich möchten. Offenheit, Wohlwollen und fachliche Beratung können Eltern in solchen Situationen unterstützen und auch das Kind entlasten (zur Zielformulierung s. Grötzbach & Iven, Kapitel 2).

Die ICF-Komponenten Funktion, Kontext und Aktivitäten sind etablierte Bereiche logopädischer Arbeit. Bezogen auf die Funktion geht es weniger darum zu üben, als vielmehr Rahmenbedingungen zu schaffen, die dem Kind grammatisches Lernen ermöglichen. Die Schwierigkeiten im Erkennen und Anwenden grammatischer Regeln sollen überwunden und kommunikative Stolpersteine damit aus dem Weg geräumt werden. Dazu werden von der Therapeutin die sprachlichen Ziele formuliert und für die Eltern nachvollziehbar gemacht, sodass sie die Intervention aktiv verfolgen und durch ihr (sprachliches) Verhalten unterstützen können. Die benannten Ziele zu erreichen, wird mittels eines Methodenmixes aus Inputspezifizierung, Modellierung, Übung, Kontrastierung und Metasprache bzw. Reflexion angestrebt (vgl. Siegmüller & Kauschke, 2006; Motsch, 2004). Ziele und Methoden werden eingebettet in (Spiel-)

Handlungskontexte, die vom Kind mitgestaltet werden und an seinen Interessen und seinem Lebenskontext orientiert sind. Damit sind die ICF-Komponenten Aktivitäten und Kontext direkt in die Intervention einbezogen, und ein Weg zum Transfer erreichter sprachlicher Ziele in den kindlichen Alltag ist gebahnt.

Tom: Therapie und Evaluation des Therapieintervalls

Umweltfaktoren

Die logopädische Einzelbehandlung soll zunächst zweimal wöchentlich über einen Zeitraum von ca. 30 Stunden stattfinden (e5800+4, e355+4). Da Toms Eltern beide berufstätig sind, wird Tom einmal wöchentlich vormittags von den Großeltern und einmal nachmittags von den Eltern gebracht. Die Familie kann sich neben der Teilnahme an Beratungsgesprächen und Hospitationen der Therapie auch vorstellen, dreimal wöchentlich fünf bis zehn Minuten zu Hause zu „üben" (u.a. sprachliches Modellverhalten, therapeutische Hausaufgaben; e310+4; e410+4).
Im Therapieverlauf wird außerdem Kontakt zum Kindergarten aufgenommen und über Förder- und Entlastungsmöglichkeiten für Tom gesprochen (z.B. non-verbale Gruppenangebote, kurze Reime und Lieder mit begleitenden Gesten, die Tom mitmachen kann; e360+3, e5850+3). Toms Kinderarzt wird in Berichten und Telefonaten über therapeutische Ziele, Therapieinhalte und den Therapieverlauf informiert.

Personbezogene Faktoren

Mit Tom wird über seine sprachlichen Schwierigkeiten gesprochen. Er formuliert für sich das Ziel, wie sein Vater Polizist werden zu wollen, dafür müsse man gut sprechen können.

Aktivitäten und Partizipation

Mit Tom und seinen Eltern werden folgende übergeordnete, langfristige Ziele in Bezug auf die Komponenten Aktivitäten und Partizipation erarbeitet:

- Tom nimmt Kontakt zu anderen Kindern auf, hält und beendet ihn (d7504)
- Tom nimmt an sprachlichen Angeboten im Kindergarten teil (e5850)
- Tom wird von Kindern im Kindergarten und von seinen Großeltern verstanden (d330)
- Tom versteht an ihn und an sein Umfeld gerichtete Mitteilungen (d310)
- Tom verwendet die erarbeiteten sprachlichen Funktionen in der Kommunikation (d330, d350)
- Toms sprachliche Fähigkeiten lassen eine Regelbeschulung zu (d820)

Körperfunktion

Aus Therapeutinnenperspektive werden sprachliche Ziele formuliert und mit den Eltern besprochen:

■ Tom versteht flexible und komplexe Satzstrukturen ebenso wie Kasusmarkierungen (b16700)

■ Tom verwendet vollständige, flexible und komplexe Satzstrukturen (mit korrekter Kasus- und Partizipbildung) (b16710, d1332)

Die in der Therapie eingesetzten Methoden orientieren sich an Siegmüller & Kauschke (2006), Dannenbauer (2003) und Motsch (2004). Als Rahmenhandlung wird entsprechend Toms Interessen und Ressourcen oftmals das Thema „Polizei" oder der Kontext „Basteln" gewählt. Nach dem Erreichen erster Ziele bezogen auf die Funktion und die Partizipation wird in einem Evaluationsgespräch mit Tom und seinen Eltern eine Therapiepause von ca. 12 Wochen vereinbart. Die Eltern wollen das sprachliche Modellverhalten in ausgewählten Situationen weiterhin einsetzen, mindestens jedoch dreimal pro Woche. Dies wird schriftlich dokumentiert und soll zu Beginn des zweiten Therapieintervalls gemeinsam kontrolliert werden.

Grenzen und Möglichkeiten der ICF-Anwendung im ambulanten diagnostisch-therapeutischen Alltag

Das Konzept der Aktivitäten und Partizipation, der Umweltfaktoren und der unterschiedlichen Sichtweisen auf die funktionale Gesundheit ist komplex. Es zu verstehen, erfordert eine intensive Beschäftigung und Auseinandersetzung mit dem Klassifikationsmodell ICF.

Items und Codes

Für die Praxis stellt vermutlich die Vielzahl von Domänen, Items und Codes eine erste Hürde auf dem Weg zu einer gemeinsamen Sprache dar, die der kindlichen Situation gerecht werden kann. Hilfestellung bieten „Core-Sets", die idealerweise interdisziplinär entwickelt und evaluiert werden. Eine Reduzierung auf relevante Domänen birgt aber die Gefahr, den individuellen Bedürfnissen und Situationen der Kinder nicht gerecht zu werden (Grötzbach & Iven, Kapitel 2). Zusätzlich muss geklärt werden, wem es obliegt, umfänglich und angemessen eine Problematik oder Ressource zu beurteilen und wer für welchen Bereich kompetent ist.

Handhabung der Items

Bei der Handhabung der Domänen und Codes der ICF fällt angenehm auf, dass die Möglichkeit zur Positivdefinition besteht und somit Ressourcen für die Intervention und positive Ziele identifiziert werden sollen. Tatsächlich ist die Interpretation und Codierung der Items aber auch mit Problemen behaftet und in der Anwendung tun sich erhebliche Fragen auf. Wie kann eine Einschätzung der kindlichen Situation in

Ermangelung etablierter oder konsensfähiger Verfahren zuverlässig erfolgen? Die ICF bietet kaum Hinweise zur Interpretation der Items in Bezug auf die kindliche Entwicklung. Das erschwert eine zuverlässige Beschreibung der Situation des Kindes mit seiner Sprachstörung und den Auswirkungen auf die Partizipation. Wenn Tom zum Beispiel eine sprachliche Beteiligung im Kindergarten verweigert: Hängt das mit seinem Selbstvertrauen (b1266) zusammen oder mit emotionalen Funktionen wie Ängsten (b152), oder trägt möglicherweise das Verhalten und die Einstellung der Umwelt dazu bei (e310-399, e410-499)? Hier muss interpretiert werden. Das verleitet zu subjektiven oder unpräzisen Aussagen. Daneben stellt auch die Beurteilung des Schweregrades eine Schwierigkeit dar: Die Beobachtung, dass Tom in der Interaktionssituation kaum Fragen stellt, wird im Beispiel als „Problem erheblich ausgeprägt" beurteilt (d132.3) – eine Entscheidung, die mehr oder weniger subjektiv getroffen ist, da kein Verfahren den Rahmen für eine zuverlässige Bewertung des Schweregrades bietet. Es bleibt somit unbefriedigend, wie einzelne Faktoren gewichtet und in das therapeutische Handeln umgesetzt werden können.

Sprache und Sichtweise
Die ICF findet Anerkennung bezüglich der Chancen, die sie bietet. Sie liegen u.a. in einer interdisziplinären Verständigung und einer Verständigung mit den Kindern und deren Eltern. Dadurch verändern sich das therapeutische Rollenverständnis und die Erwartungen insbesondere von Eltern an die Therapie. Patienten und Therapeutinnen versuchen dann, einen „gemeinsamen Weg mit gemeinsamer Verantwortung (zu) gehen" (Grötzbach & Iven, Kapitel 2). Diese Aufgabe ist vielschichtig und herausfordernd. Die Kindersprachtherapie hat hier sicher noch Arbeit zu leisten, um Eltern und das Kind selbst mit ihren Ressourcen und ihren Bedürfnissen kreativ in die Intervention mit einzubeziehen: „Es ist für Kindersprachtherapeuten eine mutige Entscheidung, im Gegensatz zum gewohnten Muster der von ihnen dirigierten Therapie, ihre Expertenrolle zu beschränken" (Baumgartner, 2008, S. 273). Im Sinne der ICF wird sich die Kindersprachtherapie neben der Behandlung sprachlicher Symptome verstärkt nach den Zielen der Partizipation ausrichten und das therapeutische Selbstverständnis kritisch reflektieren.
Eine Umsetzung der ICF-Sichtweise benötigt ferner auch Zeit und nachhaltige Zusammenarbeit von Ärzten, Pädagoginnen und Therapeutinnen. Nur im interdisziplinären Kontext kann die Situation eines Kindes mit einer Störung im Grammatikerwerb einigermaßen zuverlässig und umfassend beschrieben werden. Für diese Zusammenarbeit müssen Netzwerke ausgebildet, entsprechende Rahmenbedingungen geschaffen und nicht zuletzt auch finanzielle Mittel bereitgestellt werden.
Obendrein fehlt es in der Kindersprachtherapie noch an ICF-orientierten Verfahren zur Beurteilung insbesondere der Partizipation, die eine Evaluation der Zielerreichung im Rahmen dieser Komponente verlässlich ermöglichen.

Auf viele Fragen gibt es bislang noch keine Antworten, auch wenn sich die Anwendung der ICF stetig weiterentwickelt, z.b. in Form der inhaltlichen Anpassung an die Bedürfnisse von Kindern und Jugendlichen (ICF-CY). Es kann sich aber lohnen, sich den Schwierigkeiten und Stolpersteinen in der Anwendung der ICF gemeinsam zu widmen, denn „Die ICF hat in jedem Fall das Potenzial, über die Funktion und den Wert der Klassifikation kindlicher Sprachstörungen nachzudenken" (Baumgartner, 2008, S. 95). Ziel ist dabei eine gemeinschaftliche Verständigung aller Beteiligten über die Situation des Kindes mit einer Sprachstörung. Derweil ist die Kindersprachtherapie gefordert, sich disziplinär wie interdisziplinär über die klinische Anwendung der ICF auszutauschen und ihr zu Akzeptanz zu verhelfen.

Literatur

Baumgartner, S. (2008): Kindersprachtherapie - Eine integrative Grundlegung. München, Ernst Reinhardt

Clegg, J. (2006): Childhood Speech and Language Difficulties and Later Life Chances. In: Clegg, J./Ginsborg, J. (Eds.): Language and Social Disadvantage: Theory into Practice. London, Wiley, 59-73

Dannenbauer, F. M. (2003): Grundlagen der Sprachtherapie bei spezifischer Sprachentwicklungsstörung. In: Grohnfeldt, M. (Hrsg.): Lehrbuch der Sprachheilpädagogik und Logopädie, Band 4: Beratung, Therapie und Rehabilitation. Stuttgart, Kohlhammer, 159-177

Dohmen, A./Dewart, H./Summers, S. (2009): Das Pragmatische Profil. München, Elsevier

Grimm, H. (2001): Sprachentwicklungstest für drei- bis fünfjährige Kinder (SETK 3-5). Göttingen, Hogrefe

Grötzbach, H. (2006): Die Bedeutung der ICF für die Aphasietherapie in der Rehabilitation. Forum Logopädie, 1, 26-31

Hollenweger, J. (2007): Grundzüge und Besonderheiten der ICF-CY (ICF für Kinder und Jugendliche). Vortrag Fachtag ICF/ICF-CY, 11.07.2007, München. Download von http://www.bayern.awo.de/fileadmin/Content/Dokumente/Menschen%20mit%20Behinderung/icf_cy.pdf, 21.01.2009

Kauschke, C./Siegmüller, J. (2002): Patholinguistische Diagnostik bei Sprachentwicklungsstörungen. München, Elsevier

McLeod, S./Threats, T. T. (2008): The ICF-CY and children with communication disabilities. International Journal of Speech-Language Pathology, 10, 92-109

Motsch, H.-J. (2004): Kontextoptimierung. München, Reinhardt

Siegmüller, J./Kauschke, C. (2006): Patholinguistische Therapie bei Sprachentwicklungsstörungen. München, Elsevier

Spreen-Rauscher, M. (2003): Die Children´s Communication Checklist (Bishop 1998) - ein orientierendes Verfahren zur Erfassung kommunikativer Fähigkeiten von Kindern. Die Sprachheilarbeit, 48, 91-104

Suchodoletz von, W. (2001) (Hrsg.): Sprachentwicklungsstörung und Gehirn. Stuttgart, Kohlhammer

Thomas-Stonell, N./Oddson, B./Robertson, B./Rosenbaum, P. (2009): Predicted and observed outcomes in preschool children following speech and language treatment: Parent and clinician perspectives. Journal of Communication Disorders, 42, 29-42

Ullman, M. T./Pierpont, E.I. (2005): Specific Language Impairment is not specific to language: the Procedural Deficit Hypothesis. Cortex, 41, 399-343

Vogt, S./Bub, M./Gärtner, E.-J./Göring, S./Sesterhenn, S. (2005): Wer? Wie? Was? – Diagnostikinstrumente zur Überprüfung grammatischer Fähigkeiten bei Kindern. LOGOS interdisziplinär, 13, 84-89

Washington, K. N. (2007): Using the ICF within speech-languge pathology: Application to developmental language impairment. Advances in Speech-Language Pathology, 9, 242-255

Wendler, J/Seidner, W./Eysholdt, U. (2005⁴): Lehrbuch der Phoniatrie und Pädaudiologie. Stuttgart, Thieme

Westby, C. (2007): Application of the ICF in Children with Language Impairments. Seminars in Speech and Language, 28, 265-272

WHO (2001): International Classification of Functioning, Disability and Health – ICF. Geneva. Deutsche Version. Download von http://www.dimdi.de, 07.12.2008

WHO (2007): International Classification of Functioning, Disability and Health, Children and Youth version, Download von http://www.who.int/bookorders/anglais/detart1.jsp? 23.01.2009

Zollinger, B. (2008): Das Störungsbewusstsein in der logopädischen Praxis: Was Kinder über ihre sprachlichen Probleme wissen. LOGOS interdisziplinär, 16, 204-210

9.3 ICF bei spezifischen Sprachentwicklungsstörungen

Zusammenfassung

In dem Beitrag werden zwei in der Schweiz in Entwicklung und Erprobung stehende Verfahren zum Beschreiben der Fähigkeiten und des Unterstützungsbedarfs nach ICF vorgestellt. Dabei handelt es sich um das ‚Schulische Standortgespräch' und den ‚webbasierten Förderplaner'. Die Möglichkeit, die spezifische Sprachentwicklungsstörung zu unterschiedlichen Zeitpunkten ihres Verlaufs mit diesen Verfahren zu beschreiben, wird diskutiert. Mögliche Umsetzungen für die logopädische Praxis und Qualitätssicherung werden kritisch beleuchtet und auf offene Fragen wird hingewiesen. Wieweit damit für die spezifische Sprachentwicklungsstörung ein „Core-Set" in grafischer Form erstellt werden kann, wird besprochen.

Einleitung

Die Übernahme der Klassifikation der ICF ist im schweizerischen Gesundheitssystem schon weit fortgeschritten. In Institutionen wie Spitälern, Rehabilitationszentren und Heimen verwenden die verschiedenen Berufsgruppen, insbesondere Ergo- und Physiotherapeutinnen, die ICF. Ebenso wird im Bildungswesen, zu dem größtenteils die logopädische Betreuung von Kindern und Jugendlichen gehört, die Einführung der ICF vorangetrieben. 2007 hat die EDK (Eidgenössische Erziehungsdirektorenkonferenz) den Auftrag für die Erarbeitung eines standardisierten diagnostischen Verfahrens erteilt. Dieses soll nach den Kriterien der ICF erfolgen und sowohl Fähigkeiten für Aktivitäten und Partizipation als auch Ressourcen der Umweltfaktoren und personbezogenen Faktoren beinhalten. Die Instrumente für dieses webbasierte Verfahren sind in Erarbeitung. Ende 2009 sollen die Daten der Erprobung gesichtet und die für die Ermittlung des individuellen Bedarfs relevanten Fähigkeiten herausgefiltert werden (Hollenweger & Lienhard, 2008). Somit lässt sich zum jetzigen Zeitpunkt keine erprobte Liste der für die Beschreibung der spezifischen Sprachentwicklungsstörung (SSES) im bio-psycho-sozialen Modell der ICF relevanten Items vorstellen.

Schulisches Standortgespräch und webbasierter Förderplaner

Die ICF bietet die Möglichkeit, die SSES in ihrer ganzen Komplexität darzustellen. Eine SSES ist Prozess und Ergebnis bio-psycho-sozialer Wechselwirkung. Sie ist kein konstanter Zustand, sondern dynamisch, komplex und mehrdimensional. Die SSES verändert ihre Symptomatik während der Entwicklung des Kindes. Die ICF soll Items für die verschiedenen Aspekte der sprachlichen Auffälligkeiten bereitstellen, ebenso für die Beschreibung der sprachlichen Fähigkeiten in ihren Aktivitäten und den Möglichkeiten der Partizipation (Baumgartner, 2008).

Eine Liste solcher Items findet sich im webbasierten Förderplaner, der von der Hochschule für Heilpädagogik Zürich entwickelt wird und auf dem bio-psycho-sozialen Modell der ICF basiert (Förderplaner: http://www.pulsmesser.ch/wfp/; Gschwend et al., 2006). Die Items sind nach den einzelnen Berufsgruppen geordnet. Im Folgenden werden für die Codierung der SSES nach der ICF die Items der Logopädie und Heilpädagogischen Früherziehung verwendet. Die Bereiche, denen die Items zugeordnet sind, entsprechen denjenigen des ‚Schulischen Standortgesprächs‘, das in den Schulen des Kantons Zürich 2009 eingeführt wird. Im ‚Schulischen Standortgespräch‘ werden die Fähigkeiten der Schulkinder mit den Eltern und allen beteiligten Lehr- und Fachpersonen besprochen und allfällige Unterstützung bei der Behörde beantragt. Das ‚Schulische Standortgespräch‘ erfüllt die Bedingung der ICF nach einer gemeinsamen Sprache. „Die ICF ist in einer neutralen Sprache verfasst und ermöglicht es somit, sowohl Ressourcen als auch Defizite einer Person zu fokussieren". Alle Beteiligten beschreiben für jeden Bereich auf einer Fünferskala Stärken oder Schwächen des Schülers oder der Schülerin. Die Bereiche und die zu beobachtenden und zu bewertenden Fähigkeiten sind in unten stehender Tabelle aufgelistet.

Allgemeines Lernen	Das Kind kann zuhören, zuschauen, hinspüren; aufmerksam sein; sich Verse, Melodien, Bewegungen merken und wiedergeben; Formen benennen, beschreiben und darstellen; durch Spielen Dinge und Beziehungen erkunden; Lösungen finden und umsetzen; Strategien anwenden; planen; üben
Sprachentwicklung und Begriffsbildung	Das Kind kann lautgetreu nachsprechen; den Sinn von Wörtern und Symbolen verstehen; korrekte Sätze bilden; einen altersentsprechenden Wortschatz aufbauen; Sprache dem Sinn entsprechend modulieren (Erst- und Zweitsprache)
Mathematisches Lernen	Das Kind kann zählen; sich in räumlichen Zusammenhängen orientieren (hinten/vorne, oben/unten); Größen und Mengen erfassen sowie nach eigenen oder vorgegebenen Kriterien sortieren; Gesetzmäßigkeiten erkennen; sich im Zahlraum orientieren
Lesen und Schreiben	Die Schülerin/der Schüler kann lesen; laut vorlesen; verstehen, was gelesen wird; korrekt und leserlich schreiben
Umgang mit Anforderungen	Das Kind kann allein oder in der Gruppe eine Aufgabe ausführen; Verantwortung übernehmen; den Tagesablauf einhalten; sich in eine Aufgabe vertiefen; das eigene Verhalten steuern; mit Freude und Frust umgehen
Kommunikation	Das Kind kann verstehen, was andere sagen und ausdrücken (non-verbal und verbal); seine Gedanken so ausdrücken, dass andere diese verstehen (non-verbal und verbal); anderen Menschen Dinge erklären, Gespräche und Diskussionen mit Gleichaltrigen und Erwachsenen führen

Bewegung und Mobilität	Das Kind kann grobmotorische Bewegungsabläufe planen, koordinieren und nachahmen; feinmotorische Bewegungen planen, koordinieren und nachahmen; Zeichen- und Schreibgeräte kontrolliert führen
Für sich selbst sorgen	Das Kind kann Kleider und Schuhe an- und ausziehen; auf die Körperpflege, die Gesundheit und die Ernährung achten; sich vor gefährlichen Situationen schützen; die Einnahme von schädlichen Substanzen vermeiden
Umgang mit Menschen	Das Kind kann mit anderen Menschen Kontakt aufnehmen; Achtung, Wärme, Toleranz entgegenbringen und annehmen; Nähe und Distanz regeln; mit Kritik umgehen; Freunde finden und behalten
Freizeit, Erholung und Gemeinschaft	Das Kind kann am gemeinschaftlichen Leben in Schule, Familie, Nachbarschaft und mit Kameraden teilnehmen; in Spiele und andere Freizeitaktivitäten einbezogen sein; eigene Lieblingsaktivitäten pflegen, sich erholen

Tab. 1: Bereiche des Schulischen Standortgesprächs – (Hollenweger & Lienhard, 2007, S. 66)

Es stellt sich die Frage, ob diese 10 Bereiche als Raster benützt werden können, um ein Core-Set der relevanten Items für die Beschreibung der SSES in der Codierung nach der ICF zu entwickeln. Zur Beantwortung dieser Frage wird die SSES anhand der Items aus dem Förderplaner beschrieben.

Spezifische Sprachentwicklungsstörung (SSES)
Die SSES wird in der bisherigen Klassifikation einerseits mit Ausschlusssymptomen beschrieben, andererseits aufgrund von bestimmten anamnestisch erhobenen Entwicklungsmerkmalen festgestellt. Die Ausschlusskriterien sind: keine sensorischen, neurologischen, emotionalen oder kognitiven Schädigungen (Grimm, 1999; Siegmüller, 2006). Die auffälligen Entwicklungsmerkmale sind: ein verspäteter Spracherwerb, ein verlangsamter Spracherwerb, vor allem ein anfänglich verlangsamter Erwerb des Wortschatzes und in der Vorschulzeit Auffälligkeiten im Erwerb der formalen Sprache, der Grammatik und der Phonologie (Grimm, 1999; Siegmüller, 2006).

Kontextfaktoren bei SSES
Mit der ICF lassen sich festgestellte Fähigkeiten beschreiben. Auch wenn beim Auftreten der SSES den Umweltfaktoren kein Einfluss zugeschrieben wird, ist eine Sprachstörung Ergebnis und Prozess einer bio-psycho-linguo-sozialen Wechselwirkung (Baumgartner, 2008, S. 94). Daraus folgt, dass anamnestische Daten über den Sprachentwicklungsverlauf im Sinne von Risikofaktoren oder Faktoren der persönlichen Ressourcen in die Beschreibung der sprachlichen Fähigkeiten nach der ICF einfließen müssen.

Im Projekt zur Entwicklung standardisierter Verfahren des individuellen Bedarfs werden diese anamnestischen Daten mitberücksichtigt (Hollenweger & Lienhard, 2008). Erhoben werden sowohl Daten nach herkömmlicher Vorgehensweise und Klassifikation als auch Daten für die Beschreibung der Fähigkeiten nach der ICF, wie unten stehendes Raster zeigt.

Hauptseite	Alter, Geschlecht, Erstsprache(n), ... Angaben zur Fragestellung, Angaben zu Informationsquellen
1. Erfassung des Kontextes	Professionelles Umfeld Familiäres Umfeld Gesundheitliche Risikofaktoren, kritische Lebensereignisse
2. Erfassung der Funktionsfähigkeit	Aktivitäten und Partizipation Körperfunktionen
3. Kategoriale Erfassung	Diagnose(n) Andere Problembeschreibungen IV-Kriterien (bisheriges Klassifikationssystem in der Schweiz aus dem Jahre 1968)
4. Bildungsziele und Bedarf	Einschätzung der Entwicklungs- und Bildungsziele Empfehlung für Entwicklungs- und Bildungskontext Zusammenfassung Einschätzung des Bedarfs
5. Realisierung	

Tab. 2: Projekt ‚Standardisiertes Abklärungsverfahren' – (Hollenweger & Lienhard, 2008)

Zur Erfassung des Kontextes werden die bestehenden unterstützenden Maßnahmen, also die professionelle Betreuung, das familiäre Umfeld und anamnestische Risikofaktoren mit einbezogen. Hollenweger schreibt dazu: „Bei ganz jungen Kindern etwa werden Risikofaktoren (z.B. Schwangerschaft und Geburt, familiäre Situation) als besonders bedeutsam erachtet, (...) wenn es um die Einschätzung des Bedarfs geht." (Hollenweger & Lienhard, 2008, S. 14). Bei der Erfassung des familiären Kontextes werden Aspekte des Familien-Umfeldes erfasst, die im Zusammenhang mit einer Behinderung von Bedeutung sind, wie etwa: Bildungshintergrund und berufliche Tätigkeit der Eltern/Erziehungsberechtigten; Geschwister; Informationen zur familiären Situation; Einschätzung von fördernden und hemmenden Bedingungen im familiären Umfeld.

Fördernde oder hemmende Bedingungen für Kinder mit SSES sind einerseits die Einstellung der Familie zur Sprache (Lieder, Kinderverse, Bücher, verbaler Austausch, Diskussion etc.) und andererseits der Umgang der Familie mit Problemen, hier der SSES. Ritterfeld (2000a, 2000b) beurteilt den Sprachstil von Familien mit Kindern, denen die SSES ihres Kindes bekannt ist, als rigide und wenig sprachfördernd. Sie beschreibt diesen Kommunikationsstil aufgrund eigener Untersuchungen folgendermaßen.

1. Die Bezugsperson vermittelt Sorge und mangelnde Akzeptanz → demotiviert
2. Die Bezugsperson reduziert die linguistische Komplexität in Interaktion → auch wenn dies nicht nötig ist
3. Die Bezugsperson reduziert die kognitive Komplexität ihrer Interaktionen → sie unterfordert das Kind
4. Die Bezugsperson verfällt in rigideren und weniger sprachfördernden Interaktionsstil → in der falschen Annahme, dadurch fördern zu können (Ritterfeld, 2000a; 2000b)

Bezogen auf die Kontextfaktoren der Umwelt sind in der ICF Items erforderlich, die sich auf einen sprach*fördernden* Kommunikationsstil der Bezugspersonen beziehen.

Ginsberg (2000) stellt fünf Kommunikationsstile vor, die sich positiv auf die Sprachentwicklung auswirken:

1. **Sprachmenge**: Die Anzahl der Äußerungen hat positiven Effekt auf die Geschwindigkeit des Syntax- und Lexikonerwerbs.
2. **Gemeinsame Aufmerksamkeit**: Äußerungen zu Ereignissen, die in der gemeinsamen Aufmerksamkeit von Mutter und Kind stattfinden, erlauben zuverlässige Aussagen über die Wortschatzentwicklung. Dabei ist es besser, wenn die Mutter der Aufmerksamkeit des Kindes folgt, als wenn sie die Aufmerksamkeit auf etwas zu lenken versucht.
3. **Redundantes Sprechen**: Das Wiederholen und Umformen eigener Äußerungen der Bezugspersonen ergibt eine positive Aussage über die grammatikalische Entwicklung der Kinder.
4. **Fragen stellen**: Der Sprachstil, der zur Kommunikation anregt, hat positive Auswirkung auf die grammatische Entwicklung.
5. **Kontingenz**: Das Wiederholen und Umformen der kindlichen Äußerungen zum Thema erweist sich positiv für das Tempo des Syntaxerwerbs und die Größe des Lexikons. Kontingente Äußerungen finden in Situationen gemeinsamer Aufmerksamkeit statt.

Demgegenüber wird festgestellt, dass sich die Anzahl von Anweisungen sogar negativ auf den Spracherwerb auswirkt. Anweisungen sind kurz, ohne neue Information, laden nicht zur Kommunikation ein, verhindern das Auftreten von Fragen und treten nicht in Episoden gemeinsamer Aufmerksamkeit auf (Ginsberg, 2000).

Unten stehend sind die Items aus dem webbasierten Förderplaner aufgelistet, die auf diese Ressourcen der Familie hinweisen. Die Items stammen aus den Bereichen ‚Freizeit', ‚Erholung und Gemeinschaft', ‚Umgang mit Menschen', ‚Für sich selbst sorgen' und ‚Kommunikation'. Es werden die Items erwähnt, die explizit einem der oben erwähnten sprachfördernden Kommunikationsstile zugeordnet werden können oder diesen ermöglichen.

Freizeit, Erholung und Gemeinschaft: „Heilpädagogische Früherziehung" vgl. Gemeinschaftsleben d910	Freizeit, Erholung und Gemeinschaft: „Logopädie" vgl. Gemeinschaftsleben d910
Familie ■ Das Kind kann im familiären Rahmen seine Wünsche und Bedürfnisse äußern. ■ Das Kind kann in der Familie Anerkennung für eigene Leistungen finden. ■ Das Kind kann im familiären Rahmen seine Meinung äußern. ■ Das Kind kann sich in der Familie Unterstützung holen. ■ Das Kind kann im familiären Leben Freiräume für selbstbestimmte Aktivitäten erfahren. Außerfamiliäre Sozialkontakte ■ Das Kind kann Kontakte zu Kindern außerhalb der Familie erleben (z.B. Spielgruppe).	Familiäres Leben ■ Das Kind kann eigene Ideen für Familienaktivitäten einbringen. ■ Das Kind wird durch die Familie bei seinen Aktivitäten angemessen begleitet und unterstützt. ■ Das Kind findet in der Familie Anerkennung und Wertschätzung für seine Persönlichkeit und seine Leistungen. ■ Das Kind hat familiäre Kontakte über die Kernfamilie hinaus. Peergroup ■ Das Kind kann sich mit anderen Kindern zu Freizeitaktivitäten verabreden. ■ Das Kind kann mit anderen Kindern telefonieren, um sich zu verabreden.
Für sich selbst sorgen: HFE **Auf seine Gesundheit achten d510**	**Für sich selbst sorgen: Logopädie** **Auf seine Gesundheit achten d510**
■ Das Kind kann aktiv Kommunikation oder Interaktion einfordern.	■ Das Kind kann Wünsche angemessen mitteilen.
Umgang mit Menschen: HFE **Elementare interpersonelle Aktivitäten d710**	**Umgang mit Menschen: Logopädie** **Elementare interpersonelle Aktivitäten d710**
■ Das Kind kann mit dem Zeigefinger irgendwo hin bzw. auf etwas Bestimmtes zeigen und so die Aufmerksamkeit einer Person darauf lenken.	■ Das Kind kann seine Bedürfnisse ausdrücken. ■ Das Kind kann zuhören und auf andere eingehen.

Tab. 3: Items zu Kontextfaktoren bei SSES

Die ausgewählten Items sind, da sie aus dem webbasierten Förderplaner stammen, als Fähigkeiten des Kindes beschrieben. Hier müssten ergänzende Items formuliert werden, die beobachtbare sprachfördernde Verhaltensweisen der Bezugspersonen beinhalten. So können für den Spracherwerb relevante Kontextfaktoren als beobachtbare Verhaltensweisen der Bezugspersonen in Items gefasst werden. Bezogen auf die Sprachmenge können die Eltern nach Alltagsgewohnheiten befragt werden.

Sprachfördernde Verhaltensweisen der Bezugsperson	Items zu beobachtbaren Verhaltensweisen
■ Sprachmenge	■ Die Bezugsperson kann sich täglich 30 Minuten (... Minuten) mit dem Kind unterhalten. ■ Die Bezugsperson erzählt dem Kind täglich eine Geschichte.
■ Gemeinsame Aufmerksamkeit ■ Kontingenz	■ Die Bezugsperson kann ihren Aufmerksamkeitsfokus auf den Aufmerksamkeitsfokus des Kindes lenken. ■ Die Bezugsperson kann über Dinge und Situationen sprechen, die aktuell im gemeinsamen Aufmerksamkeitsfokus geschehen.
■ Redundanz	■ Die Bezugsperson wiederholt eigene an das Kind gerichtete Äußerungen. ■ Die Bezugsperson kann eigene Äußerungen umformulieren. ■ Die Bezugsperson wiederholt und vervollständigt Äußerungen des Kindes.
■ Fragen stellen	■ Die Bezugsperson stellt dem Kind Fragen, um die Kommunikation zu beginnen.

Tab. 4: Zusätzliche Items zu Kontextfaktoren bei SSES

Um für eine individuelle Förderplanung für Kinder mit SSES und für die Beratung ihrer Bezugspersonen nützliche und notwendige Informationen zu erhalten, sind Items, die Kontextfaktoren betreffen, nötig. Um die relevanten Items für die Erstellung eines Core-Sets zu bestimmen, bedarf es weiterer Forschung und Überprüfung der wichtigen Kontextfaktoren bei SSES. Dazu wird die evaluierte Erfahrung mit den Elternprogrammen und Evaluation von Frühförderprogrammen zu den relevanten Items führen, die das Core-Set ausmachen werden (Möller, 2006; Tschirner et al., 2007; Kölliker Funk, 2007).

Frühe Entwicklungsmerkmale der SSES
Zu den auffälligen Entwicklungsmerkmalen einer SSES gehört ein verspäteter Spracherwerb. Die im webbasierten Förderplaner beschriebenen kindlichen Fähigkeiten beziehen sich auf einen Ist-Zustand. Es werden die gegenwärtigen Fähigkeiten eines Kindes dargestellt. Symptome aus der Vergangenheit müssen auf andere Art in die Förderplanung einfließen. Um einen verspäteten Sprechbeginn festzustellen, stehen uns drei Möglichkeiten offen:
1. Wir können über die Befragung der Bezugspersonen das Alter des Sprechbeginns in Erfahrung bringen und erhalten anamnestische Daten.

2. Bei sehr kleinen Kindern können wir mit einem Elternfragebogen Auskunft über die relevanten sprachlichen Fähigkeiten des Kindes gewinnen und so auf einen verspäteten Sprachbeginn schließen. Daraus kann der Bedarf nach präventiven Maßnahmen abgeleitet werden (Sachse et al., (in Druck); Sachse & Suchodoletz (in Druck)).

3. Wir können Items herstellen, die Zunahme und Auftreten sprachlicher Einheiten beschreiben und so die Sprachkompetenz des Kindes bezogen auf den Sprachentwicklungsstand feststellen. Solche Items finden sich beispielsweise im Förderplaner der Heilpädagogischen Früherziehung für den Wortschatz und das Sprachverstehen:

Wortschatz	Sprachverständnis
■ Das Kind kann konstante lautliche Annäherungen (erste Worte) benutzen, z.B. „Ba" für Ball, ... ■ Das Kind kann auf seinen Namen und erste Aufträge reagieren. ■ Das Kind kann zwischen zwei und zehn Wörtern in Kindersprache sprechen (wauwau, bebe ...). ■ Das Kind kann 20-50 Wörter benutzen (Substantive, Verben, Adjektive, einige Funktionswörter). ■ Das Kind kann 50-200 Wörter benutzen. ■ Das Kind kann verschiedene, passende Begriffe für Gegenstände benutzen. ■ Das Kind kann sich mit treffenden Wörtern ausdrücken. ■ Das Kind kann Begriffe umschreiben. ■ Das Kind kann neue Wörter in seinen Wortschatz aufnehmen und diese aktiv gebrauchen. ■ Das Kind kann zu einem vorgegebenen Wort den Oberbegriff oder entsprechende Unterbegriffe nennen.	■ Das Kind kann benannte Gegenstände mittels Kopfdrehung suchen. ■ Das Kind kann auf seinen Namen und einfache Aufträge reagieren. ■ Das Kind kann Dinge holen, wenn es aufgefordert wird. ■ Das Kind kann 100-150 Wörter und einfache Aufforderungen und Fragen verstehen. ■ Das Kind kann ca. 250 Wörter verstehen. ■ Das Kind kann Relationen und Wortordnungen verstehen. ■ Das Kind kann komplexe Sätze und Anweisungen verstehen. ■ Das Kind kann den Inhalt einer Bilderbuchgeschichte verstehen. ■ Das Kind kann den Inhalt einer längeren Geschichte verstehen.

Tab. 5: Items früher sprachlicher Fähigkeiten

Neuere Forschungsergebnisse weisen darauf hin, dass bei Kindern mit SSES schon vor den ersten Worten qualitative Unterschiede in der Lallphase festgestellt werden können und das frühe Lexikon weniger Wortarten umfasst und mehr Passepartout-Wörter enthält (Höhle, 2005; Penner, 2000; Penner et al., 2006). Diese frühen Risikomerkmale betreffen das Entdecken der prosodischen Merkmale der Muttersprache.

Im webbasierten Förderplaner finden sich bei der Logopädie Items der auditiven Wahrnehmungsfähigkeiten und des Kurzzeitgedächtnisses, die prosodische Grundfähigkeiten beinhalten.

Auditive Wahrnehmung	Kurzzeitgedächtnis
■ Das Kind kann Geräusche von Sprachlauten unterscheiden. ■ Das Kind kann inmitten anderer Geräusche für Sprache aufmerksam sein. ■ Das Kind kann inmitten anderer Geräusche auf Sprache reagieren. ■ Das Kind kann Rhythmen wahrnehmen. ■ Das Kind kann Melodien von gesprochener Sprache unterscheiden. ■ Das Kind kann einen Rhythmus nachklatschen. ■ Das Kind kann auf die Klangfärbung (Prosodie) einer Stimme adäquat reagieren.	■ Das Kind kann Laute wiederholen. ■ Das Kind kann Silben wiederholen. ■ Das Kind kann Worte wiederholen.

Tab. 6: Prosodische Grundfähigkeiten

Diese Items beziehen sich eher auf Fähigkeiten der auditiven Wahrnehmung und können die Fähigkeiten der prosodischen Kompetenz nicht umfassend abbilden. Bezogen auf die Erkenntnisse der Entwicklung der prosodischen Kompetenz werden folgende Items ergänzt:

Wahrnehmung prosodischer Merkmale	Prosodische Merkmale im Lallen
■ Das Kind kann Töne nach ihrer Dauer unterscheiden. ■ Das Kind kann Silben nach ihrer Dauer unterscheiden. ■ Das Kind kann Wörter nach ihrem Betonungsmuster unterscheiden.	■ Das Kind lallt im prosodischen Grundmuster seiner Muttersprache. ■ Das Kind lallt in verschiedenen prosodischen Mustern der Wörter seiner Muttersprache.

Tab. 7: Ergänzte Items zu den prosodischen Grundfähigkeiten

Die Ergänzung der Items zur prosodischen Kompetenz basiert auf einem bestimmten Erklärungsmodell der SSES. Dabei wird angenommen, dass Kinder mit SSES bestimmte sprachspezifische Merkmale der Umweltsprache nicht entdecken und darum die sprachspezifische Beschaffenheit ihrer Muttersprache, wie phonologische und grammatische Strukturen, nicht festlegen können. Nach Schöler zeigen Menschen mit SSES auch im Erwachsenenalter eine andere, wenig effiziente basale auditive Informationsverarbeitung (Schöler, 1999). Das hier gemeinte Erklärungsmodell der SSES postuliert, dass es die prosodischen Merkmale sind, die diesen Kindern verborgen bleiben. Ihre auditive Informationsverarbeitung beachtet die prosodischen Merkmale, wie Dauer und Rhythmus, zu wenig, um damit das muttersprachliche Betonungsmuster zu erkennen und festzulegen.

Die Sichtweise, dass die SSES sprachliche Merkmale betrifft, die sich basal auf das Entdecken und Realisieren bestimmter sprachformaler Merkmale auswirken, führt zur Betonung der Wichtigkeit der Items der prosodischen Fähigkeiten. Weitergedacht könnten diese prosodischen Fähigkeiten bei kleinen Kindern das Core-Set der SSES ausmachen (Kölliker Funk, 2009).

Späte Entwicklungsmerkmale der SSES
Zu den weiteren Merkmalen der SSES zählen ein anfänglich verlangsamter Erwerb des Wortschatzes und in der Vorschulzeit Auffälligkeiten im Erwerb der formalen Sprache, der Grammatik und der Phonologie. Diese Auffälligkeiten können sich auf eine Sprachebene konzentrieren oder als übergreifende Störung einen verlangsamten, aber sprachentwicklungsnahen Verlauf zeigen oder mehrere Sprachebenen unterschiedlich stark betreffen.

Siegmüller stellt die SSES wie folgt dar:
„Spezifische Sprachentwicklungsstörungen ohne organische, mentale und emotionale Schädigungen zeigen sich auf folgenden Auswirkungsebenen:

Symptomatik auf der phonologischen und phonetischen Ebene	Symptomatik auf der semantischen und lexikalischen Ebene	Symptomatik auf der syntaktischen und morphologischen Ebene
Störungen der Aussprache	Störungen der Semantik und des Wortschatzes	Störungen der Grammatik
Profile Isolierte Störung Übergreifende Störung Übergreifende Störung	asynchrones Profil synchrones Profil asynchrones Profil	

..." (Siegmüller, 2006, S. 53)

Diese Unterteilung in die Sprachebenen beruht auf dem hier vorgestellten Erklärungsmodell der SSES. Die Fachstelle Logopädie der Stadt Zürich nimmt dieses Modell als Basis für ihre Protokollbögen des diagnostischen und therapeutischen Prozesses der behandelten Kinder. Die gleichen Kategorien werden sowohl für die Anmeldung, den logopädischen Bericht und die Evaluation des Therapieverlaufs benützt. Die Daten aller ca. 2600 Schulkinder der Stadt Zürich, die von einer Logopädin diagnostiziert oder behandelt werden, sind elektronisch erfasst. Da dieses System erst vor drei Jahren eingeführt wurde, werden die ausgewerteten Ergebnisse in ca. 2 Jahren erwartet. Für Kinder mit der Diagnose SSES kann dann das Profil der anfänglichen sprachlichen Fähigkeiten erstellt und mit den sprachlichen Fähigkeiten bei Ende der logopädischen Therapie verglichen werden. Daraus kann ein Core-Set SSES abgeleitet werden, das speziell die sprachlichen Fähigkeiten der Kinder mit SSES umfasst. Gemäß der ICF fehlen dabei die Kontextfaktoren, dafür lässt sich ein Verlauf der Veränderung der sprachlichen Fähigkeiten während des Therapieprozesses darstellen. Dies geschieht mithilfe eines vierstufigen Einschätzungsrasters. Dazu das Beispiel von S., einem fünfjährigen Knaben mit der Diagnose SSES.

S. geb. 2003	kann tun --	kann tun -	Kind tut +	Kind tut + +
auditive Wahrnehmung				
Morphologie-Syntax				
Mundmotorik				
Phonetik-Phonologie				
Pragmatik-Kommunikation				
Rede/Redefluss				
Semantik-Lexik				
Sprachbewusstheit				
Sprachverständnis mündlich				
Stimme/Stimmklang				
taktil kinästhetische Wahrnehmung				
Text mündlich				
visuelle Wahrnehmung				

S. mit 2 Jahren, anamnestisch	
S. mit 3 Jahren, Kinderspital	
S. mit 4 Jahren, Logopädie	
S. mit 5 Jahren, Logopädie	

Tab. 8: Beispiel S., Therapieprozess

Ein Core-Set basierend auf diesem Sprachmodell muss durch Items oder ein anderes Core-Set ergänzt werden, das die Fähigkeiten mit einbezieht, die im schulischen Standortgespräch und im webbasierten Förderplaner berücksichtigt werden.

Items der SSES im Förderplaner

Im webbasierten Förderplaner ergibt sich für S. ein auf Papier eher unübersichtlicher Fähigkeitskatalog, der hier abgebildet ist.

Allgemeines Lernen	
Auditive Wahrnehmung (d115)	S. kann inmitten anderer Geräusche auf Sprache reagieren. S. kann Melodien von gesprochener Sprache unterscheiden. S. kann einen Rhythmus nachklatschen. S. kann auf die Klangfärbung (Prosodie) einer Stimme adäquat reagieren.
Elementares Lernen Kurzzeitgedächtnis (d130)	S. kann Silben wiederholen. S. kann Worte wiederholen.
Elementares Lernen Langzeitgedächtnis (d130)	S. kann zeitlich verzögert eine Wort- oder Zahlenfolge wiedergeben.
Mathematisches Lernen	
Lesen und Schreiben	
Umgang mit Anforderungen	
Selbstständigkeit	S. kann sich Hilfe organisieren.
Selbsteinschätzung	S. kann eigene Stärken benennen.
Flexibilität Kreativität (d240)	S. kann sich auf neue Personen einlassen. S. kann sich auf verschiedene Personen einstellen. S. kann einem anderen Kind altersentsprechende Spielvorschläge machen. S. findet eigene Lösungswege.
Motivation (d240)	S. verfolgt seine eigenen Interessen (beschafft sich Informationen, übt, trainiert, tauscht aus, sucht Gleichinteressierte usw.).
Kommunikation	
Verstehen: Kind als Empfänger gesprochener Mitteilungen (d310)	S. versteht Schlüsselwörter und entnimmt ihnen den Inhalt einer Botschaft. S. versteht Sprache am Telefon. S. versteht Sprache in eindeutigen Kontexten. S. nutzt Kontextinformationen, um Sprache zu verstehen. S. versteht alltagsrelevante Handlungsanweisungen. S. kann einem Gespräch in der Zweiersituation folgen. S. kann verbalen Botschaften Informationen entnehmen.

Sprechen: Kind als Sender (d330)	S. spricht seine Muttersprache. S. äußert sich kontextabhängig. S. begleitet sein Handeln mit Sprechen. S. kann am Telefon sprechen (sich auf einen nicht sichtbaren Gesprächspartner einstellen).
Diskussion (d355)	S. beteiligt sich an Gesprächen in der Zweiersituation. S. beherrscht einfache Regeln wie „zuhören", „andere nicht unterbrechen", „an einem geäußerten Gedanken anknüpfen", „turn taking".
Non-verbale Kommunikation (d335)	S. setzt Prosodie (Stimmklang) ein, um sich verständlich zu machen. S. reagiert auf prosodische Merkmale.
Bewegung und Mobilität	
Mundmotorik	S. kann eine Schnute machen. S. kann den Unterkiefer gewollt nach rechts/links verschieben. S. kann die Zungenspitze innerhalb des Mundraumes heben oder senken. S. kann den Mund rasch öffnen/schließen. S. Kind hält den Mund geschlossen beim Atmen.
Lateralität	S. bevorzugt bei einhändigen Handlungen eindeutig die linke Hand.
Für sich selbst sorgen	
Pflege der psychischen Gesundheit (d570)	S. kann Bedürfnisse wie Hunger und Durst wahrnehmen und mitteilen. S. kann Grenzen wie Überforderung oder Müdigkeit wahrnehmen und mitteilen.
Alltägliches Wissen/Fähigkeiten (d570)	S. kann Schmerzen lokalisieren und benennen.
Umgang mit Menschen	
Beziehungen leben (d710)	S. kann zu anderen Kindern angemessen Kontakt aufnehmen. S. kann zu Erwachsenen angemessen Kontakt aufnehmen.
Verhalten in Beziehungen (d710)	S. kann sich in andere Menschen einfühlen. S. kann sich für andere Menschen interessieren. S. kann rücksichtsvoll und tolerant sein. S. kann klar „nein" sagen.

Kooperation/Solidarität (d720)	S. kann in einer Zweiersituation mit einem anderen Kind zusammenarbeiten. S. kann in einer Zweiersituation mit einem Erwachsenen zusammenarbeiten.
Konfliktverhalten (d720)	S. kann Konflikte wahrnehmen und ansprechen. S. kann sich entschuldigen.
Freizeit, Erholung und Gemeinschaft	
Familiäres Leben (d910)	S. kann gemeinsam mit seiner Familie Aktivitäten unternehmen. S. kann das Familienleben genießen. S. wird durch die Familie bei seinen Aktivitäten angemessen begleitet und unterstützt. S. findet in der Familie Anerkennung und Wertschätzung für seine Persönlichkeit und seine Leistungen. S. hat familiäre Kontakte über die Kernfamilie hinaus (auch zu Großeltern, Onkeln, Tanten, Cousinen, Cousins).
Peergroup (d920)	S. zeigt Interesse, mit Gleichaltrigen zusammen zu sein. S. spielt mit anderen Kindern draußen. S. kann andere Kinder zu sich einladen.
Gemeinschaftliches Leben (d910)	S. nimmt am gemeinschaftlichen Leben seiner Familie teil. S. nimmt am gemeinschaftlichen Leben seiner Wohnumgebung teil.
Spracherwerb und Begriffsbildung	
Phonologische Bewusstheit	S. kann den Anlaut eines gedehnt gesprochenen Wortes, z.B. Ooohr, Iiigel, erkennen. S. kann den Silbenrhythmus eines vorgesprochenen Wortes erkennen und es klatschend nachsprechen.
Lautbildungsfähigkeit	S. kann Lautverbindungen wie Lippen-, Zungen-, Zahn- und Gaumenlaute richtig artikulieren.
Wortschatz	S. kann Verwandtschaftsgrade in seiner Familie bezeichnen. S. kann zu verschiedenen Bildkarten einen entsprechenden Oberbegriff zuordnen, wie z.B. Löffel, Gabel, Messer – Besteck. S. nennt zu einem Thema, wie z.B. Zirkus, 3 dazu passende Begriffe.

Sprache – Verstehen	S. kann grobe Sinnwidrigkeiten erkennen, wie z.B. „Eine Kuh hat nicht zwei Beine, sondern ..." S. kann einfache Kausalzusammenhänge (Wenn-dann-Beziehungen) erkennen. S. kann eine Bildergeschichte zuordnen. S. kann eine Merkmalsgruppe, wie z.B. Vogel, Hund, Katze, .../ Blume, Schlange, Stein, sinnvoll ergänzen. S. kann einen Handlungsauftrag durchführen.
Grammatik	S. kann einen Satz produzieren, in dem das Verb an der richtigen Stelle steht. S. kann zu einem Bild einen korrekten Satz bilden.

Tab. 9: Förderplaner für S. im Alter von 5 Jahren

Der Förderplaner ist zwingend webbasiert, damit die große Anzahl von Fähigkeiten, die mit der Codierung nach der ICF erhoben werden, weiterverarbeitet und ausgewertet werden können. Die Weiterentwicklung des Förderplaners wird zu einheitlichen, d.h. nicht mehr den Berufsgruppen zugeordneten Items führen. Die aufgeschalteten Items sollen alle relevanten Fähigkeiten von Kindern im Schulalter abbilden. Die Entscheidung darüber, welche Items für die SSES relevant sind, wird davon abhängen, wie oft sie von den Nutzerinnen und Nutzern für Kinder mit SSES angeklickt werden. Das werden die Items sein, die ihrem jeweiligen Erklärungsmodell der SSES entsprechen. Wie oben gezeigt, fehlen einige Items, die zu den Merkmalen der SSES gehören. Sie betreffen die Beschreibung des sprachfördernden Verhaltens von Bezugspersonen und grundlegender prosodischer Fähigkeiten. Für das Festlegen des Core-Sets der SSES kann nicht allein von der Beschreibung der vorgefundenen Fähigkeiten ausgegangen werden. Das Muster, das die häufigsten bei der SSES bezeichneten Fähigkeiten ergeben, spiegelt die aktuellen individuellen Möglichkeiten und Einschränkungen. Um daraus die Schwerpunkte der Förderung oder Maßnahmen abzuleiten, wird implizit oder explizit ein Erklärungsmodell beigezogen. Für die Professionalität logopädischen Handelns ist es unabdingbar, dass transparent auf das Erklärungsmodell verwiesen wird, um begründete Förderziele und Maßnahmen einzufordern und diese zu überprüfen.

Darstellung der Fähigkeiten bei SSES

Wünschenswert ist es, diese Daten grafisch darzustellen, um die Verteilung der Fähigkeiten in den 10 Bereichen auf einen Blick erkennen zu können. Als mögliche Vorgabe dient das Indikatorendiagramm, das von Kolonko und Seglias (2008) entwickelt wurde. Sie stellten die von der ICF als relevant abgeleiteten Fähigkeiten von Jugendlichen mit SSES in einem Kreisdiagramm dar. So werden individuelle Stärken und Lücken und das Beziehungsgefüge der einzelnen Fähigkeiten und Bereiche sichtbar. Im Indikatorendiagramm werden 108 Fähigkeiten vier Bereichen zugeordnet, frühe und Kernkompetenzen befinden sich in der Kreismitte (Kolonko & Seglias, 2008; Kölliker Funk, 2008).

Ausblick

Sowohl im webbasierten Förderplaner wie im schulischen Standortgespräch werden die Fähigkeiten zur Beschreibung der Ressourcen eines Kindes 10 Bereichen zugeordnet. Das daraus entstehende Core-Set der SSES könnte als Muster im Kreisdiagramm abgebildet werden. Diese Muster zeigen die Entwicklungsmerkmale der SSES und verändern sich mit dem entwicklungsbedingten Ausprägungsschwerpunkt. Auf einen Blick sind die unterstützenden Fähigkeiten anderer Bereiche erkennbar. Die Auswahl der für jeden Bereich relevanten Items zur Darstellung der für die SSES wichtigen Fähigkeiten ist die nächste Forschungsaufgabe.

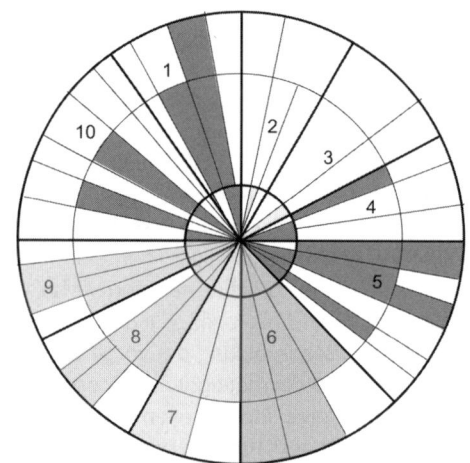

10 Bereiche:

1 Allgemeines Lernen
2 Mathematisches Lernen
3 Lesen und Schreiben
4 Umgang mit Anforderungen
5 Kommunikation
6 Bewegung und Mobilität
7 Für sich selbst sorgen
8 Umgang mit Menschen
9 Freizeit Erholung und Gemeinschaft
10 Spracherwerb Begriffsbildung

Abb. 1: Kreisdiagramm zukünftiger Core-Sets bei SSES

Diese erste Darstellung der Core-Sets der SSES als Kreisdiagramm ist der Ausgangspunkt für die weitere praxisorientierte Umsetzung der Codierung mit der ICF.

Meja Kölliker Funk

Literatur

Baumgartner, S. (2008): Kindersprachtherapie. München, Reinhardt

EDK: http://www.edk.ch/dyn/17482.php; geladen am 1.2.2009

Förderplaner http://www.pulsmesser.ch/wfp/ geladen 10.1. 2009

Ginsberg, E. (2000): Soziale Umwelt und Sprachlernen. In: Grimm, H. (Hrsg.): Sprachentwicklung. Enzyklopädie der Psychologie. Sprache. Bd. 3. Göttingen, Hogrefe, 463-495

Grimm, H. (1999): Störungen der Sprachentwicklung. Göttingen, Hogrefe

Gschwend, R./Lienhard, P./Steppacher, J. (2006): Webbasierte, interaktive Förderplanung. Schweizerische Zeitschrift für Heilpädagogik, 12, 28-32

Höhle, B. (2005): Der Einstieg in die Grammatik während des ersten Lebensjahres. Forum Logopädie, 6, 16-21

Hollenweger, J./Lienhard, P. (2008): Entwicklung eines standardisierten Abklärungsverfahrens. Schweizerische Zeitschrift für Heilpädagogik, 14, 10-18

Hollenweger, J./Lienhard, P. (2007): Schulische Standortgespräche. Zürich, Lehrmittelverlag des Kantons Zürich

Kölliker Funk, M. (2009): Schnittstellentherapie bei Spracherwerbsstörungen. Forum Logopädie, 1, 1-4

Kölliker Funk, M. (2008): Die Internationale Klassifikation von Funktionsfähigkeit, Behinderung und Gesundheit (ICF) als Chance. In: Giel, B./Maihack, V. (Hrsg.) 2008: Sprachtherapie & „Mehrfachbehinderung". Köln, PROLOG, 81-94

Kölliker Funk, M. (2007): Auswirkung früher Spracherwerbsstörungen auf die sprachliche Entwicklung und Möglichkeiten einer frühen Intervention. Tagungsschrift der Fachtagung ‚ene, mene, mu, wie sprichst den du?' der Jugendwohlfahrt der oö Landesregierung, 6-12

Kolonko, B./Seglias, T. (2008): Jugendliche mit Spracherwerbsstörungen. Luzern, SZH

Möller, D. (2006): Schritte in den Dialog – Ein Eltern-Kind-Programm für Familien mit sprachentwicklungsverzögerten Kindern. Forum Logopädie, 1, 20-25

Penner, Z./Fischer, A./Krüger, C. (2006): Von der Silbe zum Wort. Rhythmus und Wortbildung in der Sprachförderung. Troisdorf, Bildungsverlag Eins

Penner, Z. (2000): Phonologische Entwicklung. Eine Übersicht. In: Grimm, H. (Hrsg): Sprachentwicklung. Enzyklopädie der Psychologie. Sprache. Bd. 3. Göttingen, Hogrefe, 105-140

Ritterfeld, U. (2000a): Welchen und wieviel Input braucht das Kind? In: Grimm, H. (Hrsg): Sprachentwicklung. Enzyklopädie der Psychologie. Sprache. Bd. 3. Göttingen, Hogrefe, 403-432

Ritterfeld, U. (2000b): Zur Prävention bei Verdacht auf eine Spracherwerbsstörung: Argumente für eine gezielte Interaktionsschulung der Eltern. Frühförderung Interdisziplinär, 80-87

Sachse, S./Pecha, A./Suchodoletz, W. v. (in Druck): Früherkennung von Sprachentwicklungsstörungen. Ist der ELFRA 2 für einen generellen Einsatz bei der U7 zu empfehlen? Monatsschrift Kinderheilkunde, online publiziert: 9. März 2006: http://dx.doi.org./10.1007/s00112-006-1314-7

Sachse, S./Saracino, M./Suchodoletz, W. v. (in Druck): Prognostische Validität des ELF-RA-1 bei der Früherkennung von Sprachentwicklungsstörungen. Klinische Pädiatrie. online publiziert: http://www.thieme-connect.de/ejournals/abstract/klinpaed/doi/10.1055/s-2005-836842

Sachse, S./Suchodoletz, W. v. (in Druck): Diagnostische Zuverlässigkeit einer Kurzversion des Elternfragebogens ELFRA-2 zur Früherkennung von Sprachentwicklungsverzögerungen. Klinische Pädiatrie

Schöler, H. (1999): IDIS Inventar diagnostischer Informationen bei Sprachauffälligkeiten. Heidelberg, Schindele

Siegmüller, J. (2006): Sprachentwicklungsstörungen. In: Siegmüller, J./Bartels, H. (2006): Leitfaden Sprache Sprechen Stimme Schlucken. Stuttgart, Urban & Fischer, 52-54

Tschirner, D./Hielscher-Fastabend, M./Jungmann, T. (2007): Relative Effektivität von Sprachfrühförderung bei zweijährigen Risikokindern: 2 Programme im Vergleich. Die Sprachheilarbeit, 52, 188-196

10 Lippen-Kiefer-Gaumen-Segel-Spalten im Licht der ICF

Zusammenfassung

Mit dem Auftreten einer Lippen-Kiefer-Gaumen-Segel-Spalte (LKGS) ist ein breites Spektrum an Störungen verbunden, das interdisziplinär behandelt werden muss. Die Behandlungsdauer zieht sich meist über viele Jahre hin. Die mit der Lippen-Kiefer-Gaumen-Segel-Spalte einhergehenden psychosozialen Belastungen der Patienten und deren Bezugspersonen prädestinieren dieses Störungsbild für den Einsatz der ICF. Sie kann die interdisziplinäre Therapie der einzelnen an der Behandlung beteiligten Berufsgruppen erleichtern, Vergleiche zwischen den verschiedenen, z.T. sehr voneinander abweichenden Behandlungskonzepten national und international verbessern und den Blick auf die für dieses Störungsbild besonders wesentlichen Umweltfaktoren und personbezogenen Faktoren schärfen.

Einleitung

Lippen-Kiefer-Gaumen-Segel-Spalten gehören mit einer Häufigkeit von etwa 1:500 Geburten zu den am häufigsten auftretenden Fehlbildungen. Bei Vorliegen dieser komplexen organischen Störung sind unterschiedliche Funktionskreise wie Nahrungsaufnahme, Hörfähigkeit, Sprach- und Sprechentwicklung des Kindes in höchstem Maße beeinträchtigt. In der Maximalform dieser angeborenen Fehlbildung sind alle betroffenen Strukturen – also Muskulatur, Weichgewebe und Knochenstruktur – im Bereich Lippe, Kiefer, hartem und weichem Gaumen in der Embryonalphase nicht fusioniert. Die einzelnen Teile dieses „Puzzles" sind zwar in der Regel alle vorhanden, aber nicht miteinander vereinigt, sodass (in unbehandeltem Zustand) eine angemessene Funktion weitgehend unmöglich ist.

Es sind aufwendige chirurgische, aber häufig auch sprachtherapeutische Maßnahmen vonnöten, die sich in der Regel über viele Jahre erstrecken, um den Patienten zu (re-)habilitieren.

Körperstruktur und Körperfunktion bei LKGS

Die Komplexität dieser Fehlbildung bedarf einer interdisziplinären Behandlung, an der besonders Mund-Kiefer-Gesichtschirurgie, Hals-Nasen-Ohrenheilkunde (Phoniatrie/Pädaudiologie), Kieferorthopädie und Sprachtherapie beteiligt sein müssen.

Für Patienten, die mit einer Gaumenspalte zur Welt kommen, besteht das Risiko, Störungen des Spracherwerbs zu entwickeln, die die Kommunikation für viele Jahre, wenn nicht sogar lebenslang, beeinträchtigen können. Aus sprachtherapeutischer Sicht stehen folgende (potenzielle) spaltbedingte Störungen im Vordergrund: Durch die Fehlfunktion des Velums ist der Öffnungsmechanismus der Tuba auditiva gestört.

Das Persistieren des Fruchtwassers in der Paukenhöhle beeinträchtigt die Hörfähigkeit des Neugeborenen deutlich. Auch über den Zeitpunkt der chirurgischen Korrektur des Velums, der Parazentese und des Setzens von Paukendrainagen hinaus (je nach Behandlungskonzept im Alter zwischen 4 Monaten und etwa 1-1,5 Jahren durchgeführt) zeigt die Hörleistung des Patienten häufig eine gesteigerte Anfälligkeit, da noch häufiger als bei anderen Kindern eine Neigung zu Mittelohrentzündungen durch Tubenbelüftungsstörungen verbleibt.

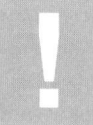 *Als Folge der resultierenden Schallleitungsstörung besteht das Risiko einer verzögerten Hörbahnreifung mit daraus folgender Sprachentwicklungsverzögerung, die in eine schwer zu therapierende Sprachentwicklungsstörung münden kann.*

Die Gaumensegelfehlfunktion beeinträchtigt ebenfalls stark die Nahrungsaufnahme. Darüber hinaus verläuft bereits die Programmierung der Artikulationsmuster fehlerhaft. Die Auswirkungen der Spalte können schon während der ersten Vokalisationen erkennbar werden. Verschiedene Untersuchungen der Schrei-Parameter zeigen bereits in der Lallphase deutliche Abweichungen von der Norm. Der notwendige Abschluss des Velums zur Nase hin kann mangelhaft oder unmöglich sein, sodass der größte Teil der im Deutschen verwendeten Konsonanten, besonders aber Plosive und Frikative, aber auch sämtliche Vokale stark in Mitleidenschaft gezogen sein können. Es bestehen dann stimmliche und artikulatorische Veränderungen wie Rhinophonia aperta oder Hyperrhinophonie bzw. Rhinolalia aperta oder nasaler Durchschlag. Die Spalte im harten Gaumen führt zu einem bereits pränatal geprägten abweichenden Schluckmuster, die Zunge wird in die Spalte hineinverlagert. Daraus ergibt sich wiederum sowohl eine Beeinträchtigung der Nahrungsaufnahme als auch ein defizitäres Lautbildungsmuster, nämlich eine Vor-, häufiger jedoch Rückverlagerung der Artikulation, eine sog. Palatophonie bzw. Palatolalie prägt sich aus. Durch den Versuch des Patienten, die abweichende Artikulation zu kompensieren, kann es darüber hinaus zu schweren hyper- oder hypofunktionellen Stimmstörungen und ausgeprägten mimischen Mitbewegungen kommen. Ebenso beeinflusst der Defekt des Musculus orbicularis oris der Lippenspalte den für die Nahrungsaufnahme, die Artikulation und die Mimik notwendigen Mundschluss (Peterson-Falzone et al., 2001).

Aktivität und Partizipation: Psychosoziale Aspekte bei LKGS

Patienten mit einer LKGS-Fehlbildung müssen ein breites Spektrum an möglichen Störungen bewältigen, die auch ihr nächstes Umfeld sehr stark betreffen. Von Beginn ihres Lebens an und in der Regel noch viele Jahre lang sind sie konfrontiert mit den verschiedenen Etappen ihrer Behandlung. Zu den genannten Störungen der Körperfunktionen und -strukturen kommen weitere Faktoren, die im Licht der ICF nun eine noch größere Aufmerksamkeit erhalten können und sollten als bisher. In der klassischen Sichtweise wurde im Bereich der Sprachtherapie auch schon in der Vergangenheit stets versucht, die persönlichen Umstände der Patienten näher zu beleuchten und in die Behandlungskonzeption zu integrieren. Durch die Einbeziehung der *personbezogenen Faktoren* und der *Umweltfaktoren* durch die ICF wird die Aufmerksamkeit für diese existenziell wesentlichen Aspekte jedoch noch deutlich verstärkt. In der Zukunft ist es möglich, diese Perspektive zu festigen und auch die Medizin noch stärker dazu zu verpflichten (s.a. Abb. 3).

So hat die äußerlich sichtbare Entstellung des Kindes zunächst auch auf das Betreuungsverhalten des sozialen Umfeldes (Wegener, 2002) einen potenziell gravierenden Einfluss. Abwehr und Schuldgefühle der unmittelbaren Familie führen häufig zu Über- oder Unterprotektion des Heranwachsenden mit nicht als gering einzuschätzendem Einfluss auf seine emotionale, kognitive und sprachliche Entwicklung (s. Abb.1). Aus der Erkenntnis des Patienten über seine optische und artikulatorische Andersartigkeit kann sich über ein gestörtes Selbstbewusstsein hinaus ein abweichendes Sozialverhalten mit ausgeprägter Aggressivität oder starkem Rückzug bis hin zu selektivem Mutismus entwickeln.

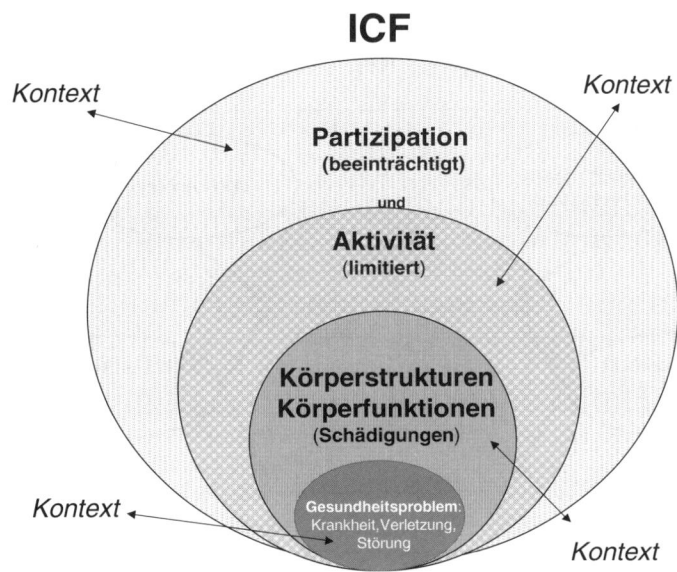

Abb. 1: aus Rentsch & Bucher, 2005, S. 148

Die angeborene Fehlbildung Lippen-Kiefer-Gaumen-Segel-Spalte stellt darüber hinaus hohe Anforderungen an die Pflege. Bereits in der Geburtsklinik sind die Pflegenden mit den Handicaps der kleinen Patienten, wie einer häufig stark ausgeprägten Trinkschwäche, konfrontiert. Durch fachkundige, geduldige Anleitung und Hilfsmittel muss es den Eltern ermöglicht werden, dieses Problem nach der Entlassung zu beherrschen. Es kann aber auch durch eine vorliegende Mehrfachbehinderung eine Fülle anderer ernster Probleme hinzukommen. Mutter und Kind sollten nach Möglichkeit nicht getrennt werden. Frühzeitig muss durch das Pflegepersonal für eine Vernetzung mit einer weiterbehandelnden Klinik gesorgt werden, da die Geburtsklinik in der Regel kein geeignetes Spaltzentrum beherbergt.

Erschwerend wirkt sich der meist enorme Schockzustand der Eltern aus, die in der Regel kaum dazu in der Lage sind, ihre Situation zu akzeptieren und selbst aktiv zu werden. Elternberatung und -führung nehmen hier oft einen sehr großen Raum ein. Hilfestellungen bei der Bewältigung bzw. das Auffangen dieser meist als Katastrophe empfundenen Situation sind existenziell, da die positive Einstimmung der Eltern von zentraler Bedeutung für die Entwicklung des kleinen Patienten ist (s. Abb. 2). In der Folgezeit finden dann ein oder mehrere, oft sogar viele chirurgische Eingriffe am Säugling oder Kleinkind statt (Honigmann, 1998; Bitter & Wegener, 2003). Aber auch Korrekturoperationen am jugendlichen oder erwachsenen Patienten sind zu erwarten, die hohe Anforderungen in Bezug auf Zeitaufwand und emotionale und fachkundige Zuwendung der Pflegenden für den Patienten und nächste Angehörige erfordern.

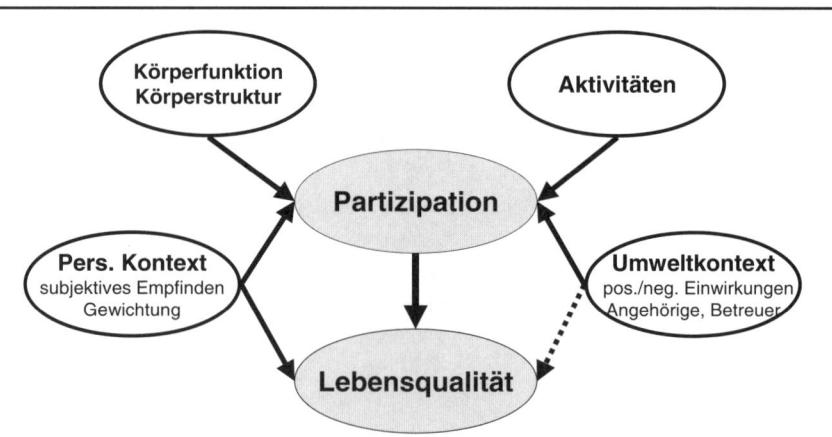

Abb. 2: aus Rentsch & Bucher, 2005, S. 58

Bedeutung der ICF für die Rehabilitation bei LKGS

Aus dem Blickwinkel der ICF-Philosophie eröffnet sich ein weites Feld von Faktoren, die – abgesehen von der Beschreibung und Behandlung der defizitären Körperfunktionen und -strukturen des kleinen Patienten, die so gut wie möglich „repariert" werden müssen – fördernd oder hemmend auf ihn einwirken.

> **TIPP** *Weitere Überlegungen zur ICF als Modell für die Sprachtherapie sind nachzulesen in: Giel, B., Maihack, V. (Hrsg.) (2008): Sprachtherapie und „Mehrfachbehinderung". Die Internationale Klassifikation von Funktionsfähigkeit, Behinderung und Gesundheit (ICF) als Chance. Köln, PROLOG*

Im Klinikalltag spiegelt sich dies z.b. in der Sprechstundensituation wider. Es zeigt sich immer wieder, dass Eltern und/oder betroffene Kinder an einem vergleichsweise besonders guten Behandlungsergebnis sehr schwer tragen. Andere Betroffene, deren Behandlungsergebnis defizitär ist, versichern aber glaubhaft, dass sie mit sich, dem Ergebnis ihrer Behandlung und der Welt zufrieden sind. Wie sich wiederholt zeigt, sind medizinisch-therapeutische Erfolge und persönlich empfundene Lebensqualität nicht äquivalent. So drängt sich z.b. auch die Frage auf, ob verschiedene chirurgische Behandlungskonzepte, die in Zeitpunkt und Anzahl der Operationen z.T. extrem variieren, einen Einfluss auf den Behandlungserfolg aus der Sicht des Patienten haben. Ein Vergleich der Patientenzufriedenheit zwischen dem sog. „einzeitigen" Konzept (Honigmann, 1998) und einem klassischen mehrschrittigen Behandlungsverfahren soll erste Informationen darüber liefern, ob hier Zusammenhänge zu finden sind (Wegener, Barthel, Konstantinidou & Sader, in Vorb.). Auch muss man als Therapeut kritisch überprüfen, ob die sprachtherapeutische Begleitung eines Kindes mit Spalte als reine flankierende, nicht aktiv therapeutische Maßnahme nach dem Motto „das kann ja nichts schaden" sich nicht doch stigmatisierend auf ein Kind auswirken kann. Durch die ICF im Grunde auch entlastet, sollte sich ein noch stärkeres Augenmerk auf die Bedürfnisse des Kindes oder Jugendlichen in der Sprachtherapie richten. Bei pubertierenden Jungen, manchmal auch Mädchen, zeigt sich immer wieder recht wenig Compliance, die den Behandlungserfolg mindestens infrage stellt. Jeder in der Sprachtherapie Arbeitende kann davon berichten. Hier sollte man vielleicht mutiger auf die Patientenbedürfnisse fokussieren. Auch sollte beim Erstellen von sprachtherapeutischen Behandlungskonzepten stärker berücksichtigt werden, dass die Einschätzung der hypernasalen Aussprache der Patienten je nach Beurteilendem extrem stark divergiert. So zeigte sich, dass die Bewertungen der Sprechleistung in den verschiedenen Ratergruppen „Eltern eines Kindes mit Spalte", „Fachleute" und „Eltern eines gesunden Kindes" sehr unterschiedlich ausfielen. Eltern eines Kindes mit (Gaumen-)Spalte beurteilten die Sprechleistung eines Kindes mit Spalte sogar deutlich schlechter als Fachleute, während Eltern nicht betroffener Kinder überraschend die (gesunden) Kontrollkinder z.T. schlechter bewerteten als die Patienten (Wegener, 2004). Ein Ergebnis, das stärker in den Therapiealltag einbezogen werden sollte, auch um das Urteil der Eltern zur Situation ihrer betroffenen Kinder besser einschätzen zu können. Wenn Patienten berichten, sie kämen trotz ihrer möglichen artikulatorischen oder optischen Defizite in der Schule gut zurecht, so ist das durchaus möglich und nicht immer nur Lustlosigkeit oder mangelnde Weitsicht eines Kindes oder Jugendlichen, die eine weitere Behandlung scheuen, auch wenn Eltern Gegenteiliges befürchten. Eine tatsächlich als Defizit empfundene Situation der Teilhabe des Patienten, also z.B. beim lauten Vorlesen nicht gut genug verständlich zu sprechen, kann jedoch eine erlahmende Therapiemotivation wieder enorm beleben.

Im Vordergrund der ICF-Philosophie steht die Gesundheit mit Fähigkeiten und Behinderungen, also sowohl positiven als auch negativen Aspekten, und nicht nur der Aspekt der Einschränkung durch die Fehlbildung. Die Ausrichtung auf die nicht beeinträchtigten (funktionellen und strukturellen) Fähigkeiten übt einen positiven Einfluss auf den Patienten und sein Umfeld aus, weil das Hauptaugenmerk nicht allein auf invasiven Mitteln ruht. Durch diese Sichtweise sind die betroffenen Personen und ihr Umfeld nicht in der Position des Opfers, sondern nehmen eine aktive Rolle ein.

Erstellung eines Core-Sets

Die Erstellung eines Core-Sets für Patienten mit Lippen-Kiefer-Gaumen-Segel-Spalte wäre sehr zu begrüßen und potenziell aufschlussreich, z.B. für den internationalen Vergleich der im Hinblick auf Operationszeitpunkte und -anzahl, aber auch sprachtherapeutischen Betreuungsaufwand und -art sehr unterschiedlichen Behandlungskonzepte. Auch als gemeinsame Fachsprache zur multidisziplinären Behandlung kann sie überaus hilfreich sein.

> **TIPP** *Erste Überlegungen zur Erstellung eines Core-Sets für das Störungsbild der Lippen-Kiefer-Gaumenspalte liegen vor durch Neumann & Romonath (2008): Kinder mit LKGS-Fehlbildung im Spiegel der ICF-CY: Entwicklung eines sprachtherapeutischen Core-Sets. Die Sprachheilarbeit, 53, 264-273*

Aber ein solches Core-Set ist nicht nur unter diesem Aspekt wünschenswert, sondern auch im alltäglichen Therapiezusammenhang. Wie oben bereits dargestellt, müssen die Betroffenen über viele Jahre zahlreiche verschiedene Behandlungen über sich ergehen lassen. Darunter sind kleinschrittige mit höherer Frequenz – wie die Sprachtherapie – aber auch sehr invasive, wie weitere chirurgische Eingriffe, die aber von Behandlern vorgenommen werden, die wesentlich weniger Zeit mit dem Patienten zubringen können und ihn nur in großen Zeitabständen für wenige Minuten sehen. Diese Behandler haben also wesentlich weniger Möglichkeiten, die Lebenssituation des Patienten mit seinen Bedürfnissen und Möglichkeiten in Bezug auf Partizipation und Teilhabe, umwelt- und personbezogene Faktoren herauszuarbeiten. Dem Sprachtherapeuten könnte so – statt wie bisher üblich dem Chirurgen – die Mittlerfunktion zukommen, die Langzeitbehandlung beratend zu begleiten (zur ICF bei Lippen-Kiefer-Gaumenspalten aus der Sicht des Chirurgen s. Koch, 2005). Dies hätte jedoch Auswirkungen auf die Position des Sprachtherapeuten im Gesundheitssystem (Abb. 3). Hierbei ist die vor kurzer Zeit erstellte ICF-Version für Kinder sicher sehr sinnvoll. Erste Arbeiten dazu sind bereits in Vorbereitung (Neumann & Romonath, 2008). Allerdings geht die Behandlung von Spaltpatienten nicht selten noch über das 17. Lebensjahr hinaus (s. Beispiel), für ein Core-Set zu LKG sind also Aspekte aus beiden Versionen zu integrieren.

Kurative Medizin

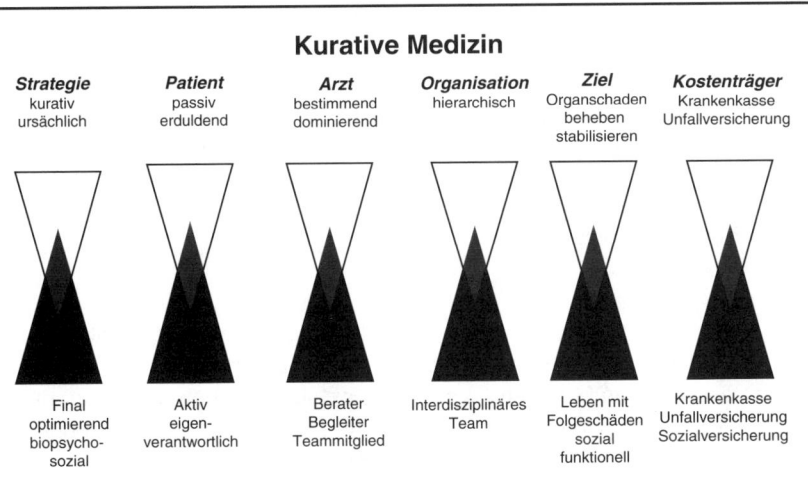

Strategie	Patient	Arzt	Organisation	Ziel	Kostenträger
kurativ	passiv	bestimmend	hierarchisch	Organschaden	Krankenkasse
ursächlich	erduldend	dominierend		beheben	Unfallversicherung
				stabilisieren	

Final	Aktiv	Berater	Interdisziplinäres	Leben mit	Krankenkasse
optimierend	eigen-	Begleiter	Team	Folgeschäden	Unfallversicherung
biopsycho-	verantwortlich	Teammitglied		sozial	Sozialversicherung
sozial				funktionell	

Rehabilitative Medizin

Abb. 3: aus Rentsch & Bucher, 2005, S. 34

Beispiel: Frau J.

J. ist eine mittlerweile 17-jährige Patientin mit einer ursprünglich breiten isolierten Gaumen- und Gaumensegelspalte. Sie ist abgesehen von der Spaltbildung vollständig gesund. Die Familienanamnese ist unauffällig. Sie wurde am 3. Lebenstag zunächst mit einer Gaumenplatte versorgt, die Spalte wurde komplikationslos in zwei Operationen geschlossen. Das Wachstum des Mittelgesichtes und die Sprachentwicklung verliefen regulär. J. litt bis zu ihrem 4. Lebensjahr verstärkt unter rezidivierenden Otitiden. Die Mittelohren wurden deshalb regelmäßig in einem Rhythmus von etwa 2 Monaten von einem niedergelassenen HNO-Arzt und einer Klinik für HNO-Heilkunde kontrolliert und die häufig auftretenden Mittelohrentzündungen entsprechend dem Krankheitsverlauf behandelt. Kindergartenphase und Einschulung verliefen ebenfalls unauffällig. Seit ihrem 8. Lebensjahr spielte sie zunächst als Statistin, später auch in kleinen Sprechrollen an einem Theater und hat Klarinettenunterricht. Nach der Grundschule wechselte sie aufs Gymnasium. Sie hat gute Schulnoten, ist hervorragend integriert, hat viele Freunde innerhalb und außerhalb der Schule. Sprachtherapie war nie nötig. Die Gaumenspalte spielt für J. außer im Rahmen der regelmäßigen Kontrollen in der Klinik für Mund-, Kiefer- und Plastische Gesichtschirurgie keinerlei Rolle. Sie wird von beiden Elternteilen sehr geliebt, ist eine freundliche, aufgeschlossene und unverkrampfte Jugendliche. Die kieferorthopädische Behandlung verläuft ohne Besonderheiten.

Etwa im Alter von 15 Jahren entwickelte J. plötzlich eine ausgeprägte Rhinophonia aperta. Sie kann ohne sich die Nase mit Nasenklammern zu verschließen oder zu verkleben nicht mehr Klarinette spielen, Sprechrollen sind nicht mehr möglich. Die Diagnose ergibt, dass die Adenoide sich offensichtlich reifungsbedingt zurückentwickelt haben und das Gaumensegel die Rachenhinterwand beim Verschluss nicht mehr erreicht. J. beginnt mit einer Sprachtherapie. Trotz intensiver, längerfristiger Behandlung zeigt sich keine zufriedenstellende Verbesserung. Eine sprechunterstützende Operation (Wegener, 2007) mit einer sich anschließenden Fortsetzung der Sprachtherapie wird geplant.

Angaben J.:

J., jetzt 17 Jahre alt, kommt in der Schule weiterhin gut zurecht, ihre Mitschüler verstehen sie, tolerieren auch ihr Defizit, ebenso die Lehrer. Ihre Freizeitaktivitäten, das Schauspielern und das Musizieren im Orchester, sind ihr aber so wichtig, dass sie deshalb eine weitere Behandlung wünscht. Auf die Schauspielerei könne sie eher verzichten, aber nicht auf die Musik. Unter Einsatz einer Nasenklammer ist sie im Orchester auch weiterhin dabei. Da das aber doch eine optisch deutliche Einbuße ist, sucht sie therapeutische Hilfe. Ihre Eltern und Freunde trösten und unterstützen sie, ebenso ihre erste große Liebe. Um ihren Freund hat sie sich 2 Jahre lang bemüht, jetzt sind sie ein Paar, er stabilisiert sie sehr.

ICF-Komponente	Ziele
Partizipation	Beteiligung im Orchester (Klarinette), Möglichkeit zur Erlangung kleiner Sprechrollen am Theater
Aktivität	Wieder wie früher mit dem Instrument umgehen können, in der Qualität einer Laienschauspielerin auftreten können

Tab. 1: Partizipationsziele J.

Je nach Krankengeschichte kann die Gewichtung und Menge von Aspekten zur Körperfunktion und -struktur und Aktivität, Partizipation und Kontextfaktoren sehr unterschiedlich sein. Im Folgenden ist die Codierung der ICF-Version für Erwachsene am Beispiel von J. aufgeführt:

ICF-Komponente	für J. relevante ICF-Kategorien
Körperfunktion	b3101 Stimmqualität (Funktionsstörung Hypernasalität) b3400 Erzeugung von Tönen (ausreichend Luftdruck zum Spiel der Klarinette)
Körperstruktur	s32021 Struktur Gaumensegel
Aktivität und Partizipation	d349 Kommunizieren als Sender (Schauspielerin)
	d9202 Kunst und Kultur (Beteiligung an Orchesterspiel, Schauspiel)
Umweltfaktoren	Unterstützung und Beziehung: e310 engster Familienkreis (Eltern unterstützen sehr) e320 Freunde e355 Fachleute der Gesundheitsberufe (Logopädin ist sehr verständnisvoll und kompetent, qualifizierter Chirurg stellt sprechunterstützenden OP in Aussicht) e360 andere Fachleute (Lehrer unterstützen) e398 Unterstützung und Beziehung, anders bezeichnet (stabile und unterstützende Beziehung zu ihrem Freund)
personbezogene Faktoren	J. ist eine intelligente und stabile Person, zielbewusst, kontaktfreudig und angenehm im Umgang

Literatur

Bitter, K./ Wegener, C. (2003): Intravelar veloplasty in cleft lip, alveolus and palate and outcome of speech and language acquisition: a prospective study. Journal of Cranio-Maxillofacial Surgery, 31, 348-355

Giel, B./Maihack, V. (Hrsg.) (2008): Sprachtherapie und „Mehrfachbehinderung". Die Internationale Klassifikation von Funktionsfähigkeit, Behinderung und Gesundheit (ICF) als Chance. Köln, PROLOG

Honigmann, K. (1998): Lippen- und Gaumenspalten. Das Basler Konzept einer ganzheitlichen Betrachtung. Bern, Huber

Koch, J. (2005): Lippen-, Kiefer-, Gaumen-, Nasen-Spaltfehlbildungen – Analyse der primären chirurgischen Habilitation auf der Basis des bio-psycho-sozialen Modells der Weltgesundheitsorganisation. Gesichter, 3, 2-16

Neumann, S./Romonath, R. (2008): Kinder mit LKGS-Fehlbildung im Spiegel der ICF-CY: Entwicklung eines sprachtherapeutischen Core Sets. Die Sprachheilarbeit, Jg. 53, 264-273

Peterson-Falzone, S.J./Hardin-Jones, M.A./Karnell, M.P. (2001): Cleft Palate Speech. St. Louis, Mosby

Rentsch, H.P./Bucher, P. (2005): ICF in der Rehabilitation. Idstein, Schulz-Kirchner

Wegener, C. (2002): Lippen-Kiefer-Gaumenspalten. In: Hilfe, mein Kind ist behindert! Ein erster Ratgeber für Eltern. Hg. Arbeitskreis Elternberatung, Frankfurt am Main, 14-17

Wegener, C. (2004): Nasalität von Kindern mit Lippen-Kiefer-Gaumenspalte: Ein Wahrnehmungsexperiment. Linguistische Dissertation, Frankfurt am Main

Wegener, C. (2007): Chirurgische Behandlung abgeschlossen – Logopädie jahrelang: Mein Kind spricht immer noch schlecht! Gesichter, 3, 2-4

Wegener, C./Barthel, E./Konstantinidou, D./Sader, R.: Auswirkungen verschiedener chirurgischer Behandlungskonzepte in Bezug auf Sprachentwicklung und Lebensqualität bei Kindern mit Lippen-Kiefer-Gaumenspalten, in Vorb.

11   ICF in der Frühförderung

Zusammenfassung

In diesem Kapitel werden die Besonderheiten der frühen Kindheit und ihre Relevanz für die Anwendung der ICF dargestellt. Im Vordergrund steht dabei das Verständnis des besonderen Lebenskontextes von jungen Kindern und ihrer Familien. Es wird aufgezeigt, wie das ICF-Modell helfen kann, relevante Informationen in der Frühförderung zu erheben, zu ordnen und aufeinander zu beziehen. Bei besonderen Fragestellungen, die nur in Zusammenarbeit mit den Eltern und verschiedenen Fachpersonen geklärt werden können, stellt die ICF eine gemeinsame Sprache für Gespräche am „runden Tisch" zur Verfügung. Für die Gespräche wird ein erprobter Ablauf auf der Basis der ICF vorgestellt.

Einleitung

In den frühsten Entwicklungsphasen des Menschen ist die Funktionsfähigkeit nicht unabhängig von der Umwelt zu denken. Die Stabilisierung der Selbstregulierungsfähigkeit, etwa bezüglich Schlafen und Wachen oder Nahrungsaufnahme und Verdauung, geschieht in sozialen Kontexten, die sich nach der Geburt durch die Interaktionen mit den primären Bezugspersonen entwickeln. Die in der ICF unterschiedenen Dimensionen der Funktionsfähigkeit, nämlich die Körperfunktionen, die Aktivitäten und die Partizipation (s. Kapitel 1), fließen ineinander. So wirkt sich die mütterliche Stimme auf die Atemfunktionen und auf die Funktionen der Nahrungsaufnahme aus. Sie beeinflusst jedoch auch die Vokalisierung und spontanen Bewegungen des Säuglings. Diese wiederum verstärken die Mutter in ihrem Kontaktverhalten. Damit sind mit der Funktionsfähigkeit biologische, psychologische und soziale Aspekte untrennbar verbunden.

Da die verschiedenen Komponenten der Funktionsfähigkeit im Säuglingsalter kaum unabhängig beurteilt werden können und die Funktionsfähigkeit des Kindes zudem nur im spezifischen Beziehungskontext verstanden werden kann, ist es oft schwierig, eine bestimmte Schädigung sicher festzustellen. Meist liegen diffuse Hinweise vor, die primär nur auf eine verzögerte oder abweichende Entwicklung hinweisen. Dank einer verbesserten Früherfassung können heute klar bestimmbare Schädigungen, wie eine Schädigung der Funktionen des Hörens (z.B. bei Gehörlosigkeit) oder der Funktionen des Stoffwechsels (z.B. bei Phenylketonurie), frühzeitig identifiziert und so weitere Schädigungen verhindert werden. In vielen Fällen kann jedoch keine Diagnose erstellt werden. Zudem können sich die Auffälligkeiten mit dem Alter der Kinder und den damit verbundenen Entwicklungsaufgaben in der frühen Kindheit schnell verschieben.

Wenn keine klare Diagnose möglich ist, können die vorliegenden diffusen Hinweise oder Auffälligkeiten von den verschiedenen Fachpersonen unterschiedlich gewichtet und gedeutet werden. Eine in der Frühförderung tätige Logopädin konzentriert ihre Aufmerksamkeit möglicherweise auf andere Aspekte der Funktionsfähigkeit als eine Ergotherapeutin.

 *Bei jungen Kindern kann das gleiche Funktionsprofil als Wahrnehmungsstörung, sensorische Integrationsstörung oder unsichere Bindung interpretiert werden, je nachdem, welche Fachkraft die Interpretation vornimmt.*

Frühförderung ist in erster Linie Entwicklungsförderung, die immer auch eine Beziehungsförderung darstellt. Deshalb ist sowohl die interdisziplinäre Zusammenarbeit als auch die Beratung der Eltern von großer Bedeutung. Denn nur so kann gesichert werden, dass in der Frühförderung ein kohärenter und entwicklungsfördernder Kontext geschaffen wird. Ein ganzheitliches Verständnis ist wichtig, um verschiedene notwendige Interventionen gut zu koordinieren oder um eine für den individuellen Fall adäquate Priorisierung vornehmen zu können. Bei ganz jungen Kindern sollten keine therapeutischen Maßnahmen durchgeführt werden, die nicht die Lebenssituation des Kindes und seiner Bezugspersonen mit einbeziehen.

Diese Aspekte gilt es zu berücksichtigen, wenn die ICF für sehr junge Kinder zur Anwendung kommen soll. Da sich die Lebenssituation von Kindern und Jugendlichen substanziell von der Situation Erwachsener unterscheidet, hat die WHO eine Version der ICF für Kinder und Jugendliche publiziert (ICF-CY; WHO, 2007; Simeonsson et al., 2003; vgl. auch Grötzbach und Iven in diesem Band). Im Folgenden soll auf die Besonderheiten der ICF-CY eingegangen werden. Am Beispiel von Lars, einem Jungen mit Entwicklungsverzögerungen, soll außerdem aufgezeigt werden, wie die ICF-CY beim Verständnis von komplexen Lebenssituationen und besonderen Problemstellungen helfen und die Arbeit in interdisziplinären Teams und mit Eltern unterstützen kann.

Anwendung der ICF in der frühen Kindheit

Bei erwachsenen Menschen lassen sich die verschiedenen Aspekte der Funktionsfähigkeit leicht einzeln und unabhängig von anderen Komponenten der Funktionsfähigkeit messen. Beispielsweise können Artikulationsfunktionen (b320) leicht von Funktionen des Redeflusses und Sprechrhythmus (b330) unterschieden und durch entsprechende Assessmentinstrumente und klinische Beobachtungen festgestellt werden. Die so gewonnenen Ergebnisse können in einheitliche Skalen zur Kennzeichnung des Ausmaßes eines Problems übertragen und so in der ICF abgebildet werden. Es bereitet außerdem kaum Schwierigkeiten, unterschiedliche mentale

Funktionen, wie etwa Funktionen der Aufmerksamkeit (b140), Funktionen der Wahrnehmung (b156) oder Emotionale Funktionen (b152), getrennt voneinander einzuschätzen.

Bei sehr jungen Kindern ist dies jedoch nur beschränkt möglich und meistens auch nicht sinnvoll. Die Körperfunktionen greifen bei Säuglingen eng ineinander. Mentale Funktionen, Atmungsfunktionen und Funktionen der Bewegung lassen sich erst mit zunehmendem Alter unabhängig voneinander einschätzen. Sogar die Komponenten Körperfunktionen/-strukturen und Aktivität und Partizipation sind bei jungen Kindern oft nicht eindeutig zu unterscheiden. Viele physiologische Vorgänge sind eng mit sozialen Interaktionen verbunden. Auf der Basis biologischer Selbstregulierung bilden sich Aktivitäten aus, die als Lernen im Sinne des ersten Kapitels der Aktivitäten und Partizipation verstanden werden können. Das Verhalten sehr junger Kinder ist von dem spezifischen Interaktionskontext abhängig: Körperfunktionen reflektieren Partizipation und umgekehrt. Aus der frühkindlichen Deprivationsforschung ist bekannt, dass die frühen Partizipationsmöglichkeiten eines Kleinkindes einen tief greifenden Einfluss auf seine weitere Entwicklung haben.

TIPP *Uri Bronfenbrenner hat mit seinem Buch „Die Ökologie der menschlichen Entwicklung" einen wichtigen Beitrag zum Verständnis der Lebenskontexte von Kleinkindern geleistet.*

Zum Verständnis der Funktionsfähigkeit muss also „das ganze Kind in seinem gegenwärtigen Lebenskontext" erfasst werden. Das Zusammenspiel der verschiedenen Komponenten hat dabei ein größeres Gewicht als die Feststellung von spezifischen Problemen in einzelnen Komponenten oder die Beurteilung einzelner Items. Besonders wichtig für die Einschätzung der Funktionsfähigkeit in der frühen Kindheit sind zudem die Kontextfaktoren. Anders als bei Erwachsenen greifen bei jungen Kindern die Umweltfaktoren und die personbezogenen Faktoren ineinander. So bildet die Familie, in der das Kind lebt, gleichzeitig seine Umwelt und seinen sozialen Hintergrund. Der Lebenskontext junger Kinder kann besser verstanden werden, wenn Umweltfaktoren und personbezogene Faktoren als Kontinuum verstanden werden (zu konzeptionellen Fragen vgl. Badley, 2008, und Threats, 2006).

Es ist deshalb wenig sinnvoll, unabhängig vom Lebenskontext eines Kindes eine bestimmte Vorauswahl zutreffender Komponenten oder Items der ICF vorzunehmen. Die für Erwachsene in klinischen Kontexten entwickelten ICF-Core-Sets bieten also keine sinnvolle Grundlage für die Vereinfachung der Komplexität der ICF (vgl. auch Kapitel 2). Besondere Vorsicht ist zudem bei der Diagnosestellung geboten, insbesondere wenn diese primär zum Ziel hat, die Anzahl der zu berücksichtigenden Aspekte der Funktionsfähigkeit zu reduzieren. Vielmehr sollte eine Reduktion dadurch angestrebt werden, dass nur die Klassifikation der zweiten Ebene (Kurzversion) verwendet oder nur die Kapitelüberschriften berücksichtigt werden. Bedeutsam ist, dass immer alle Komponenten der Funktionsfähigkeit zusammen mit den Kontextfaktoren bedacht werden, bevor für spezifische Frage- oder Problemstellungen eine Auswahl bestimmter Items getroffen wird. Da sich Entwicklungsaufgaben und die Funktionsfähigkeit bei jungen Kindern sehr schnell verändern, sind die einzelnen Items der ICF je nach Alter unterschiedlich wichtig. Wenn Kurzlisten der ICF (vgl. z.B. Kraus de Camarago, 2007) verwendet werden, sollen diese deshalb primär auf die Erfassung der Entwicklungsaufgaben (Lebensbereiche der ICF) für die verschiedenen Altersstufen ausgerichtet sein. Eine Einschätzung muss immer sowohl im Vergleich mit Gleichaltrigen als auch im Vergleich mit Fähigkeiten in anderen Bereichen vorgenommen werden. Für eine umfassende Beurteilung des Entwicklungsverlaufs sind auch Vorläuferfunktionen oder -fähigkeiten zu berücksichtigen.

Verstehen des Lebenskontextes

Als Lars zum ersten Mal mit seiner Mutter in das Frühberatungszentrum kommt, ist er neun Monate alt. Die Mutter berichtet von schlaflosen Nächten, Krampfanfällen und stundenlangem Schreien. Das Zusammenleben mit Lars sei unerträglich geworden, und sie sei am Ende ihrer Kräfte. Die ersten Monate seines Lebens habe Lars nach einer zu frühen Geburt (28. Schwangerschaftswoche, 1050 Gramm Geburtsgewicht) in einer Kinderklinik verbracht. Als seine Eltern ihn endlich nach Hause nehmen durften, fühlten sie sich sehr unsicher im Umgang mit dem durch Außenreize leicht irritierbaren Säugling. Lars reagiere schlecht auf die elterlichen Bemühungen, ihn zu beruhigen und ihn anzusprechen, sei leicht irritierbar und quengelig.

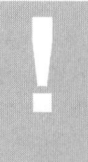 *Eine in der Vergangenheit erfolgte zu frühe Geburt ist kein Gesundheitsproblem und auch keine Krankheit, sondern ein Risikofaktor. Gegenwärtig prüft die Weltgesundheitsorganisation, ob Risikofaktoren als eigenes Kapitel in die ICD-11 aufgenommen und/oder vor allem als personbezogener Faktor der ICF verstanden werden sollen.*

In einem ersten Gespräch werden wichtige Informationen zur gegenwärtigen Lebenssituation der Familie und zu kritischen Ereignissen in der Vergangenheit erfragt. Dadurch erhält die Fachperson einen Überblick über relevante Kontextfaktoren (sowohl Umweltfaktoren als auch personbezogene Faktoren). Bei einigen der neu in die ICF-CY aufgenommenen Items zeigt Lars jedoch eine klar feststellbare Beeinträchtigung: b125 Dispositionen und intrapersonelle Funktionen (besonders b1250 Adaptationsfähigkeit und b1251 Responsivität), b1472 Organisation der psychomotorischen Funktionen und b761 Spontanbewegungen (Repertoire und Qualität der altersspezifischen Spontanbewegungen). Im Bezug auf die „Funktionen der Wahrnehmung" (b158) und auch auf die Sinnesfunktionen (b210-b229) lassen sich keine eigentlichen Schädigungen oder klare Entwicklungsverzögerungen feststellen. Zudem erzählt die Mutter, dass Lars bereits früher Gegenstände wenig enthusiastisch entgegengenommen und diese kaum mit dem Mund (d1200 Orales Explorieren) oder durch Berühren (d1201) erkundet habe.

Lars zeigt also gewisse Auffälligkeiten in seinem Verhalten. Insbesondere die Entwicklung der Fähigkeit, sich an verschiedene Situationen anzupassen und sich selbst zu regulieren, ist offenbar verzögert oder beeinträchtigt. Reuner und Pietz (2006) weisen jedoch zu Recht darauf hin, dass bei Kindern unter zwei Jahren die Diagnose auf Entwicklungsstörung (Kapitel 8 der ICD-10) nicht angewendet werden sollte. Umso wichtiger ist damit die ICF-CY, da sie eine Beschreibung der Auffälligkeiten ermöglicht, ohne eine Diagnose zu erfordern.

> **TIPP**   *Die Internationale Klassifikation der Krankheiten (ICD-10) ist online beim Deutschen Institut für Medizinische Dokumentation und Information (DIMDI) verfügbar: www.dimdi.de.*

Nach erfolgter Abklärung und einer Rücksprache mit der Pädiaterin, die Lars seit sechs Monaten kennt und betreut, werden folgende Maßnahmen vereinbart: Ergotherapeutische Behandlung von Lars und Anleitung der Eltern im Umgang mit dem leicht irritierbaren Kind sowie Beratungsgespräche, um die angespannte Familiensituation zu thematisieren und zu klären. In den kommenden Monaten verbessert sich die Situation, Lars lernt einen besseren Umgang mit seinem Körper und verliert seine Angst vor neuen Geräuschen und dem Umgang mit Gegenständen. Ungewohnte oder unerwartete Berührungen lösen jedoch immer noch starke Irritationen und Abwehr aus, doch lässt er sich nun leicht wieder beruhigen.

Das ICF-Modell kann als Grundlage dienen, die komplexe Lebenssituation von sehr jungen Kindern zu verstehen. Dies insbesondere dann, wenn keine gesicherte Diagnose vorhanden ist, welche die vorliegende Phänomenologie der Schwierigkeiten und Entwicklungsproblemen erklärt. Dabei ist es wichtig, dass alle Komponenten der Funktionsfähigkeit sowie die Kontextfaktoren berücksichtigt werden. Krankheitsorientierte Kurzlisten, die unabhängig von den Entwicklungsaufgaben des betroffenen Kindes konzipiert sind, sollten vermieden werden (s.a. Kapitel 2).

Verstehen einer Problemlage

Die Eltern von Lars wenden sich drei Jahre später wiederum an das Frühberatungszentrum. In den vergangenen Jahren hat Lars die wichtigsten Entwicklungsschritte genommen, wenn auch zum Teil etwas verzögert. Nun geht es den Eltern um die Klärung einer konkreten Frage: Kann Lars bereits im kommenden Schuljahr den Kindergarten besuchen, oder wäre es besser, noch ein Jahr zu warten? Lars hängt immer noch sehr an seiner Mutter und hat Angst vor neuen Situationen, insbesondere wenn er mit Dreirädern, Schaukeln oder anderen Geräten konfrontiert wird. Die Familie macht sich Sorgen, dass es für den Kindergarten viel zu früh sein könnte. Lars zeigt eine verzögerte Sprachentwicklung, wobei die produktive Sprache schlechter zu sein scheint als die rezeptive. Einerseits ist seine Sprachproduktion durch Lautbildungsfehler eingeschränkt, andererseits ist er durch seine offensichtliche Frustration beeinträchtigt, die er empfindet, wenn er nicht verstanden wird.

Im Vordergrund steht bei der neuen Vorstellung nicht mehr nur ein grundlegendes Verständnis der verschiedenen Faktoren, die seine Funktionsfähigkeit beeinflussen, sondern ganz konkret seine Fähigkeit, am Kindergartenleben teilzunehmen. Somit geht es bei der nun vorzunehmenden Analyse vor allem um die Partizipation. Da Eltern ihre Kinder tagtäglich in den verschiedensten Situationen erleben und beobachten, ist ihre Einschätzung von besonderer Bedeutung. Aus der oft sehr eingeschränkten Perspektive, auf der in der Regel klinische Beobachtungen beruhen, kann kein umfassendes Verständnis der Funktionsfähigkeit bezüglich des neuen Lebenskontextes „Kindergarten" entwickelt werden. Auch für die Überprüfung von Therapieeffekten – etwa in der Logopädie – ist es wichtig, die Eltern zu befragen, da sie Einblick in alle Lebensbereiche haben und dort Veränderungen beobachten können (Thomas-Stonell et al., 2009). Partizipation in den relevanten Lebensbereichen ist deshalb wichtig, weil sie besonders in der frühen Kindheit ein wichtiger Indikator für die weitere Entwicklung ist. Wenn Kindern keine Partizipationsmöglichkeiten geboten werden, haben sie wenig Chancen, sich gesund zu entwickeln.

 *Partizipation im Sinne der ICF bedeutet Einbezogensein in eine Lebenssituation. Dieser Begriff hat jedoch auch andere Bedeutungen und wird in unterschiedlichen Kontexten verwendet, etwa als aktives Sich-Einbringen in eine Gemeinschaft, als motiviertes Mitmachen im Unterricht oder als Teilhabe an Menschenrechten.*

Partizipation hängt in hohem Maße von den vorhandenen Umweltfaktoren ab. Dazu gehört selbstverständlich primär die Umwelt, die von den unmittelbaren Bezugspersonen für das Kind bereitgestellt wird. Im Fall von Lars stellt sich die Frage, inwieweit der lokale Regelkindergarten mit seinen spezifischen Anforderungen an die Partizipation für Lars eine entwicklungsfördernde Umwelt ist und ob er noch zusätzliche Unterstützungsangebote benötigt. Wenn die Voraussetzungen im Regelkindergarten nicht optimal sind, können die vorhandenen spezialisierten Dienstleistungen, wie etwa das Frühberatungszentrum, die Partizipation sichern helfen. Ob solche Dienstleistungen vorhanden sind oder nicht, kann für die Partizipation des betroffenen Kindes entscheidend sein. So zeigte sich in einer Studie, dass bei Kleinkindern mit einer

Zerebralparese die Unterschiede bezüglich ihrer Partizipation bei gleichen funktionalen Einschränkungen auf regionale Unterschiede zurückgeführt werden konnten (Hammal et al., 2004). Wenn also in einer bestimmten Region ein angemessener Kindergarten mit den notwendigen Unterstützungsmöglichkeiten vorhanden ist und in einer anderen Region nicht, kann dies zu signifikanten Unterschieden in den Partizipationsmöglichkeiten führen.

Wie können bei Lars diejenigen Partizipationsschwierigkeiten bestimmt werden, die er eventuell haben wird, wenn er in einigen Monaten einen öffentlichen Kindergarten besucht? Bedeutsam ist neben der genauen Abklärung seines Entwicklungsstandes und somit seiner Funktionsfähigkeit auch das Verständnis, das die Beteiligten von Lars Situation haben. Denn dieses bestimmt neben den Erwartungen und Absichten wesentlich, welche Lern- und Entwicklungskontexte Lars angeboten werden.

Für das Zusammenführen der verschiedenen (Teil-)Diagnosen und Befunde bietet die ICF eine gemeinsame Sprache, auf deren Grundlage darüber gesprochen werden kann, ob Lars den Anforderungen des Kindergartens gewachsen ist. Auf der Basis dieser Gesamtschau können dann Ziele vereinbart und Maßnahmen geplant werden, die von den Beteiligten umgesetzt werden können. Die einzelnen Personen treten sozusagen aus ihrer eigenen professionellen Fachsprache heraus und beteiligen sich an einem gemeinsamen Problemlösungsprozess (s. Abb. 1, vgl. auch Marston et al., 2003).

ÜBERSETZUNG IN ICF-BASIERTE SPRACHE Synthese der Einzelbeobachtungen und Verstehen der Phänomene	DISKUSSION DER PHÄNOMENE ENTLANG ICF-MODELL Analyse der Gesamtschau Interpretation und Zielvereinbarung

Abstrahierung aus dem jeweiligen Kontext in ein gemeinsames Referenzsystem

Konkretisierung der allgemeinen Schlussfolgerungen in den eigenen Arbeitsbereich

SPEZIFISCHE DIAGNOSTISCHE FACHSPRACHE Analyse ausgewählter Aspekte einer Problemsituation mit fachspezifischen Instrumenten und Methoden	SPEZIFISCHE FACHSPRACHE DER INTERVENTION Planung fachspezifischer Tätigkeiten zur Bewältigung der Problemsituation

Abb. 1: Partizipatives Problemlösen

Die ICF und insbesondere die ICF-CY können als Grundlage für die Entwicklung eines gemeinsamen Verständnisses und für einen professionsübergreifenden Dialog verwendet werden, an dem auch die Eltern als gleichwertige Partner teilnehmen. Die ICF-CY erfasst die objektive Funktionsfähigkeit, nicht das subjektiv empfundene Wohlbefinden. Insbesondere bezüglich der Partizipation können Eltern und Fachpersonen jedoch zu unterschiedlichen Einschätzungen der Funktionsfähigkeit gelangen. Dies liegt zum einen daran, dass sie ihre Aufmerksamkeit auf unterschiedliche Aspekte ausrichten. Zum anderen können Kinder in unterschiedlichen Kontexten (klinisches Setting, Spielgruppe, zu Hause) unterschiedliche Fähigkeiten zeigen.

Vorbereitung: **Übertragung in die Sprache der ICF**	Alle Betroffenen bereiten sich auf das Gespräch vor. Zur Vorbereitung dient ein gemeinsames Raster, das sich an den Lebensbereichen der ICF-CY orientiert. Aktivitäten und Partizipation werden nicht getrennt eingeschätzt. Ergebnisse aus Gesprächen, Beobachtungen, Tests und Dokumentenanalysen werden verarbeitet und in das Raster übertragen.
Synthese, Vergleich und Validierung	Das gemeinsame Raster bietet die Grundlage für den Vergleich der Einschätzungen aller Anwesenden. Gleiche und unterschiedliche Einschätzungen werden identifiziert und erläutert. Es wird festgehalten, wenn in bestimmten Bereichen weitergehende Abklärungen notwendig erscheinen.
Analyse: **Zentrale Aspekte werden vertieft diskutiert**	Die von den Anwesenden als wichtig erachteten Aspekte werden auf der Basis des ICF-Modells analysiert. Dabei wird ein vertieftes, gemeinsames Verständnis darüber erreicht, welche Umweltfaktoren und personbezogenen Faktoren zu bestimmten Schwierigkeiten beitragen, oder ob die Vermutung besteht, dass eine bestimmte Schädigung vorliegt.
Zielvereinbarung	Das gemeinsam erarbeitete Verständnis führt zur Festlegung gemeinsamer Ziele, die in den kommenden Monaten erreicht werden sollen. Diese Ziele können sich auf alle Komponenten, also auch auf die Umwelt, beziehen. Falls verschiedene Ziele schlecht kombinierbar sind, entscheiden die Anwesenden über eine Ziel-Priorisierung (vgl. Kapitel 2).
Planung der Maßnahmen	Es werden diejenigen Maßnahmen diskutiert und festgelegt, die zur Umsetzung der gemeinsam vereinbarten Ziele führen. Eine Koordination ist notwendig, da verschiedene Personen an der Zielerreichung beteiligt sind.
Nachbereitung	Zur Realisierung der Ziele und Maßnahmen nehmen die beteiligten Fachpersonen eine Detailplanung für ihren Aufgaben- und Zuständigkeitsbereich vor.

Tab. 1: Möglicher Ablauf eines Gesprächs

Wichtig ist, dass nicht etwa der Pädiater die Ergebnisse aller Abklärungen zusammenfasst. Vielmehr sollten zum Verständnis der Problemlage alle Beobachtungen und Einschätzungen einfließen, die in einem strukturierten Gespräch am „runden Tisch" erhoben werden können.

> **TIPP** *Die von der Bildungsdirektion des Kantons Zürich publizierten ICF-basierten „Schulischen Standortgespräche" (Hollenweger & Lienhard, 2007) können auch im Kindergarten eingesetzt werden und basieren auf einem Ansatz der kooperativen Problemlösung für die Planung von Maßnahmen.*

Auch im Fall von Lars wird zum besseren Verständnis der komplexen Problemlage und zur Planung der nächsten Schritte ein Gespräch am „runden Tisch" geführt. Dabei wird deutlich, dass die Ergebnisse aus den verschiedenen Entwicklungstests, die Beobachtungen der Fachpersonen und der Eltern sich gut ergänzen. Die ebenfalls anwesende Erzieherin, die in wenigen Monaten Lars aufnehmen soll, erfährt durch ihre Teilnahme am Gespräch, wo Lars in seiner Entwicklung steht, welche Ziele vereinbart und welche Maßnahmen durchgeführt werden sollen. Die Logopädin ihrerseits erhält wichtige Informationen zu den Anforderungen im Kindergarten, den Grundsätzen der Erzieherin und den von ihr geplanten Aktivitäten im Bereich Kommunikation und Sprachförderung.

Als großes gemeinsames Ziel wird der erfolgreiche Kindergartenbesuch vereinbart. Die Eltern nehmen sich vor, Lars nicht mehr zu korrigieren oder zu kritisieren, sondern allenfalls die richtigen Laut- oder Satzbildungen selbst zu gebrauchen und so als Sprachvorbild zu dienen. Auch zur Förderung der Selbstständigkeit im Umgang mit Gleichaltrigen und zur Entwicklung des Zusammenspiels zwischen Sinneswahrnehmungen und Körperbewegungen in verschiedenen Lebensbereichen der ICF (z.B. Lernen und Wissensanwendung, Allgemeine Aufgaben und Anforderungen, Mobilität, Selbstversorgung) werden gemeinsame Ziele vereinbart. An der Förderung von Lars werden sich in den kommenden Monaten die Ergotherapeutin, die Lars und seine Familie bereits kennt, sowie eine Logopädin beteiligen. Sie sprechen sich bezüglich Therapiesettings und -inhalte ab und nehmen eine gemeinsame Planung für die nächsten sechs Monate vor. Denn insbesondere bei jungen Kindern ist es zentral, dass die therapeutischen Inhalte in für das Kind bedeutsame Interaktionskontexte gestellt werden. Sie planen auch die Überprüfung des Therapieerfolgs, die rechtzeitig vor dem nächsten „runden Tisch" erfolgen soll. Damit ist sichergestellt, dass die Ergebnisse wiederum mit allen Betroffenen besprochen und die weiteren Maßnahmen geplant werden können.

Die ICF-CY eignet sich somit gut als Grundlage für die Klärung verschiedener Perspektiven und für die Integration von Informationen aus den unterschiedlichsten Quellen und Kontexten. Bei komplexen Problemlagen, bei denen sowohl spezifische Anforderungen der Umwelt (z.b. Regelkindergarten) als auch die besonderen Partizipationsmöglichkeiten des Kindes für die Problemlösung berücksichtigt werden müssen, bieten die Lebensbereiche der ICF-CY eine gute Gesprächs- und Planungsgrundlage.

Literatur

Badley, E. (2008): Enhancing the conceptual clarity of the activity and participation components of the international classification of functioning, disability, and health. Social Science & Medicine, 66 (11), 2335-2345

Bronfenbrenner, U. (1981): Die Ökologie der menschlichen Entwicklung. Natürliche und geplante Experimente. Stuttgart, Klett-Cotta

Hammal, D./Jarvis, S.N./Colver, A.F. (2004): Participation of children with cerebral palsy is influenced by where they live. Developmental Medicine and Child Neurology, 46, 292-298

Hollenweger, J./Lienhard, P. (2007): Schulischen Standortgesprächen. Ein Verfahren zur Förderplanung und Zuweisung von sonderpädagogischen Massnahmen. Bildungsdirektion des Kantons Zürich. Zürich, Lehrmittelverlag des Kantons Zürich

Kraus de Camarago, O. (2007): Die ICF-CY als Checkliste und Dokumentationsraster in der Praxis der Frühförderung Interdisziplinär, 26 (4), 158-166

Marston, D./Muyskens, P./Lau, M./Canter, A. (2003): Problem-Solving Model for Decision Making with High-Incidence Disabilities: The Minneapolis Experience. Learning Disabilities Research and Practice, 18 (3), 187-200

Reuner, P./Pietz, J. (2006): Entwicklungsdiagnostik im Säuglings- und Kleinkindalter. Kinderheilkunde 154, 305-313

Simeonsson, R.J./Leonardi, M./Lollar, D./Bjorck-Akesson, E./Hollenweger, J./Martinuzzi, A. (2003): Applying the International Classification of Functioning, Disability and Health (ICF) to measure childhood disability. Disability and Rehabilitation, 25 (11-12), 602-610

Thomas-Stonell, N./Oddson, B./Robertson, B./Rosenbaum, P. (2009): Predicted and observed outcomes in preschool children following speech and language treatment: Parent and clinician perspectives. Journal of Communication Disorders, 42 (1), 29-42

Threats, T.T. (2006): Towards an international framework for communication disorders: Use of the ICF. Journal of Communication Disorders, 39 (4), 251-265

World Health Organisation, WHO (2007): International Classification of Functioning, Disability and Health. Children & Youth Version. ICF-CY WHO: Geneva

12 Möglichkeiten und Grenzen der ICF bei Lese- und Rechtschreibstörungen von Kindern und Jugendlichen

Zusammenfassung

Inwieweit insbesondere Aktivität und Partizipation gemäß ICF bei von einer Lese-Rechtschreibstörung betroffenen Kindern und Jugendlichen beeinträchtigt sind, ist bislang kaum ausdrücklich untersucht worden (vgl. Voelmy & Stahnke, in Vorb.). Die praktische Arbeit zeigt jedoch, dass vor allem im schulischen Werdegang erhebliche Schwierigkeiten bestehen können, deren Schweregrad von einer Vielzahl von Faktoren beeinflusst wird. In diesem Beitrag soll untersucht werden, welche Möglichkeiten die Anwendung der ICF bzw. der ICF-CY (vgl. McLeod, 2006) gegenüber gebräuchlicher schulischer oder multiaxialer LRS-Diagnostik bietet. Darüber hinaus wird diskutiert, inwieweit die verwendeten ICF-Kategorien, Faktoren und Domänen zur Therapieplanung eingesetzt werden und zur Verbesserung der Förderung von Kindern und Jugendlichen mit LRS beitragen könnten.

Einleitung

Angesichts der Prävalenzraten von Lese- und Rechtschreibstörungen (LRS), die je nach Kriterium ca. 2-13% aller Schulkinder umfassen (vgl. Klicpera, Schabmann & Gasteiger-Klicpera, 2007), und der Tragweite der Problematik – insbesondere den Schulerfolg und die Bildungschancen betreffend – ist die Bedeutung von LRS relativ unbestritten, spätestens seit die PISA-Studien die zum Teil erschreckend geringen Lesekompetenzen deutscher Schüler aufgezeigt haben (vgl. Martin & Owen, 2001).

Doch LRS ist zunächst kein einheitlich definierter Begriff. Er wird einerseits ganz allgemein verwendet zur Bezeichnung verschiedenster Lese- und Rechtschreibschwächen und umfasst dann z.b. neurogene Schriftsprachstörungen ebenso wie Lese- und Rechtschreibschwierigkeiten innerhalb allgemein verminderter Leistungsfähigkeit. Spezifischer gefasst – und damit auch den Schwerpunkt des vorliegenden Beitrags bildend – bezeichnet LRS eine Lese- und Rechtschreibstörung, die im Verlauf des Kindes- und Jugendalters auftritt. Unter bestimmten Umständen wird sie gemäß ICD-10 (Internationale statistische Klassifikation der Krankheiten und verwandter Gesundheitsprobleme, 2003) als „umschriebene Entwicklungsstörung" (F 81.0) diagnostiziert und als *Legasthenie* bezeichnet (vgl. Warnke, Hemminger, Roth & Schneck, 2002).

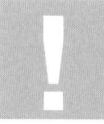

Sowohl Lese- und Rechtschreibschwächen als auch -störungen sind nicht einheitlich definiert.

Zum einen führt die Thematisierung von LRS in verschiedenen Fachgebieten zu teils unterschiedlichen Begrifflichkeiten. So beschäftigen sich – ohne Anspruch auf Vollständigkeit – u.a. Lehrer, Erzieher, Pädagogen und Didaktiker, Ärzte und Psychiater, Psychologen, Linguisten und Sprachwissenschaftler, Sprachheil- und Sonderpädagogen und Logopäden mit dem Thema LRS. Jede Profession bringt ihre spezifischen Schwerpunkte und Herangehensweisen, ggf. auch spezifische Modelle und Erklärungen ein, die teilweise unterschiedliche Facetten betonen und ihrerseits nur bedingt kompatibel erscheinen. Mit der unterschiedlichen Kompetenzverteilung geht für die betroffenen Familien oft die Frage einher, wer nun eigentlich in welcher Form für die Diagnose und Behandlung von LRS zuständig ist und wie bzw. durch wen ggf. eine Kostenübernahme erfolgen kann.

Die Zuständigkeiten sind in den verschiedenen Bundesländern nicht einheitlich geregelt, sodass das unterschiedliche Verständnis von Lese- und Rechtschreibschwierigkeiten zum anderen auf der föderalistischen Pluralität des Bildungswesens in Deutschland beruht. Es existiert zwar eine gemeinsame Empfehlung der Kultusministerkonferenz (zuletzt aktualisiert am 15.11. 2007), jedoch unterscheiden sich die schulrechtlichen Bestimmungen und Erlasse zu LRS zwischen den einzelnen Bundesländern teilweise erheblich (eine Übersicht findet sich z.B. in Warnke et al., 2002).

TIPP *Aktuell gültige Richtlinien und Erlasse zu den schulrechtlichen Regelungen der einzelnen Bundesländer finden sich i.d.R. auf den Webseiten der zuständigen Schul- bzw. Kultusministerien oder sind über den Bundesverband Legasthenie und seine Landesverbände zu erhalten.*

Studien, in denen die Kriterien der ICF bei von Lese- und Rechtschreibstörung betroffenen Kindern und Jugendlichen angewendet wurden, liegen bislang kaum vor (vgl. Voelmy & Stahnke, in Vorb.). Inwieweit also die ICF als übergeordnetes Beschreibungs- und Dokumentationssystem dazu beitragen könnte, die Diagnosen verschiedener Institutionen vergleichbarer zu machen, die Kommunikation zwischen beteiligten Fachleuten zu erleichtern und letztlich die Förderung und Behandlung der betroffenen Kinder und Jugendlichen zu verbessern, soll im Folgenden untersucht werden. Dabei wird die Anwendung der ICF bzw. ICF-CY anhand eines Beispiels mit den gebräuchlichen diagnostischen Vorgehensweisen der Länder Hessen und Bayern verglichen.

Diagnostik von Lese-Rechtschreibstörungen

Aus kinder- und jugendpsychiatrischer Sicht herrscht internationale Übereinstimmung darüber, welche Merkmale zur Diagnose einer Lese- und Rechtschreibstörung vorliegen müssen (vgl. Warnke et al., 2002):

■ Lesegenauigkeit, Lesetempo, Leseverständnis und/oder Rechtschreibfähigkeiten, erfasst mit standardisierten Testverfahren, liegen wesentlich unter den Leistungen, die aufgrund von Alter, Intelligenz und altersgemäßer Bildung zu erwarten wären („Diskrepanzkriterium").

■ Die Lese- und Rechtschreibstörung behindert deutlich die schulischen Leistungen oder Aktivitäten des alltäglichen Lebens, bei denen die Schriftsprache eine Rolle spielt.

■ Die Lese- und Rechtschreibstörung ist weder durch eine psychische oder neurologische Erkrankung oder eine Behinderung noch durch eine Hör- oder Sehbeeinträchtigung, Epilepsie oder erworbene Hirnerkrankung zu erklären („Normalitätskriterium").

Diese Merkmale müssen in Bayern gemäß des sogenannten multiaxialen Diagnoseschemas (vgl. Remschmidt, Schmidt & Poustka, 2001) durch einen Facharzt für Kinder- und Jugendpsychiatrie – u.U. unter Zuhilfenahme von Befunden anderer qualifizierter Fachleute – festgestellt werden (Bayerisches Staatsministerium für Unterricht und Kultus, 1999). Anhand des Befundes kann dann der zuständige Schulpsychologe die Bestimmungen des bayrischen Legasthenieerlasses, wie z.B. Nachteilsausgleich durch Hilfsmaßnahmen und Notenschutz bei Rechtschreibleistungen, für einen Schüler individuell in Kraft setzen. Die Kriterien zur Feststellung von LRS in Hessen sind zwar denen in Bayern prinzipiell ähnlich, werden aber sowohl hinsichtlich des Diskrepanz- als auch Normalitätskriteriums weniger genau definiert (Hessisches Kultusministerium, 2006). Grundsätzlich ist in Hessen der Fachlehrer für Deutsch für die Feststellung besonderer Lese- und Rechtschreibschwierigkeiten bei einem Schüler verantwortlich. Gezielte Untersuchungen können, falls erforderlich, von (anderen) fachkundigen Lehrern, Schulpsychologen oder Schulärzten durchgeführt werden. In besonderen Fällen kann den Eltern empfohlen werden, ohren-, augen- oder andere fachärztliche Untersuchungen durchführen zu lassen.

Im Folgenden wird die Anwendung der ICF-CY auf die Diagnose von LRS exemplarisch am Beispiel der Schülerin Lena untersucht. Vergleichend werden zunächst die multiaxiale und schulische Diagnostik dargestellt, wobei die Achsen der multiaxialen Diagnostik als Gliederung dienen.

1 Klinisch-psychiatrischer Bereich

Gemäß dem psychiatrischen Blickwinkel in der multiaxialen Diagnostik wird der Diagnose einer seelischen Erkrankung ein hoher Stellenwert zugewiesen, der aus schulischer Sicht nur „in besonderen Fällen" angebracht ist (vgl. Tabelle 1).

Bayern	Hessen
multiaxiale Diagnostik	schulische Diagnostik
Achse I Klinisch-psychiatrisches Syndrom, z.B. – hyperkinetisches Syndrom – Schulangst – depressive Entwicklungen – Störungen im Sozialverhalten	in besonderen Fällen fachärztliche Spezial- untersuchungen empfohlen

Tab. 1: Vergleich der schulischen mit der multiaxialen LRS-Diagnostik in Bezug auf klinisch-psychiatrische Syndrome (Achse I)

Im Bereich der seelischen Erkrankung werden nicht nur komorbide Störungen wie Hyperaktivität festgestellt, sondern hier können auch direkt mit LRS verbundene Probleme, wie z.b. Schulangst aufgrund der Hänseleien der Mitschüler, erfasst werden. Entsprechende Diagnosen liegen i.d.R. außerhalb der Kompetenz der Schule und erfordern Fachkräfte, z.b. aus der Kinder- und Jugendpsychiatrie oder Psychologie.

ICF am Beispiel Lena
Lena ist 9 Jahre alt und wiederholt die zweite Klasse. Sie hat sehr große Schwierigkeiten im schriftsprachlichen Bereich und leidet unter einer dadurch hervorgerufenen Anpassungsstörung, sodass ihr wegen „drohender seelischer Behinderung" vom Jugendamt eine Wiedereingliederungshilfe gemäß § 35a SGB VIII gewährt worden ist. Lenas mentale Funktionen sind hinsichtlich Bewusstsein (b110.0) und Orientierung (b114.0) unauffällig. In letzter Zeit klagt sie über Unlust und schläft unruhig (b134.2), ihre psychische Energie und ihr Antrieb wirken beeinträchtigt (b130.2). In der Schule scheint sie oft zu träumen und ist nicht bei der Sache (b140.2; d160.2). Obwohl sie eigentlich ein gutes Gedächtnis (b144.0) hat, kann sie sich Wörter kaum merken. Lenas Schwierigkeiten im Umgang mit der Schriftsprache sind so groß, dass sie bei ihren Hausaufgaben vor Verzweiflung zu Hause regelmäßig ausrastet und Heulkrämpfe bekommt (Emotion b152.3), obwohl sie vor der Einschulung ein eher ausgeglichenes Kind war (Dispositionen und intrapersonale Funktionen b125.1). Die Eltern-Kind-Beziehung ist dadurch bereits erheblich belastet (d7600.3).

2 Feststellung der Lese- und Rechtschreibleistungen
Gemäß ICD-10 gehören Lese- und Rechtschreibschwierigkeiten zu den Entwicklungsstörungen (F80-89), die entsprechend auch im multiaxialen System berücksichtigt werden. Diagnostische Leitlinien sind u.a. ein Beginn in der Kindheit und ein stetiger Verlauf ohne rezidive Phasen. In der schulischen Diagnostik wird auf Lesen und Rechtschreiben fokussiert, wobei auch hier in der Formulierung „trotz Förderung andauernd" der Verlauf berücksichtigt wird (vgl. Tabelle 2).

Bayern	Hessen
multiaxionale Diagnostik	schulische Diagnostik
Achse II Umschriebene Entwicklungsstörungen, z.B. – Motorik – Sprache – schulische Fertigkeiten: Lesen, Recht- schreiben (Testdiagnostik)	Feststellung besonderer Lese- und Recht- schreibschwierigkeiten, trotz Förderung andauernd (i.d.R. durch DeutschlehrerIn)

Tab. 2: Vergleich der schulischen mit der multiaxialen LRS-Diagnostik in Bezug auf umschriebene Entwicklungsstörungen (Achse II)

Die Feststellung der Lese-Rechtschreibstörung erfolgt in beiden Fällen mittels standardisierter Testverfahren. Hierbei reicht für die Diagnose ein unterdurchschnittlicher Gesamttestwert (ggf. mit ausreichender Diskrepanz zum Ergebnis der Intelligenzmessung) aus, weitere Spezifikationen, die auf Förder- oder Behandlungsansätze hinweisen, sind nicht erforderlich – viele Testverfahren sagen hierzu auch nicht allzu viel aus. Aus der schulischen Förderdiagnostik sind u.U. spezifische Hinweise für eine Förderung abzuleiten, der Grad der Standardisierung ist in der Förderdiagnostik jedoch in der Regel eher gering.

ICF am Beispiel Lena
Lenas motorische Entwicklung (b7) verlief unauffällig. Es gibt weder Hinweise auf beeinträchtigte kognitiv-sprachliche Funktionen (b167.0) noch auf Auffälligkeiten der Stimm- und Sprachfunktionen (b3). In ihrer schulischen Laufbahn war Lena jedoch von einem frühen Zeitpunkt an beeinträchtigt (d1 Lernen und Wissensanwendung). Sie hatte sehr große Schwierigkeiten, das Lesen (d140.3) und das Schreiben zu erlernen (d145.3). Ihre schulischen Leistungen im Lesen (Erkennen von Buchstaben d1400.1, Wörter benennen d1401.2, Schriftsprachverständnis d1402.4, Lesestrategien d1660.3, Leseverständnis d1661.3) schwanken, bewegen sich aber stets im deutlich unterdurchschnittlichen Bereich. Die Leistungen bei den schriftlichen Hausaufgaben (Buchstaben schreiben d1451.0, Schreibstrategien: d1700.1, d1701.0, d1702.0) scheinen der Lehrerin ordentlich, Leistungsfeststellungen in der Schule sind bei Lena jedoch nur in mündlicher Form möglich, schriftlich versagt sie, sobald sie mehr als ein paar Worte schreiben muss (d1452.4, d1700.4). Die Leistungen wirken sehr inkohärent, auch die Feststellung ihrer Leistungsfähigkeit gestaltet sich schwierig. Durch ausgefeilte Ratestrategien, Auswendiglernen (Fähigkeit, Wörter zu benennen d1401.2) und das Deuten kleinster Hinweise im Gesicht hilfreicher Erwachsener schafft es Lena immer wieder, (wenn auch geringe) Leseleistungen vorzutäuschen. In Wirklichkeit ist sie überhaupt nicht in der Lage, ein ungeübtes Wort zu lesen (d1408.4) oder zu schreiben (d1458.4), obwohl sie alle Buchstaben kennt (d1400.0, d1451.0). Die schriftlichen Hausaufgaben gelingen nur, weil die Mutter

alles vorschreibt und Lena dann abschreiben kann. Zu eigenständiger schriftlicher Kommunikation ist Lena nicht in der Lage (d325.4, d345.4).

3 Intelligenz

Die Intelligenz als Kriterium für die geistige Leistungsfähigkeit wird sowohl in der schulischen als auch in der multiaxialen Diagnostik berücksichtigt. Von einem durchschnittlichen Intelligenzquotienten (IQ) spricht man bei Werten zwischen 85 und 115 (Mittelwert 100, Standardabweichung 15), darunter von Lernbehinderung (IQ 70-85) bzw. geistiger Behinderung (IQ < 70). Der IQ sollte bei Kindern mit Verdacht auf Schriftsprachstörung sinnvollerweise mit einem sog. sprachfreien Messinstrument erfasst werden (z.b. CFT 1: Cattell, Weiß & Osterland, 1997; Handlungsteil des HAWIK-III: Tewes, Rossmann & Schallberger, 1999). Ergänzend können Schulleistungen bzw. Zeugnisse herangezogen werden.

Während für die Diagnose einer umschriebenen Lese-Rechtschreibstörung nach ICD-10 nur Kinder mit geistiger Behinderung ausgeschlossen werden, ist in der schulischen Diagnostik bereits „umfassende Lernbehinderung" (vgl. Tabelle 3) ein Ausschlusskriterium, denn für diese Kinder gibt es eigene Schulformen. In Bayern wird für die Diagnose „Legasthenie" ein IQ von mindestens 85 vorausgesetzt.

Bayern multiaxionale Diagnostik	Hessen schulische Diagnostik
Achse III Intelligenzniveau (Testdiagnostik)	Ausschluss von Kindern mit umfassender Lern- oder geistiger Behinderung

Tab. 3: Vergleich der schulischen mit der multiaxialen LRS-Diagnostik in Bezug auf Intelligenz (Achse III)

ICF am Beispiel Lena
Die Intelligenz Lenas liegt im Durchschnittsbereich (b117.0). Ihre mündlichen Leistungen in der Schule und ihre Rechenfertigkeiten liegen im Klassendurchschnitt oder sogar leicht darüber. Codiermöglichkeiten für Schulleistungen sieht die ICF nicht vor.

4 Körperliche Symptomatik und Behinderungen

Gemäß dem medizinischen Modell der multiaxialen Diagnostik kommt den körperlichen Untersuchungen erwartungsgemäß ein hoher Stellenwert zu, der sich in der schulischen Diagnostik nicht findet. Für eine LRS-Diagnose ist wichtig, dass sich keine Hinweise auf körperliche oder neurologische Ursachen (z.B. Epilepsie) der Schriftsprachprobleme ergeben (Normalitätsanforderung). Die meisten ‚äußerlich unauffälligen' Schulkinder sollten diese Bedingung im Wesentlichen erfüllen, ohne dass eine medizinische Untersuchung dies immer exakt feststellen müsste (vgl. Tabelle 4).

Bayern multiaxionale Diagnostik	Hessen schulische Diagnostik
Achse IV Körperliche Symptomatik, z.B. – körperliche Entwicklung – neurologische Entwicklung	Ausschluss von Kindern mit besonderer – Sinnesbehinderung – Sprachbehinderung – Körperbehinderung in besonderen Fällen Spezialuntersuchungen empfohlen

Tab. 4: Vergleich der schulischen mit der multiaxialen LRS-Diagnostik in Bezug auf körperliche Symptomatik (Achse IV)

So wird wohl davon ausgegangen, dass Kinder mit Sinnes- oder Körperbehinderung bereits vor der Schule auffällig werden. Schwieriger gestaltet es sich, insbesondere bei mehrsprachigen Kindern, eine mögliche Sprachbehinderung auszuschließen, doch auch hier sollten sich Anzeichen bereits vor einer Einschulung finden.

ICF am Beispiel Lena
Umfassende medizinische Untersuchungen haben ergeben, dass bei Lena weder in der Struktur des Nervensystems (s1), der Augen-, Ohren- und dazugehörigen Strukturen (s2), der sprach- oder stimmrelevanten Strukturen (s3) noch in den bewegungsbezogenen Strukturen (s7) Hinweise auf Auffälligkeiten vorliegen. Auch Hinweise auf Beeinträchtigung ihrer mentalen Funktionen (b1), wie z.B. der Wahrnehmung (b156.0), oder der sensorischen Funktionen (b2), wie z.B. Seh- (b210.0) oder Hörfunktion (b230.0), liegen nicht vor.

5 Psychosoziale Umstände
Die multiaxiale Diagnostik soll sicherstellen, „dass nicht nur die Lese-Rechtschreibstörung des Kindes einer fachmännischen Untersuchung zugeführt wird, sondern das gesamte Kind im Zusammenhang mit seinem Lebensumfeld [...] Verständnis findet" (Warnke et al., 2002, S. 38). Das Lebensumfeld wird auf der Achse V „Aktuelle abnorme psychosoziale Umstände" codiert. Hinzu kommt noch die Achse VI zur Schweregradabschätzung für den Grad der psychosozialen Anpassung – diese Achse ist mitentscheidend für die Gewährung einer Wiedereingliederungshilfe gem. § 35a SGB VIII. Demgegenüber werden in der schulischen Diagnostik die psychosozialen Umstände – mit Ausnahme der schulischen Gegebenheiten, die als bekannt vorausgesetzt werden können – kaum berücksichtigt. Lediglich unzureichende deutsche Sprachkenntnisse sind als Ausschlusskriterium formuliert (vgl. Tabelle 5). Dies

ist insofern erstaunlich, als dass gerade Grundschullehrerinnen ihre Schülerinnen oft recht gut kennen und häufig über deren Lebensumfeld einiges wissen.

Bayern multiaxionale Diagnostik	Hessen schulische Diagnostik
Achse V Aktuelle abnorme psychosoziale Umstände, z.B. – Lebensumfeld des Kindes – familiäres Umfeld – schulische Gegebenheiten und Unterstützung	Ausschluss von Kindern mit unzureichenden Kenntnissen der deutschen Sprache

Tab. 5: Vergleich der schulischen mit der multiaxialen LRS-Diagnostik in Bezug auf psychosoziale Umstände (Achse V)

ICF am Beispiel Lena
Lena lebt in geordneten Verhältnissen in einer Handwerkerfamilie. Sie hat Zugang zu Medien aller Art wie Büchern, Zeitschriften, Radio, TV und Computer (informelle Bildung d810.0). Im Elternhaus wird Bildung als sehr wichtig erachtet (e410.+3). Lena besucht seit ihrer Einschulung regelmäßig dieselbe Schule (d820.0). Lena hat sich nach der Zurückstufung in die zweite Klasse bereits recht gut in die neue Klassengemeinschaft integriert, die sie mit ihrer Schwäche weitgehend akzeptiert (d912.1). In ihrer Familie erfährt Lena viel Unterstützung und Hilfe, insbesondere die Hilfe der Mutter ist für die Hausaufgaben unentbehrlich, doch auch der Bruder und der Vater versuchen, ihr zu helfen (e310.+3). Freundschaften hat Lena nicht viele, dafür recht enge, die zum Teil auch nach dem Klassenwechsel erhalten geblieben sind (e320.+2). Zur neuen Klassenlehrerin besteht ein gutes Verhältnis, Frau M. versucht, Lena zu helfen und lässt sich von ihr z.b. bei Sachkundearbeiten die Antworten diktieren (e330.+3). Lena nimmt am Förderunterricht Deutsch teil, kann hiervon jedoch nur in geringem Maße profitieren (e585.+1).

Zusammenfassung und Diskussion

ICF in der Diagnostik von Lese- und Rechtschreibstörungen
Das Fallbeispiel zeigt, dass die ICF bzw. ICF-CY geeignet ist, sowohl die Kriterien der schulischen als auch die der multiaxialen Diagnostik von LRS abzubilden. Tabelle 6 listet unter Verzicht auf die Körperstrukturen die für das Fallbeispiel verwendeten ICF-Kategorien und Domänen auf, die auch als Grundlage für ein LRS-Core-Set verwendet werden könnten.

ICF-Komponente	Code	Beschreibung
Körperfunktion	b110	Bewusstsein
	b114	Orientierung
	b117	Intelligenz
	b125	Dispositionen und intrapersonale Funktionen
	b130	Psychische Energie und Antrieb
	b134	Schlaf
	b140	Aufmerksamkeit
	b144	Gedächtnis
	b152	Emotion
	b156	Wahrnehmung
	b167	Kognitiv-sprachliche Funktionen
	b210	Sehfunktionen
	b230	Hörfunktionen
	(b3)	(Stimm- und Sprachfunktionen)
	(b7)	(Neuromuskuloskeletale und bewegungsbezog. Funktionen)
Aktivität und Partizipation	d140	Lesen lernen
	d145	Schreiben lernen
	d166	Lesen (erfassen, interpretieren)
	d170	Schreiben (Brief entwerfen)
	d325	Kommunizieren als Empfänger von schriftl. Mitteilungen
	d345	Mitteilungen schreiben
	d710	Interpersonelle Interaktion
	d760	Familienbeziehungen
	d810	Informelle Bildung
	d820	Schulbildung
	(d825)	(Theoretische Berufsausbildung)
	(d830)	(Höhere Bildung und Ausbildung)
	d912	Schulbesuch
Umweltfaktoren	e310	Engster Familienkreis
	e320	Freunde
	e330	Autoritätspersonen (z.B. Lehrer)
	e410	Individuelle Einstellungen Familienkreis
	e455	Individuelle Einstellungen von anderen Fachleuten
	e585	Dienste, Systeme und Handlungsgrundsätze des Bildungs- und Ausbildungswesens (z.B. Legasthenie-Erlasse)

Tab. 6: ICF-CY-Kategorien und Domänen zur Beschreibung von Lese- und Rechtschreibstörungen: Vorschlag für ein Core-Set LRS unter Verzicht auf Körperstrukturen (in Klammern: optionale Bereiche, nach individuellem Bedarf zu berücksichtigen)

TIPP *Auf der Webseite des Verbandes Berner Logopädinnen und Logopäden (2009) findet sich ein – allerdings unkommentiertes – Beispiel für die ICF-CY-basierte Beschreibung eines Kindes mit Schriftsprachstörung, das teils dieselben, teils auch andere Kategorien und Domänen verwendet (www.logopaedie-bern.ch/ pdf/0811beispiel_CIF.pdf).*

Ein wichtiger *Vorteil* der ICF besteht darin, dass sie ein Beschreibungsvokabular zur Verfügung stellt, das gewissermaßen ‚neutral' ist und dadurch weder beispielsweise einen explizit psychiatrischen noch pädagogisch-didaktischen Hintergrund mit transportiert. Dies könnte die Kommunikation auf dem interdisziplinären Feld LRS erleichtern. Durch die abgestuften Beurteilungsmerkmale in der ICF werden darüber hinaus differenzierte Schweregradeinschätzungen möglich. Das ist z.b. dann günstig, wenn Beeinträchtigungen vorliegen, die noch nicht die Stellung einer Diagnose („...störung") rechtfertigen würden, oder wenn ein Beobachter sich nicht auf ‚seinem' ureigenen diagnostischen Feld befindet.

Auch inkonsistente Befunde oder die Unterscheidung zwischen Leistung und Leistungsfähigkeit können differenziert dargestellt werden. So ergibt sich bei von LRS betroffenen Kindern häufig das Problem einer Generalisierbarkeit von Therapieerfolgen: Auch wenn die Anwendung einer geübten Rechtschreibregel auf dem Arbeitsblatt (schon) recht gut klappt, gelingt die Umsetzung in Diktat oder Aufsatz (noch) nicht.

Ein weiterer wichtiger Vorteil der ICF liegt in der Möglichkeit, Umweltfaktoren detailliert einzubeziehen, die dabei sowohl als hemmend wie auch als fördernd codiert werden können. Die ICF könnte so dabei helfen, einen einseitig negativen Beigeschmack, wie er z.B. in der Achse V der multiaxialen Diagnostik „abnorme psychosoziale Umstände" zum Ausdruck kommt, zu vermeiden. In der schulischen Diagnostik könnte die ICF dazu beitragen, die häufig durchaus verfügbaren, jedoch bisher nicht systematisch genutzten Informationen über Umweltfaktoren zu dokumentieren und ggf. zu kommunizieren und bei Bedarf sinnvoll zu ergänzen.

Eine spezielle Schwierigkeit für die Codierung von Umweltfaktoren bei LRS kann allerdings in der Beurteilung der Auswirkung von Hilfestellungen liegen. Wie auch das Beispiel von Lena zeigt, kann u.U. eine – eigentlich positive und auch gut gemeinte – Hilfestellung der Mutter negative Konsequenzen nach sich ziehen: Problemverschleierung und, wichtiger noch: Belastung der Eltern-Kind-Beziehung, z.B. durch Kämpfe bei den Hausaufgaben oder beim Üben für die Schule. Gar nicht so selten ist, dass Eltern in dem guten Willen, ihrem Kind zu helfen, über das Ziel hinausschießen und die LRS-Problematik (Hausaufgaben, Übungen etc.) so zum Mittelpunkt des Familienlebens machen, dass dem Kind kaum mehr Zeit für andere wichtige Aktivitäten bleibt. Dies mittels Codierung z.B. von einem eher passiven Elternverhalten zu unterscheiden – was therapeutisch und prognostisch ja bedeutsam wäre – scheint in der ICF so ohne Weiteres nicht möglich zu sein.

Der größte *Nachteil* bei der Anwendung der ICF besteht darin, dass man sich in Denkweise und Terminologie zunächst einarbeiten muss. Dabei trifft man auf eine Vielzahl von Bereichen und Kategorien, die in ihrem Detailreichtum zunächst sehr unübersichtlich sind (vgl. Verband Berner Logopäden, 2009; McLeod, 2006). Das kann als Kehrseite der differenzierten Einschätzungsmöglichkeiten angesehen werden. Auch Überblicks- oder Mittelwerte sind in der ICF nicht vorgesehen. So fällt es ohne weitere Hinweise schwer, beispielsweise das Intelligenzniveau zu quantifizieren. Hierfür könnte auf den Vorschlag von Westby (2007, vgl. Kap 9.2 in diesem Band) zur Verwendung der Standardabweichung als Codierkriterium zurückgegriffen werden. Entsprechendes gilt für die Darstellung einer Diskrepanz zwischen IQ und Lese- bzw. Rechtschreibleistung.

Ein weiterer Nachteil der ICF bei LRS besteht darin, dass personbezogene Faktoren außer Dispositionen und intrapersonalen Funktionen (b125) nicht codiert werden können. So spielen im Umgang mit LRS beispielsweise auch Attribuierung, Frustrationstoleranz oder Kompensationsmöglichkeiten auf anderen (auch außerschulischen) Gebieten eine wichtige Rolle, damit es nicht zur Entwicklung einer Lernstörung kommt (vgl. Betz & Breuninger, 1998).

ICF in der Therapie von Lese- und Rechtschreibstörungen

Trotz ihres Detailreichtums liefert jedoch die ICF – wie die schulische oder multiaxiale Diagnostik auch – je nach Bereich unterschiedlich geeignete Hinweise auf therapeutische Implikationen bzw. Fördermaßnahmen.

Viele Körperfunktionen, wie z.B. Aufmerksamkeit (b140), und auch Umweltfaktoren, wie z.B. Beziehung zu Autoritätspersonen (e330) oder familiäre Einstellung gegenüber der Bedeutung von Schriftsprache (e410), können relativ direkt zur Formulierung von Therapiezielen herangezogen werden (hier: Aufmerksamkeit verbessern, individuelle Unterstützung durch die Lehrkraft positiv beeinflussen, Literalität fördern).

Die Domänen von Aktivität und Partizipation sind für die Ableitung von Therapiezielen jedoch nur zum Teil geeignet. Als direkt therapeutisch nutzbare Unterteilung erweist sich „Lesen lernen (d140)" versus „Lesen (erfassen, d166)": Je nachdem, ob eher die Lesetechnik oder das Leseverständnis betroffen ist, kann eine entsprechende Fördermaßnahme ausgewählt werden: Für die Lesetechnik könnte dies, wie im Beispiel Lena geschehen, der Kieler Leseaufbau (Dummer-Smoch & Hackethal, 2007) sein, für die Verbesserung der Sinnentnahme könnte ein Programm wie die „Textdetektive" (Gold, Mokhlesgerami, Rühl, Schreblowski & Souvignier, 2006) eingesetzt werden.

Die für eine individuelle Förderung benötigten Informationen über individuelle Lesestrategien und -fehlerarten oder auch über bedeutsame Teilfertigkeiten im Schriftspracherwerb, wie Wortdurchgliederung, schnelles Benennen, phonologische Bewusstheit oder (Un)Kenntnis orthografischer Regeln, werden jedoch weder in der ICF noch in der ICF-CY erfasst. Hier im Bereich der Kernsymptomatik von LRS fehlen in der ICF spezifische Kriterien für den Schriftspracherwerb, sodass die konkreten Förderziele – wie in der multiaxialen oder schulischen Diagnostik zum Teil auch – beispielsweise anhand von Modellen des Schriftspracherwerbs formuliert und hierarchisiert werden müssen. Für die Auswahl individuell geeigneter Übungen für das Rechtschreiben kann man sich dabei z.b. am Stufenmodell von Frith (1985) oder dessen Extensionen orientieren: Auf der alphabetischen Stufe könnten z.b. Übungen zur Wortdurchgliederung zur Anwendung kommen (vgl. Reuter-Liehr, 2001), auf der orthografischen Stufe hingegen z.b. das Marburger Rechtschreibtraining (Schulte-Körne & Mathwig, 2007).

Vielen der in der IFC enthaltenen Domänen zu Aktivität und Partizipation merkt man darüber hinaus an, dass sie ursprünglich als Rehabilitationsziele und nicht als Entwicklungsziele konzipiert worden sind. So erscheint es für Kinder und Jugendliche, die ja noch mitten in ihrer Bildungskarriere stecken, wenig sinnvoll, auf isolierte Ziele wie „Mitteilungen (Brief) schreiben (d345)" hinarbeiten zu wollen. Ziel im Umgang mit LRS in der Praxis kann eigentlich nur sein, die Defizite im Lesen und Schreiben so weit wie möglich zu verringern, um eine begabungsgemäße Schullaufbahn zu ermöglichen. Das gelingt natürlich nicht immer, denn die Verbesserungen hinsichtlich der Lese- und Rechtschreibfertigkeiten fallen individuell sehr unterschiedlich aus und reichen vom Verhindern noch größerer Abweichungen zum durchschnittlichen Lernstand bis hin zu Leistungsverbesserungen in den Durchschnittsbereich. Doch selbst schwer betroffene Kinder wie Lena aus dem Beispiel, die noch im 3. Jahr des Schulbesuchs zu selbstständigem Erlesen von Wörtern überhaupt nicht in der Lage war, können in der Regel das Lesen erlernen. Ähnliches gilt für Kinder mit massiven Rechtschreibproblemen: Trotz guter Förderung machen sie u.U. weiterhin sehr viele Fehler, können (und müssen) sich aber irgendwann schriftlich verständlich äußern – und wozu gibt es schließlich Rechtschreibprogramme am PC. Die Fähigkeit, „Mitteilungen (Brief) schreiben (d345)" wäre hier also eher als ein Nebenprodukt der Förderung zu betrachten denn als erklärtes Ziel.

Insgesamt kann die ICF bzw. ICF-CY als hilfreiches Beschreibungs- und Dokumentationsinstrumentarium für LRS bei Kindern und Jugendlichen angesehen werden, das in verschiedenen Kontexten flexibel einsetzbar ist. Dadurch und durch die Neutralität ihrer Begrifflichkeiten könnte sie als gleichsam allgemeine „Sprache" Verwendung finden und so die Kommunikation zwischen den verschiedenen, an Diagnostik und Therapie beteiligten Fachleuten im multidisziplinären Feld LRS erleichtern und verbessern.

Als Grundlage für eine Therapieplanung erscheint die ICF-CY jedoch in der vorliegenden Form nur eingeschränkt brauchbar. Einige Therapieziele lassen sich aus den Bereichen Körperfunktion und Umweltfaktoren relativ unmittelbar ableiten. Für Aktivität und Partizipation finden sich therapeutisch unmittelbar nutzbare Unterteilungen jedoch nur in geringem Maße. Für die meisten Bereiche der Kernsymptomatik von

LRS – insbesondere Teilfertigkeiten des Lesens oder Rechtschreibens betreffend – stehen in der ICF resp. ICF-CY keine geeigneten Kategorien für eine individuelle Therapieplanung zur Verfügung. Darüber hinaus erscheint die alltagsbewältigungsbezogene Unterteilung von verschiedenen Lese- bzw. Schreibaktivitäten in der ICF wegen der übergeordneten Bedeutung der Schriftsprache für die schulische Laufbahn bei Kindern und Jugendlichen wenig sinnvoll.

Literatur

Bayerisches Staatsministerium für Unterricht und Kultus (1999): Förderung von Schülern mit besonderen Schwierigkeiten beim Erlernen des Lesens und des Rechtschreibens. Bekanntmachung. Download von http://www.km.bayern.de/imperia/md/content/pdf/bekanntmachungen/22.pdf; 27.03.2009

Betz, D./Breuninger, H. (1998): Teufelskreis Lernstörungen. Theoretische Grundlegung und Standardprogramm. Weinheim, Psychologie Verlags Union

Cattell, R.B./Weiß, R.H./Osterland, J. (1997): Grundintelligenztest Skala 1 (CFT 1). Göttingen, Hogrefe

Dummer-Smoch, L./Hackethal, R. (2007): Kieler Leseaufbau. Kiel, Veris

Frith, U. (1985): Beneath the surface of developmental dyslexia. In: Patterson, K.E./Marshall, J.C. /Coltheart, M. (Eds.): Surface Dyslexia: neuropsychological and cognitive studies of phonological reading. Hillsdale, Erlbaum, 301-330

Gold, A./Mokhlesgerami, J./Rühl, K./Schreblowski, S./Souvignier, E. (2006): Wir werden Textdetektive – Lehrermanual. Göttingen, Vandenhoek & Ruprecht

Hessisches Kultusministerium (2006): Verordnung über die Förderung von Schülerinnen und Schülern mit besonderen Schwierigkeiten beim Lesen, Rechtschreiben und Rechnen (VOLRR). Amtsblatt des hessischen Kultusministeriums 06/06, 425-428

ICD-10 Internationale statistische Klassifikation der Krankheiten und verwandter Gesundheitsprobleme (2003): Hrsg. vom Deutschen Institut für Medizinische Dokumentation und Information. Niebüll, Videel

ICF Internationale Klassifikation der Funktionsfähigkeit, Behinderung und Gesundheit (2005): Hrsg. vom Deutschen Institut für Medizinische Dokumentation und Information. Neu-Isenburg, MMI

Klicpera, C./Schabmann, A./Gasteiger-Klicpera, B. (2007): Legasthenie. München, Reinhardt

Martin, J.P./Owen, E. (2001): Lernen für das Leben. Erste Ergebnisse der Internationalen Schulleistungsstudie PISA 2000. Paris, OECD Publications

McLeod, S. (2006): An holistic view of a child with unintelligible speech: Insights from the ICF and ICF-CY. Advances in Speech-Language Pathology, 8, 293-315

Remschmidt, H./Schmidt, M./Poustka, F. (2001): Multiaxiales Klassifikationsschema für psychische Störungen des Kinder- und Jugendalters nach ICD-10 der WHO. Bern, Huber

Reuter-Liehr, C. (2001): Lautgetreue Lese-Rechtschreibförderung. Bochum, Winkler

Schulte-Körne, G./Mathwig, F. (2007): Das Marburger Rechtschreibtraining. Bochum, Winkler

Tewes, U./Rossmann, P./Schallberger, U. (1999): HAWIK-III; Manual. Bern, Huber

Verband Berner Logopädinnen und Logopäden (2009): Klassifikation der Funktionsfähigkeit, Behinderung und Gesundheit ICF-CY am Beispiel eines Kindes mit einer Schriftsprach-erwerbsstörung. Download von: www.logopaedie-bern.ch/pdf/0811beispiel_CIF.pdf (10.01.2009)

Voelmy, M./Stahnke, J. (in Vorb.): ICF im Vergleich bei Grundschülern mit und ohne LRS. Bachelorarbeit im Fachbereich Gesundheit der Hochschule Fresenius, Idstein

Warnke, A./Hemminger, U./Roth, E./Schneck, S. (2002): Legasthenie – Leitfaden für die Praxis. Göttingen, Hogrefe

Westby, C. (2007): Application of the ICF in Children with Language Impairments. Seminars in Speech and Language, 28, 265-272

13   ICF in der Unterstützten Kommunikation

Zusammenfassung
Die Bedeutung der Unterstützten Kommunikation (UK) hat in der Rehabilitation von Personen mit einer Sprach- oder Sprechstörung in den letzten Jahren erheblich zugenommen. Der folgende Beitrag erläutert die Hintergründe dieses jungen Fachgebiets. Dabei wird zum einen auf die Unterschiede zwischen dem Einsatz der UK und der traditionellen medizinischen Sicht eingegangen. Zum anderen werden die Gemeinsamkeiten dargestellt, die zwischen dem Partizipationsmodell der UK und dem ressourcen-orientierten Vorgehen in der ICF bestehen. Der Beitrag schließt mit zwei Patientenbeispielen, die eine Versorgung von Personen mit UK illustrieren.

Einleitung

Unterstützte Kommunikation (UK oder synonym AAC für Augmentative and Alternative Communication) ist ein Oberbegriff für ein multidisziplinäres Fachgebiet, das zum Ziel hat, die kommunikativen Möglichkeiten von Menschen mit rezeptiven und/oder expressiven Beeinträchtigungen dauerhaft oder zeitlich begrenzt zu erweitern. Die Entwicklung der UK hat vor circa 30 Jahren in Nordamerika begonnen. Sie ist auf eine Gesetzgebung zurückzuführen, die eine Integration behinderter Menschen in die Gesellschaft forderte (Braun, 1994). Inzwischen hat sich die Philosophie der UK weltweit verbreitet: Menschen mit schweren kommunikativen Beeinträchtigungen und ihre Kommunikationspartner sollen mithilfe der UK unterstützt werden, effektiv miteinander zu kommunizieren. Dadurch sollen sowohl eine verbesserte Teilhabe am Leben in der Gesellschaft (s. Kapitel 2) als auch eine höhere Lebensqualität erreicht werden.

Bei der Versorgung von Personen mit UK ist es hilfreich, zwischen „non-verbal" und „non-speaking" Personen zu unterscheiden. Bei „non-verbal" wird davon ausgegangen, dass die Sprache gut, das Sprechen jedoch beeinträchtigt ist. Ein Beispiel dafür ist eine Person mit einer zentralen Sprechstörung (Dysarthrophonie oder reine Sprechapraxie). Für sie bedeutet die UK eine Unterstützung und Ergänzung der beeinträchtigten Lautsprachproduktion. So kann ein Kommunikationsgerät dabei helfen, dass sich ein Betroffener trotz einer eingeschränkten Verständlichkeit der Spontansprache (wieder) mitteilen kann.

Im Falle einer „non-speaking" Person sind sowohl die Sprachproduktion als auch das Sprachverständnis betroffen. Es stehen damit keinerlei sprachliche Fähigkeiten zur Verfügung. Dies trifft beispielsweise auf ein Kind zu, das aufgrund einer schweren geistigen Behinderung weder spricht noch Sprache versteht. Ein Kommunikationsbuch kann in diesem Fall nicht nur zur Anregung von Äußerungen, sondern auch zur Förderung des Sprachverständnisses eingesetzt werden. Dies ist möglich, indem die Bezugspersonen ihre Sprache durch Zeigen auf die Bildsymbole begleiten.

Das Vorgehen bei der Versorgung der Patienten mit UK ist vom ersten Moment an zweiseitig ausgerichtet: Gleichberechtigt werden sowohl die unterstützt kommunizierende Person als auch ihre wichtigsten Bezugspersonen in die Befunderhebung, Beratung und Planung der Intervention mit einbezogen. Nur dann ist die UK-Intervention erfolgreich. Wenig Erfolg versprechend ist es, die betroffene Person allein zu behandeln. Denn Unterhaltungen sind immer zweiseitige, sich wechselseitig bedingende Prozesse (Bußmann, 2002). Dies sollte in der Diagnostik beachtet werden.

Ohne den Zugang zur Lautsprache sind Menschen in ihren Möglichkeiten, an den vielfältigen Bereichen des Lebens teilzunehmen, stark eingeschränkt (Beukelman & Mirenda, 2005; Blackstone & Berg, 2006). Daher geht es der UK vor allem darum, die Teilnahme der UK-Anwender an gewünschten Lebensbereichen sicherzustellen.

Die Wurzeln der UK liegen in Deutschland primär in den sonderpädagogischen Fachdisziplinen. Diese gehen davon aus, dass Menschen mit einer schweren kommunikativen Beeinträchtigung keine Mindestvoraussetzungen erfüllen müssen, um einen Zugang zur Unterstützten Kommunikation zu erhalten (Braun & Kristen, 2003). Die Ursachen für die eingeschränkten Funktionsfähigkeiten stehen traditionell nicht im Mittelpunkt des Interesses. Dies wird auch in der Terminologie deutlich: Menschen, die sich durch UK mitteilen, werden häufig nicht Patienten, sondern Benutzer oder Anwender genannt. Die Bezeichnung „nicht-sprechend" (non-speaking, non-oral, non-vocal) erfasst außerdem nicht die Komplexität von Kommunikation, die auch aus verbal-alternativen Kanälen besteht (z.B. Gestik und Mimik). Von manchen unterstützt Kommunizierenden wird der Terminus „nicht-sprechend" gar als diskriminierend empfunden (Bober & Franzkowiak, 2003). Nach dem Selbstverständnis der unterstützt kommunizierenden Menschen und auf der Basis der ICF sollten nicht die eingeschränkten Körperfunktionen und -strukturen in den Vordergrund gestellt werden, sondern die ressourcen-orientiert gewählte Kommunikationsform.

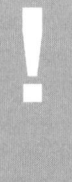 *Die Unterstützte Kommunikation begreift sich traditionell nicht als einzelne Therapiemethode. Vielmehr fügen sich die Kompetenzen der unterschiedlichen Fachdisziplinen (z.B. Logopädie, Ergotherapie, Medizin, Physiotherapie) sowie der Angehörigen und des UK-Anwenders zusammen, die zu einer Verbesserung der Teilhabe im Alltag führen sollen. Das Ziel der Intervention ist nicht nur der Einsatz von UK in der Versorgung von kommunikativ schwer beeinträchtigten Menschen, sondern genauso wichtig sind die Beratung und Anleitung der Angehörigen, Freunde und Bekannten auf dem Weg zu einer erfolgreichen Verständigung durch UK.*

Der Einsatz der UK leitet sich aus dem Ziel ab, die Lebensqualität für die kommunikativ beeinträchtigte Person zu verbessern (vgl. Lage, 2006): Dabei werden dem unterstützt Kommunizierenden Strategien aufgezeigt, erfolgreich mittels UK zu partizipieren. Gleichzeitig werden die Bezugspersonen aufgeklärt und angeleitet, wie sie diesen Prozess durch Aktivitäten unterstützen können (Hesse et al., 2008).

ICF-Komponenten und UK

Die Beurteilung der ICF-Komponenten hat einen erheblichen Einfluss auf die Wahl einer geeigneten UK-Methode. Es wird zwischen körpereigenen (unaided) Kommunikationsformen und nicht-elektronischen und elektronischen Hilfsmitteln (aided communication) unterschieden (vgl. Braun & Kristen, 2003).

Die körpereigene Kommunikation geschieht ohne zusätzliche Hilfsmittel. Dazu gehört z.b. der Einsatz von Gesten und Gebärden. Im Bereich der nicht-elektronischen Hilfsmittel werden Kommunikationstafeln oder -bücher verwendet. Diese existieren entweder in vorgefertigter Form oder werden individuell mithilfe von Fotos, Zeichnungen und Symbolsammlungen oder -systemen erstellt. Ansteuerungshilfen ermöglichen die Bedienung eines Hilfsmittels auch bei Menschen mit schweren motorischen Beeinträchtigungen. Zudem kann der Einsatz elektronischer Hilfen zur Umfeldsteuerung (z.b. Ein- und Ausschalten von Licht oder Radio) sinnvoll sein, z.b. bei schweren Einschränkungen der Muskelkraft.

Die Gestaltung des individuellen Kommunikationssystems sollte immer multimodal sein, um der unterstützt kommunizierenden Person zu ermöglichen, ihre Kommunikationsmöglichkeiten in einem größtmöglichen Spektrum in verschiedenen Situationen und mit unterschiedlichen Gesprächspartnern auszuschöpfen. Die Grundlagen für den Aufbau eines multimodalen Kommunikationssystems sind bedürfnis-, ressourcen- und fähigkeitsorientiert. Hinweise auf die Bedürfnisse, Ressourcen und Fähigkeiten liefert die ICF mit ihren verschiedenen Komponenten (s. Kapitel 1). Ein multimodales Kommunikationssystem liegt beispielsweise vor, wenn eine unterstützt kommunizierende Person für inhaltlich komplexe Inhalte ein elektronisches Gerät benutzt, während sie eine Ja/Nein-Reaktion durch eine körpereigene Kommunikationsform (Kopfnicken bzw. -schütteln) ausdrückt (für eine ausführliche Darstellung s. Beukelman & Mirenda, 2005; Handbuch der UK, 2008).

In der Tabelle 1 wird eine Übersicht über diejenigen ICF-Komponenten gegeben, die bei der Auswahl geeigneter Hilfen und im weiteren Prozess der UK-Intervention zu berücksichtigen sind.

ICF-Komponente	Beschreibung
Körperfunktionen	Funktionen des Bewusstseins Funktionen der Muskelkraft Bewegungsbezogene Funktionen Kognitiv-sprachliche Funktionen Funktionen der Aufmerksamkeit Funktionen des Gedächtnisses Sinnesfunktionen
Körperstrukturen	Struktur des Gehirns Strukturen der Sinnesorgane Auge und Ohren Strukturen der Bewegung
Aktivität und Partizipation	Lernvermögen Kommunikationsstrategien, bzgl.: Körpereigene Kommunikation Kommunikationshilfen (elektronisch und nicht-elektronisch) Adaptionshilfen Hilfen zur Umfeldsteuerung
Kontextfaktoren	Systeme des Gesundheitswesens Gesellschaftliche Konventionen Einstellungen des Anwenders und seiner Umgebung Training Operationale und soziale Kompetenzen

Tab. 1: Relevante ICF-Komponenten der UK-Intervention

Für die Neurologie existieren seit einem Jahr Leitlinien für Hilfsmittel und Pflegehilfsmittel (Hesse et al., 2008), in denen auch Angaben zur UK zu finden sind.

Partizipationsmodell und ICF

Bereits Ende der 90er-Jahre entwickelten Beukelman und Mirenda (1999) das Partizipationsmodell, das auf ihrem zuvor erstellten Kommunikationsbedürfnismodell aufbaut (Beukelman & Mirenda, 1988). Die Weiterentwicklung der Diagnoseverfahren in UK zeigt die Tendenz, UK einem immer größer werdenden Personenkreis zu erschließen. Dabei stehen die Kommunikationsbedürfnisse des Einzelnen und nicht sein Störungsprofil im Vordergrund. Ebenso wie in der ICF geht es auch im Partizipationsmodell um eine teilhabe-orientierte Herangehensweise beim Aufbau von Kommunikationsstrategien. Dabei werden Hinweise auf gegenwärtige und potenzielle Teilhabe-Barrieren aufgezeigt und Anregungen zur Beseitigung gegeben. Es wird zwischen Gelegenheits- und Zugangsbarrieren unterschieden, die in der ICF mit den Beeinträchtigungen auf der Ebene der Kontextfaktoren vergleichbar sind. Im Partizipationsmodell werden die Kommunikationsbedürfnisse sowie die Fähigkeiten des Anwenders gleichermaßen berücksichtigt. Es erläutert das Vorgehen beim Einsatz (nicht-)elektronischer Kommunikationshilfen und körpereigener Methoden unabhängig von der Altersgruppe und zeigt Faktoren auf, die den Interventionserfolg beeinflussen. Bestehen Diskrepanzen zwischen den Partizipationsmustern des UK-Anwenders und seiner Peergroup, liegt nach dem Modell die Ursache bei den sogenannten Partizipationsbarrieren.

Personzentrierte Entscheidungen im Diagnostikprozess

Das Vorgehen in der Unterstützten Kommunikation richtet sich primär nicht nach den spezifischen Störungsbildern. Partizipationserfolge sind in medizinischen Institutionen nur eingeschränkt messbar. Teilhabe-orientierte Therapieansätze (z.B. In-vivo-Training) werden nur bedingt den Anforderungen des individuellen sozialen Umfeldes des UK-Anwenders gerecht. Aus diesen Gründen ist die Einbindung von Angehörigen in die Intervention notwendig. Der Einstieg in die diagnostische Abklärung und Beratung geht deshalb von der Fragestellung aus, wie die vorhandenen Kommunikations- und Sprachfähigkeiten der nicht-sprechenden Person vor dem Hintergrund des jeweiligen Lebensumfeldes erweitert werden können, wenn dabei die neuropsychologischen Fähigkeiten bei einem Erwachsenen oder der allgemeine Entwicklungsstand (Aufmerksamkeit, Konzentration, Kognition) bei einem Kind berücksichtigt werden (vgl. Boenisch & Sachse, 2007). Hinweise auf vorhandene Störungen und Ressourcen liefert die Beurteilung der relevanten ICF-Komponenten (s. Tabelle 1).

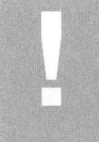 *Die bloße Versorgung mit einem Hilfsmittel ist in der Regel unzureichend (Boenisch & Sachse, 2007). Sie stellt vielmehr den Beginn der Intervention in Form einer kontinuierlichen Begleitung der unterstützt kommunizierenden Person und ihrer Bezugspersonen dar.*

Diagnostikverfahren in der UK haben das Ziel, sowohl die gegenwärtigen als auch die künftigen kommunikativen Bedürfnisse und Fähigkeiten der betreffenden Person zu erfassen (Beukelman & Mirenda, 2005). Es geht darum, ein Kommunikationssystem zu etablieren, das in Bezug auf die Lebensabschnitte der Person, die verschiedenen Bezugspersonen und die sich verändernden Bedingungen des Umfeldes (Kindergarten, Schule, Ausbildung, Berufsleben) „mitwächst". Es sind außerdem sich ändernde Körperstrukturen zu berücksichtigen, die sich auf die Aktivitäten und Partizipationsmöglichkeiten auswirken (z.B. Spontanremission nach akuten Ereignissen).

Das System sollte über ein Vokabular verfügen, das stets erweiterbar und auf die individuelle Wortschatzauswahl abstimmbar ist. Grundlage eines Vokabulars ist für Kinder das Kernvokabular, das die 200-300 Wörter einer Sprache enthält, die am häufigsten verwendet werden und eine Basisunterhaltung ermöglichen (Sachse, 2007). Personen mit beeinträchtigten sprachlichen Fähigkeiten (z.B. mit einer Aphasie) sind mit dem Kernvokabular jedoch schnell überfordert. Um dies zu vermeiden, sollte das Kernvokabular reduziert werden. Ansonsten droht durch die Überforderung eine eingeschränkte Partizipationsmöglichkeit (für nähere Informationen s. Hesse et al., 2008; Päßler, 2005).

Ein Diagnostikinstrument, das für alle Anwender von UK-Methoden und dessen Bezugspersonen hilfreich ist, steht mit den aus dem Amerikanischen übersetzten Sozialen Netzwerken (Blackstone & Berg, 2006) zur Verfügung. Soziale Netzwerke haben das Ziel, die kommunikative Gesamtsituation des unterstützt Kommunizierenden mit seinen verschiedenen Bezugspersonen in all seinen vorhandenen Möglichkeiten und Defiziten zu erfassen. Sie erlauben außerdem eine Planung der Intervention. Die dafür notwendigen Informationen werden sowohl vom unterstützt Kommunizierenden als auch von seinen Bezugspersonen erhoben.

Das Ziel der Intervention besteht darin, einer unterstützt kommunizierenden Person eine Teilhabe an denjenigen Rollen zu ermöglichen, die von ihr gewünscht werden (vgl. Kapitel 2). Dabei sind die Kommunikationspartner, die in den fünf *„Circles of Friends"* genannt werden (s. Tabelle 2), von großer Bedeutung.

Circles of Friends	Kommunikationspartner
Kreis 1	Personen, mit denen man lebenslang kommuniziert, wie bspw. Familienangehörige oder andere Personen, bei denen der Betroffene lebt; bei Erwachsenen der Partner oder die Partnerin
Kreis 2	Freunde und enge Verwandte
Kreis 3	Bekannte
Kreis 4	Bezahlte Helfer
Kreis 5	Nicht vertraute Personen

Tab. 2: Circles of Friends (Blackstone & Berg, 2006)

Die Sozialen Netzwerke ermitteln die individuellen Kreise des unterstützt Kommunizierenden, um folgende Fragestellungen für die Interventionsplanung zu beantworten:

1. Wer sind die wichtigsten und beliebtesten Kommunikationspartner?
2. In welchen Kreisen fehlen Kommunikationspartner?
3. Was gibt es für aktuelle und gewünschte Gesprächsthemen?
4. Gibt es Kommunikationspartner, die bereit sind, durch ein Training den Umgang mit UK zu lernen oder anderen den Gebrauch der UK beizubringen?

Gerade bei der zweiten Frage zeigt sich häufig, dass unterstützt kommunizierende Menschen jeglichen Alters viele Partner im vierten Kreis der bezahlten Helfer (Lehrer, Therapeuten, Betreuer) haben, aber nur wenige Partner im zweiten und dritten Kreis der Freunde und Bekannten. Geht man davon aus, dass Kommunikation sehr häufig den Wunsch nach sozialer Nähe widerspiegelt (Wachsmuth, 2006), stellen die fehlenden Freunde und Bekannte eine große Einschränkung auf der Ebene der Aktivitäten dar. Denn ohne Freunde gibt es kaum Anlässe für Unterhaltungen, dadurch wird die Teilhabe am Leben eingeschränkt. Die Intervention zielt auf die Teilhabe ab und wird als personzentriert bezeichnet (O´Brian & Mount, 1991; Mount, 1992). Der personzentrierte Ansatz (vgl. Blackstone & Berg, 2006) geht von der Annahme aus, dass die alltäglichen Ereignisse und Aktivitäten aller am Kommunikationsprozess Teilnehmenden im Mittelpunkt stehen. Die Kommunikation in der Familie und im sozialen Umfeld ist relevanter als die in der Therapiesituation. Deshalb werden neben der unterstützt kommunizierenden Person, soweit möglich, alle Bezugspersonen in die Intervention einbezogen. Dies kann zum Beispiel durch ein von der Therapeutin angeleitetes In-vivo-Training erfolgen. Dabei wird die Bewältigung von Alltagssituationen erarbeitet. Diese sind abhängig von den individuellen Wünschen und Fähigkeiten des unterstützt Kommunizierenden.

Beispiele

Zur Illustration des teilhabe-orientierten Zielsetzungsprozesses in UK sollen zwei unterstützt Kommunizierende vorgestellt werden. Bei der ersten Person handelt es sich um eine 59-jährige Frau mit einer Broca-Aphasie und Sprechapraxie sowie mit einer armbetonten Hemiparese rechts.

Die Heimleitung gibt folgende Informationen:
Frau Z. sei bei der Verrichtung der alltäglichen Aktivitäten, wie z.B. Körperpflege, weitestgehend selbstständig. Allerdings brauche sie aufgrund der eingeschränkten Armfunktionen gelegentlich Hilfe beim Anziehen. Sie wohne seit ihrem Schlaganfall in einer Einrichtung für Betreutes Wohnen. Dort habe sie ein kleines Appartement. Essen bekomme sie gebracht. Frau Z. sei geschieden und habe keine Kinder. Zweimal wöchentlich erhalte sie Besuch von einem guten Bekannten. Ansonsten habe sie nur Kontakt zu den Therapeuten.
Sie habe ein relativ gutes Sprachverständnis. Manchmal komme es jedoch zu Missverständnissen. Diese ließen sich jedoch meist durch den Einsatz von Gestik und Mimik oder Bildern auflösen. Allerdings gebe Frau Z. aus Scham nicht immer an, wenn sie etwas nicht verstehe. Sie könne nur wenige Wörter schreiben. Es gelängen nur einzelne Buchstaben. Lesen könne sie aber gut.
Sie sei kommunikativ sehr zugewandt. Verbal äußere sie nur „ja" und „nein". Außerdem setze sie adäquate Gesten ein. Vertraute Personen könnten dadurch über einfache Dinge mit ihr kommunizieren. Die Kontaktaufnahme mit anderen Heimbewohnern traue sie sich nicht zu, da sie von Fremden oft nicht verstanden werde.

Gemeinsam mit Frau Z. und ihrem Bekannten wurden verschiedene Ziele formuliert, die von Frau Z. nach Wichtigkeit sortiert wurden (vgl. Kapitel 2). Dadurch nahm sie direkten Einfluss auf das therapeutische Vorgehen. Eines der wichtigsten Ziele ist in Tabelle 3 dargestellt.

ICF-Komponente	Ziele
Partizipation	An Gesprächen mit unbekannten Personen teilnehmen können
Aktivität	Sich vorstellen können Dem Gesprächspartner Angaben zum optimalen Kommunikationsverhalten machen können Sich verabreden können

Tab. 3: Interventionsziele von Frau Z. für die ICF-Komponenten Aktivität und Partizipation

Über einen Zeitraum von drei Monaten wurden mit Frau Z. unterschiedliche UK-Strategien erarbeitet und trainiert. Für die einzelnen Methoden wurden folgende Ziele formuliert (s. Tabelle 4):

ICF-Komponente Funktion	Ziele im Zeitraum von sechs Monaten
Kommunikationshilfe	Frau Z. soll eine mit Bildsymbolen, Schriftsprache und einer Sprachausgabe ausgestattete elektronische Kommunikationshilfe bedienen können Auf der Kommunikationshilfe soll ein Vokabular mit folgenden Informationen aufgebaut werden: Biografische Daten (z.B. Name, Alter, Beruf, Hobbys) Angaben zum Gesprächsverhalten, z.B.: Bitte stellen Sie mir Fragen, die ich mit „Ja" oder „Nein" beantworten kann. Würden Sie das bitte wiederholen? Würden Sie mir das bitte zeigen? Würden Sie mir das bitte aufschreiben? Fragen zur Kontaktaufnahme, z.B.: Wie heißen Sie? Was sind Ihre Interessen? Möchten Sie gemeinsam mit mir essen?
Gesten	Frau Z. soll mithilfe von Gesten anzeigen können, ob sie den Gesprächspartner verstanden hat oder nicht
Schriftsprache	Frau Z. soll Daten und Uhrzeiten aufschreiben können
Wechsel der Modalitäten	Frau Z. soll zwischen den Modalitäten wechseln können

Tab. 4: Interventionsziele von Frau Z. für die ICF-Komponente Funktion

Beim zweiten Beispiel handelt es sich um ein siebenjähriges Mädchen mit Angelman-Syndrom.

A.s Mutter Fr. G. berichtet:
A. sei in allen Entwicklungsbereichen eingeschränkt. Sie benötige daher bei vielen Verrichtungen des täglichen Lebens und in der Schule Hilfe.
A. besuche die zweite Klasse mit dem Schwerpunkt geistige Förderung, die in eine Regelgrundschule integriert ist. Dort gebe es im Regelbereich eine Partnerklasse, mit der gemeinsam zwei Unterrichtsstunden pro Woche verbracht werden. Außerdem gebe es ein gemeinsames Theaterprojekt mit einer wöchentlichen Probe am Nachmittag.
A. habe ein gut entwickeltes Sprachverständnis für das Alltagsleben in der Familie und verstehe alle Aufforderungen, die in der Schule an sie gestellt werden. Zudem habe sie ein hohes Mitteilungsbedürfnis gegenüber ihren Klassenkameraden. Mit drei Kindern aus ihrer Klasse sei sie befreundet und treffe diese gerne am Nachmittag und in den Ferien. Die Kinder spielten vor allem mit Puppen und gingen gerne mit dem Familienhund Lila spazieren.
A. sei durch ihre fehlende Lautsprache stark eingeschränkt, außer /mama/ und /opa/ spreche A. nicht, sondern verständige sich durch Zeigen auf gewünschte Gegenstände. Deshalb fragten die Eltern oft nach, was A. meine, aber A. könne keine klare Ja- oder Nein-Antwort geben.

Mit den Eltern sowie mit der Lehrerin und der Erzieherin aus A.s Klasse wurden folgende Ziele (s. Tabelle 5) vereinbart.

ICF-Komponente	Ziele
Partizipation	Aktiv zu Hause und in der Schule kommunizieren
Aktivität	Eine kommunikative Initiative ergreifen können Sich durch Bildsymbole und Gebärden mitteilen können Eine klare Ja- und Nein-Reaktion geben können

Tab. 5: Interventionsziele von A. für die Komponenten Aktivität und Partizipation

Diese Ziele wurden in einzelnen Bereichen über einen Zeitraum von sechs Monaten wie folgt konkretisiert (s. Tabelle 6):

ICF-Komponente	Entwicklungsziele im Zeitraum von sechs Monaten
Funktion	
Alternative	A. soll ein kombiniertes Gebärden- und Bildsymbolsystem zur Kommunikation einsetzen können
Kommunikation	A. soll mittels Gebärden und Bildsymbolen zu Hause ihre Wünsche äußern und speziell nach ihren Lieblingsaktivitäten „Spielen mit der Puppe und Spazieren gehen mit dem Hund" fragen können A. soll sich mittels Gebärden und Bildsymbolen aktiv am Unterricht beteiligen können
Gebärden/Bildsymbole	A. soll sich mittels Gebärden und Bildsymbolen mit den Kindern in ihrer Klasse und in der Partnerklasse über Unterrichtsthemen, aktuelle Dinge und das Theaterprojekt unterhalten können
Ja/Nein-Reaktion	A. soll „Ja" durch Kopfnicken und „Nein" durch Schütteln des Kopfes ausdrücken können

Tab. 6: Interventionsziele von A. für die ICF-Komponente Funktion

Fazit

Das ICF-Modell ist eine theoretische Bereicherung für das Fachgebiet der UK. Unterstützte Kommunikation ist aus der Praxis heraus entstanden und bewirkte ihre Weiterentwicklung vor allem durch ein hohes kreatives Potenzial in der praktischen Anwendung (Lage, 2006). Erst seit Mitte der 1990er-Jahre hat sich die UK in Deutschland zunehmend der Wissenschaft und der Theoriebildung zugewandt. Sichtbar wird dies z.b. im Partizipationsmodell, das wie die ICF eine teilhabe-orientierte Vorgehensweise in den Mittelpunkt der Intervention stellt (Beukelman & Mirenda, 1999). Trotzdem besteht nach wie vor noch ein Mangel an Theorien und Referenztheorien (Lage, 2006), die für die Qualität der Interventionsplanung und Evaluation unabdingbar sind. Hier könnte das ICF-Modell einen wichtigen Beitrag leisten, indem es diese Lücke schließt.

Literatur

Beukelman, D.R./Mirenda, P. (1988): Communication options for persons who cannot speak: Assessment and evaluation. In: Coston, C.A. (Hrsg.): Proceedings of the National Planners Conference on Assistive Device Service Delivery. Washington, DC: Association for the Advancement of Rehabilitation Technology, 151-165

Beukelman, D.R./Mirenda, P. (1999): Augmentative and Alternative Communication. Management of Severe Communication Disorders in Children and Adults (2. Auflage). Baltimore, Paul H. Brooks Publishing Co.

Beukelman, D.R./Mirenda, P. (2005): Augmentative & Alternative Communication. 3th ed. Baltimore, Paul Brookes

Blackstone, S. W./Berg, M.H. (2006): Manual Soziale Netzwerke. Karlsruhe, von Loeper

Bober, A./Franzkowiak, T. (2001): Glossar zur Unterstützten Kommunikation. Unterstützte Kommunikation, 4. Beilage

Boenisch, J./Sachse, S. (2007): Diagnostik und Beratung in der Unterstützten Kommunikation. Karlsruhe, von Loeper

Braun, U. (1994): Kleine Einführung in die Unterstützte Kommunikation. In: Braun, U. (Hrsg.): Unterstützte Kommunikation. Düsseldorf, Selbstbestimmtes Leben, 3-9

Braun, U./Kristen, U. (2003): Körpereigene Kommunikationsformen. In: ISAAC (Hrsg.): Handbuch der Unterstützten Kommunikation, 02.003.001-02.007.001. Karlsruhe, von Loeper

Bußmann, H. (2002): Lexikon der Sprachwissenschaft (3., aktual. u. erw. Auflage). Stuttgart, Kröner Verlag

Hesse, St./Kaick, St./Quintern, J./Päßler, D./George, S. (2008): Hilfsmittel und Pflegehilfsmittel. In: Diener, H.C./Putzki, N. (Hrsg.): Leitlinien für Diagnostik und Therapie in der Neurologie. Stuttgart, Thieme

ISAAC (Hrsg.) (2008): Handbuch der Unterstützten Kommunikation. Karlsruhe, von Loeper

Lage, D. (2006): Unterstützte Kommunikation und Lebenswelt. Eine kommunikationstheoretische Grundlegung für eine behindertenpädagogische Konzeption. Bad Heilbrunn, Julius Klinkhardt

Mount, B. (1992): Person-centered planning: Finding directions for change using personal futures planning. New York, Graphics Futures

O'Brien, J./Mount, B. (1991): Telling new stories: The search for capacity among people with severe handicaps. In: Meyer/Peck/Brown (Hrsg.): Critical issues in the lives of people with severe disabilities. Baltimore, Paul Brookes

Päßler, D. (2005): UK und Aphasie – Neue Wege der Verständigung durch elektronische Kommunikationshilfen. In: Boenisch, J. /Otto K. (Hrsg.): Leben im Dialog. Unterstützte Kommunikation über die gesamte Lebensspanne. Karlsruhe, von Loeper

Sachse, S. (2007): Zur Bedeutung von Kern- und Randvokabular in der Alltagskommunikation. Unterstützte Kommunikation, 3, 6-10

Wachsmuth, S. (2006): Kommunikative Begegnungen – Aufbau und Erhalt sozialer Nähe durch Dialoge mit UK. Würzburg, Edition Bentheim

14 Mit der ICF auf dem Weg: Fazit und Ausblick

Die Autorinnen und Autoren, die an diesem Buch beteiligt waren, haben sich in ihrer jeweiligen Praxis auf den Weg gemacht, die ICF umzusetzen. Sie betrachten die Auswirkungen der ICF auf ihre tägliche Arbeit aus der Therapeuten-, Dozenten-, Wissenschaftler-, Berater- und Diagnostiker-Perspektive. Dabei stellen sie fest, dass

- die ICF eine umfassende Betrachtung von Sprach-, Sprech-, Stimm-, Schluck-, Redefluss- und Kommunikationsstörungen ermöglicht. Die Diagnose und Therapie kann sich damit *sowohl* auf gestörte Funktionen oder beeinträchtigte Bereiche in einem Sprachverarbeitungsmodell konzentrieren *als auch* darauf, wie sich die Probleme der Patienten auf ihren Alltag auswirken;

- die ICF-Klassifikation Möglichkeiten, aber auch Lücken und Grenzen enthält. Die Verwendung von Core-Sets wird kritisch reflektiert, und notwendige Weiterentwicklungen werden angesprochen. Dadurch beteiligen sich die Autorinnen und Autoren an einem Prozess des ‚work in progress': Die Arbeit an der ICF geht weiter.

- die Forderungen der ICF schon immer Bestandteil eines umfassenden (sprach-)therapeutischen Selbstverständnisses gewesen sind: Die alltäglichen Kommunikationseinschränkungen und -bedürfnisse der Patienten stehen seit jeher im Mittelpunkt der Sprachtherapie, nicht linguistische oder modelltheoretisch geleitete Übungen zur Verbesserung isolierter Funktionen.

Die ICF fordert in ihrer Umsetzung eine systematische Neu-Ordnung der Befunderhebung, Therapiezielbestimmung, Patienten- und Angehörigenberatung sowie der Therapieevaluation. Ihre aktuellen und zukünftigen Konsequenzen sollen im Folgenden nochmals kurz beleuchtet werden.

Individualität vor Standardisierung: ICF-Konsequenzen für Diagnose und Therapie

Wie die Autorinnen und Autoren des Buches eindrücklich darstellen, muss sich eine ICF-orientierte Diagnostik vor allem auf die Partizipation beziehen. Es gilt zu klären, an welchen sozialen Rollen ein Patient (wieder) teilnehmen möchte und welche Hindernisse seiner Teilhabe im Wege stehen (vgl. Deutscher Bundestag, 2004). Dies bedeutet, dass nicht nur Symptome und Normabweichungen zu erheben sind, sondern auch die Auswirkungen einer Störung auf den Alltag eines Patienten. Die ICF geht in ihrer Forderung sogar noch weiter: Die individuelle Bedeutung, die eine Störung oder Behinderung für das Leben eines Patienten hat, ist für die Planung und Bewertung einer Therapie *wichtiger* als der Vergleich mit der ‚Norm'.

Die genaue Beschreibung einer Störung und das Erfassen von Ursachen bleiben natürlich weiterhin die Ziele der Diagnostik. Zusätzlich müssen jedoch auch Verfahren entwickelt werden, die eine möglichst genaue Beschreibung der individuellen Auswirkungen einer Störung ermöglichen. Hinzu müssen Messinstrumente kommen, die die Ressourcen der Patienten und ihrer Angehörigen, der Freunde, Kollegen und der kommunikativen Umwelt beschreiben können.

ICF-Konsequenzen für die Diagnostik:
Auf der Basis der ICF muss neben die erfassende auch die beschreibende Diagnostik treten. Die konkreten Alltagsauswirkungen von Sprachstörungen werden von jedem Patienten anders erlebt und bewertet. Sie sind daher nicht normierbar und können nur deskriptiv erfasst werden.

Für die Beschreibung der individuellen Auswirkungen und Bewertungen liefert die ICF einen großen, manchmal auch unübersichtlichen Rahmen. Die Core-Sets, die zu fast allen Störungsbildern entwickelt worden sind oder sich in der Entwicklung befinden, versuchen störungsbild-spezifische Strukturhilfen zu geben. Auf die Risiken der Core-Set-Verwendung als Diagnose-Raster wird in den Buchbeiträgen ausreichend hingewiesen: Sie dienen als fachlich begründete Auswahl von Beschreibungskriterien, jedoch nicht als Vorgabe feststehender Störungs-Parameter.

Auf die Definition von Therapiezielen wirkt sich die ICF ebenso aus wie auf die Therapieplanung:

■ Therapieziele werden nicht mehr ausschließlich anhand eines Störungsbilds ermittelt, sondern müssen mit den Patienten gemeinsam festgelegt werden. Dabei nimmt die Verbesserung der Kommunikationsfähigkeit und Teilhabe im Alltag die höchste Priorität ein.

■ Funktionsziele (z.B. wieder bis 100 zählen, Sätze mit Verb-Zweitstellung bilden oder mit einer unbekannten Person telefonieren können) müssen sich auf die individuellen Teilhabe-Ziele beziehen. Im Therapiebericht muss erkennbar sein, in welchem Ausmaß eine verbesserte (sprachliche) Funktion zu Fortschritten im Alltag geführt hat (vgl. Fries, 2007). Ein Therapiebericht, der keinen Zusammenhang zwischen Funktion und Teilhabe erkennen lässt, ist unzureichend. Therapieverläufe, die schematisierten Programmen folgen und Funktionen um ihrer selbst willen üben, sind mit der ICF-Philosophie nicht vereinbar.

■ In der konkreten Therapiegestaltung muss großer Wert auf Alltagsnähe gelegt werden, d.h., die Therapie soll realitätsnahe Kommunikationserfahrungen ermöglichen und viele In-vivo-Anteile enthalten. Verbesserte Kommunikationsfähigkeit hat Vorrang vor sprachstruktureller Korrektheit.

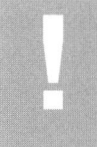 **ICF-Konsequenzen für die Therapie:**
Therapieentscheidungen werden nicht anhand eines Störungs-
bilds, sondern mit den Patienten und ihren Angehörigen getrof-
fen. Die Therapien müssen sich an der Lebenswirklichkeit der
Patienten orientieren.

ICF-Anforderungen an die Therapeutinnen

Mit den Veränderungen in der Diagnostik und Therapie werden auch Fragen der therapeutischen Qualifikation angesprochen. Außer der Fachkenntnis über Störungen, diagnostische und therapeutische Maßnahmen ist ein gehöriges Maß an Gesprächsführungs-, Beratungs- und psychosozialer Kompetenz gefordert. Wie die Praxisbeispiele in diesem Buch zeigen, können die Informationen, die für eine individualisierte Therapieplanung benötigt werden, nur mithilfe einer intensiven, persönlichen Auseinandersetzung mit dem Patienten und den Personen seines kommunikativen Umfeldes gewonnen werden. Einige Erfassungsbögen für die Patienten-/Angehörigensicht existieren bereits, vor allem für Störungen, deren psychosoziale Anteile schon immer berücksichtigt worden sind (so z.B. für die Stimmstörungen und Redefluss-Störungen). Bei anderen Störungen ist jedoch noch Entwicklungsarbeit zu leisten. „Die Patientenperspektive darf sich dabei nicht in einer dreizeiligen, sogenannten Sozialanamnese erschöpfen, sondern muss als eigenständige Dimension begriffen werden" (Schmacke, 2000, S. 18).

Mit diesen Veränderungen werden Inhalte der Qualitätsdebatte im Gesundheitswesen und in der Sprachtherapie umgesetzt: Die technische Qualität der medizinischen (therapeutischen) Leistung und die interpersonelle Qualität, d.h. die Art und Weise, wie diese Leistung patientenorientiert erbracht wird, sind so miteinander zu verbinden, dass ein hohes Maß an ‚Kundenzufriedenheit' erreicht wird (vgl. Giel, 1999, S. 32). Die inhaltliche Kompetenz, also das Sachwissen über Störungsursachen und -merkmale, muss demnach durch eine Beziehungskompetenz ergänzt werden. Damit ist die Fähigkeit gemeint, die Patientenwirklichkeit wahrzunehmen und in die Therapie zu integrieren.

Die Forderung, dass die beiden Kompetenzbereiche Hand in Hand gehen müssen, ist keine seit der ICF neu entstandene Erkenntnis, sondern altbekannt: Eine reine Funktionsorientierung, die sich im (wenn auch sprachsystematisch begründeten) Antrainieren isolierter Fähigkeiten erschöpft, ist als ‚pattern drill' schon seit Langem als wenig effektiv bekannt. Stattdessen ist, und auch das ist nicht neu, eine „Kontextoptimierung" (Motsch, 2005) gefragt:

- Herausfinden, was für einen Patienten wichtig ist,
- Lernumgebungen kreieren, die für den Patienten sinnvoll und bedeutsam sind („design of learning situation"),

■ Therapieziele definieren, die für die Patienten in ihrem Alltag tatsächlich mehr an Kommunikationsmöglichkeiten bereitstellen.

Therapieevaluation: ICF und sprachtherapeutisches Qualitätsmanagement

Der große Vorteil der ICF besteht darin, dass sie das diagnostisch und therapeutisch selbstverständliche Interesse an der Lebenswirklichkeit der Patienten systematisiert: Dadurch ist bei der Beschreibung der kommunikativen Auswirkungen von Sprachstörungen niemand mehr auf ein ‚Bauchgefühl' oder selbst entworfene Beurteilungsraster angewiesen, sondern es werden klare Kriterien für die Beschreibung der individuellen Auswirkungen zur Verfügung gestellt. Diese Kriterien sind mit der Verabschiedung der ICF international verbindlich.

Die Berücksichtigung der Patientenbedürfnisse steht im Vordergrund einer ICF-basierten Therapie. Ob die Bedürfnisse erfüllt wurden, bemisst sich weniger daran, ob fachlich-sachlich ‚korrekt' gehandelt wurde, sondern vor allem daran, wie die Patienten die Kommunikation mit dem Behandler erlebt haben. Sind die Patienten in Entscheidungen einbezogen worden und haben sie bei ihrem Therapeuten eine empathisch-wertschätzende Haltung erfahren (Dehn-Hindenberg, 2008, S. 151)? Die Bewertung des Therapieerfolgs muss die subjektiven Einschätzungen durch die Patienten einbeziehen, wie die Beispiele des Buchs zeigen.

ICF-Konsequenzen für die Bewertung des Therapieerfolgs:
Ob eine Therapie erfolgreich war, lässt sich bei einer konsequenten ICF-Orientierung nur unter Einschluss der Patientenzufriedenheit feststellen.

Die Implementierung der ICF in die Sprachtherapie ist auf einem guten Weg. Dass ihre Umsetzung sinnvoll ist, steht außer Frage. Daher wird sie auch vom Gesetzgeber eingefordert. Es wird in den Buchbeiträgen jedoch auch deutlich, dass die Umstellungs- und Orientierungsprozesse viel Zeit und Engagement von denen fordern, die im ICF-Sinn handeln wollen. Vor allem in den institutionell eher ‚offenen' Strukturen der ambulanten Sprachtherapie erfordern interdisziplinäre Netzwerke und ein patientenorientiertes Vorgehen großen zeitlichen und persönlichen Einsatz, der nicht selbstverständlich ist. Damit sich die ICF in allen Feldern der sprachtherapeutischen Versorgung durchsetzen kann und sich die Schnittstellen zwischen stationärer und ambulanter Versorgung besser überbrücken lassen, wären einige Bedingungen hilfreich, die abschließend aufgelistet werden.

Ein Wunschzettel für die Zukunft: Therapeuten-, Patienten- und ICF-Orientierung des Gesundheitswesens

Die ICF bietet ein Leitbild, das handlungssteuernd wirkt. Vor der Umsetzung ist jedoch erst eine Auseinandersetzung mit dem Modell und der Klassifikation notwendig, um die Dimensionen und Konsequenzen für das eigene Tun entdecken zu können. Die konsequent geforderte Patientenorientierung rüttelt an manchem therapeutischen Selbstverständnis, das glaubt, schon ganz genau zu wissen, was für einen Patienten gut und richtig ist. Damit sind sowohl therapie-ethische als auch berufspolitische Paradigmen auf dem Prüfstand, die bislang eine Konzentration auf Störungswissen, auf Standardisierung oder Abgrenzung gegenüber anderen Disziplinen einfordern. Die ICF möchte dies durch eine interdisziplinäre Kommunikation ersetzen. Dies ist durch eine Beteiligung aller sprachtherapeutischen Professionen in dem vorliegenden Buch gelungen. Im Alltag der Sprachtherapie ist die ICF jedoch noch längst nicht überall angekommen. Das liegt an den Rahmenbedingungen (Umweltfaktoren), die oft Barrieren, aber manchmal auch Förderfaktoren darstellen. Die Letzteren zeigen beispielhaft, unter welchen Bedingungen der Transfer der ICF-Inhalte in den Alltag der Therapeutinnen gelingt.

Was braucht also die Sprachtherapeutin in eigener Praxis, in der neurologischen Rehabilitation, im Frühförder-Netzwerk oder in der Betreuung demenzkranker Menschen, um die ICF umsetzen zu können? Was muss vorhanden sein, damit die ICF nicht als ein gesetzgeberisch ‚übergestülptes' System verstanden wird, sondern als eine Bereicherung für das eigene therapeutische Alltagsleben?

- Die **Bereitschaft**, sich mit der ICF und ihrer Bedeutung für die eigene Praxis auseinanderzusetzen. Das schließt auch die Offenheit ein, bisheriges Denken und Handeln durch neue Perspektiven zu erweitern.
- Vom institutionellen Träger bereitgestellte **Zeit** für Gespräche mit Patienten, Angehörigen und den Professionellen im Gesundheitswesen.
- **Geld**, damit die Gesprächs- und Beratungszeit auch entlohnt wird. Dies ist vor allem im Vergütungssystem der Ambulanzen und freien Praxen noch völlig unzureichend geregelt.
- Bereitschaft zum **interdisziplinären Austausch** aufseiten aller Beteiligten. Der Austausch ist mit dem traditionellen Delegationsverfahren kaum umzusetzen.
- Institutionelle **Rahmenbedingungen**, in denen nicht nur Neues erlaubt und gewünscht ist, sondern auch eine wertschätzende Haltung gegenüber Patienten und Therapeuten gelebt wird.

Wir hoffen, dass wir mit unserem Buch dazu beitragen können, die ICF in möglichst viele Handlungsfelder der Sprachtherapie zu implementieren. Die Autorinnen und Autoren zeigen, dass es bereits viele positive, optimistisch stimmende Beispiele gibt, an die Sprachtherapeutinnen ‚vor Ort' anknüpfen können.

Literatur

Dehn-Hindenberg, M. (2008): Patientenbedürfnisse in der Physiotherapie, Ergotherapie und Logopädie. Idstein, Schulz-Kirchner

Deutscher Bundestag (2004): Bericht der Bundesregierung über die Lage behinderter Menschen und Entwicklung ihrer Teilhabe. Drucksache 15/4575, Berlin

Fries, W. (2007): Reha-Philosophie: Konzepte und Strukturen für eine teilhabe-orientierte ambulante wohnortnahe Rehabilitation. In: Fries, W./Lössl, H./Wagenhäuser, S. (Hrsg.): Teilhaben! Stuttgart, Thieme, 7-16

Giel, B. (1999): Qualitätsmanagement und Sprachtherapie. Die Sprachheilarbeit, 44, 29-38

Motsch, H.J. (2005): Kontextoptimierung. Förderung grammatischer Fähigkeiten in Therapie und Unterricht. 2. Auflage, München/Basel, Ernst Reinhardt

Schmacke, N. (2000): Qualitätssicherung in der Medizin: Hintergründe einer aktuellen gesundheitspolitischen Diskussion. In: Homburg, G./Iven, C./Maihack, V. (Hrsg.): Qualitätsmanagement in der Sprachtherapie. Kontrollmechanismus oder Kompetenzgewinn? Köln, PROLOG, 15-26

15 Die wichtigsten Begriffe der ICF

Mit freundlicher Genehmigung übernommen aus:
Bundesarbeitsgemeinschaft für Rehabilitation (BAR) (2008): ICF-Praxisleitfaden 2: Trägerübergreifende Informationen und Anregungen für die praktische Nutzung der ICF in medizinischen Rehabilitationseinrichtungen. Frankfurt am Main, BAR

Aktivitäten bezeichnet die Durchführung von Aufgaben oder Handlungen durch eine Person. Siehe auch Leistungsfähigkeit, Leistung.

Barrieren sind Kontextfaktoren (insbesondere Umweltfaktoren), die sich negativ auf die funktionale Gesundheit (insbesondere die Teilhabe) auswirken.

Beeinträchtigungen der Aktivität sind Schwierigkeiten, die eine Person bei der Durchführung einer Aktivität haben kann.

Beeinträchtigungen der Teilhabe sind Probleme, die eine Person beim Einbezogensein in eine Lebenssituation oder einen Lebensbereich erlebt.

Behinderung ist jede Beeinträchtigung der funktionalen Gesundheit einer Person. Der Behinderungsbegriff der ICF ist wesentlich weiter gefasst als der des SGB IX.

Beurteilungsmerkmale dienen der näheren Qualifizierung der dokumentierten Items der verschiedenen Teilklassifikationen. Das allgemeine Beurteilungsmerkmal, das für alle Klassifikationen gleich ist, gibt den Schweregrad des Problems an. Bei Umweltfaktoren besteht das Problem in Barrieren. Es können jedoch auch die Funktionsfähigkeit fördernde Faktoren (Förderfaktoren) codiert werden. Die weiteren Beurteilungsmerkmale sind klassifikationsabhängig.

Domäne: Sinnvolle und praktikable Menge von Items aus einer beliebigen Teilklassifikation der ICF. Die Domänen bilden die verschiedenen Kapitel und Blöcke innerhalb jeder Komponente.

Förderfaktoren sind Kontextfaktoren (insbesondere Umweltfaktoren), die sich positiv auf die funktionale Gesundheit (insbesondere die Teilhabe) auswirken.

Funktionale Gesundheit umfasst die Aspekte der Körperfunktionen und -strukturen des Organismus einer Person sowie die Aspekte der Aktivität und Teilhabe der Person an Lebensbereichen vor dem Hintergrund ihrer Kontextfaktoren.

Funktionsfähigkeit umfasst alle Aspekte der funktionalen Gesundheit.

Kategorien bilden die Einheiten der vier Teilklassifikationen der ICF auf Item-Ebene.

Komponente ist der zu klassifizierende Gegenstand, also (1) Körperfunktionen und -strukturen, (2) Aktivitäten und Teilhabe, (3) Umweltfaktoren und (4) personbezogene Faktoren.

Kontextfaktoren sind alle Gegebenheiten des Lebenshintergrundes einer Person. Sie sind in Umweltfaktoren und personbezogene Faktoren gegliedert.

Körperfunktionen sind die physiologischen Funktionen von Körpersystemen (einschließlich psychologische Funktionen). Siehe auch Schädigungen.

Körperstrukturen sind anatomische Teile des Körpers, wie Organe, Gliedmaßen und ihre Bestandteile. Siehe auch Schädigungen.

Lebensbereiche sind Domänen der Klassifikation der Aktivitäten und Teilhabe.

Leistung ist die tatsächliche Durchführung einer Aufgabe oder Handlung einer Person in ihrem gegenwärtigen Kontext.

Leistungsfähigkeit ist das maximale Leistungsniveau einer Person bezüglich einer Aufgabe oder Handlung unter Test-, Standard-, oder hypothetischen Bedingungen.

Partizipation siehe Teilhabe.

Personbezogene Faktoren sind der besondere Hintergrund des Lebens und der Lebensführung einer Person (ihre Eigenschaften und Attribute), z.B. Alter, Geschlecht, allein lebend.

Schädigungen sind Beeinträchtigungen einer Körperfunktion oder -struktur wie z.B. eine wesentliche Abweichung oder ein Verlust.

Teilhabe ist das Einbezogensein einer Person in eine Lebenssituation oder einen Lebensbereich.

Umweltfaktoren bilden die materielle, soziale und einstellungsbezogene Umwelt ab, in der Menschen leben und ihr Dasein entfalten.

Die Autorinnen und Autoren

■ **Irene Boyer**
Logopädin
irene.boyer@ksl.ch
Leitung Sprachtherapie / Reha-
bilitation Luzerner Kantonsspital
Luzern

■ **Peter O. Bucher**
Neuropsychologe, M.Sc.,
dipl. Logopäde
peter.bucher@ksl.ch
Leiter der
Neuropsychologie/Rehabilitation
(des Luzerner Kantonsspitals)

■ **Agathe Burek, M.A.**
Klinische Linguistin
agatheburek@googlemail.com
Tätigkeit am Klinikum Ingolstadt:
Behandlung von Sprach-, Sprech-,
Stimm- und Schluckstörungen
unterschiedlicher Genese vor-
nehmlich in der Akutphase und
Frührehabilitation

■ **Maria Geißler**
Logopädin, M.Sc. (GB), M.Edu.
geissler@hs-fresenius.de
Wissenschaftliche Mitarbeiterin an
der Hochschule Fresenius Idstein

■ **Dr. Barbara Giel**
Sprachtherapeutin, Familienthera-
peutin, Supervisorin
giel@sprachtherapieforschung.de
Leitung Institut für Sprachtherapie-
forschung Moers/Köln & Solutions
Köln

■ **Mechthild Glunz**
Logopädin
Mechglunz@aol.com
Selbstständig in eigener Praxis

■ **Prof. Dr. Tanja Grewe**
Klinische Linguistin (BKL)
grewe@hs-fresenius.de
Kommissarische Studiendekanin
Logopädie, Fachbereich Gesund-
heit, Hochschule Fresenius, Idstein

■ **Berthold Gröne, M.A.**
Klinischer Linguist, BKL
groene@stmtk.de
Bereichsleiter Sprachtherapie und
Kreativtherapien an der St. Mauriti-
us Therapieklinik Meerbusch

■ **Holger Grötzbach, M.A.**
Neurolinguist
h.groetzbach@asklepios.com
Leiter der Abteilung Sprachtherapie
der Asklepios Klinik Schaufling

■ **Maike Gumpert**
Logopädin, B.A.
gumpert@hs-fresenius.de
Wissenschaftliche Mitarbeiterin an
der Hochschule Fresenius, Idstein,
im Studiengang Logopädie

■ **Sabine S. Hammer**
Logopädin, BHe (NL)
hammer@hs-fresenius.de
Wissenschaftliche Mitarbeiterin,
Fachleitung Stimme; Hochschule
Fresenius/Idstein

- **Dr. Bernd Hansen**
  Diplom-Sprachheilpädagoge
  bernd-hansen@uni-flensburg.de
  Lehrkraft für besondere Aufgaben/
  Wissenschaftlicher Mitarbeiter an
  der Universität Flensburg; Dozent
  am Institut für Heilpädagogik/
  Abteilung Sprachheilpädagogik

- **Andrea Hofmayer, M.A.**
  Ergotherapeutin, Klinische
  Linguistin
  AHofmayer@gmx.de
  Zuständig für Aufbau der
  Videofluoroskopie an der Asklepios
  Stadtklinik Bad Tölz

- **Prof. Dr. Judith Hollenweger**
  Erziehungswissenschaftlerin
  judith.hollenweger@phzh.ch
  Leiterin Departement Forschung
  und Entwicklung, Pädagogische
  Hochschule Zürich

- **Prof. Dr. Claudia Iven**
  Diplom-Sprachheilpädagogin
  civen@schulz-kirchner.de
  Bis 2008: Lehre, Forschung
  und Leitung des Studienganges
  Logopädie, Hochschule Freseni-
  us, Idstein. Derzeit freiberufliche
  Fortbildungsreferentin, Autorin,
  Herausgeberin, Redakteurin und
  Dozentin

- **Dr. phil. Meja Kölliker Funk**
  Dozentin und Logopädin
  koelliker@gmx.ch
  Dozentin Pädagogische Hochschule der FHNW; wissenschaftliche
  Mitarbeiterin, Abt. Sonderschulung
  und Therapien der Stadt Zürich

- **Dr. Petra Korntheuer**
  Diplom-Psychologin
  korntheuer@hs-fresenius.de
  Wissenschaftliche Mitarbeiterin am
  FB Gesundheit, Studiengang Logo-
  pädie der Hochschule Fresenius

- **Dr. Matthias Moriz**
  Klinischer Linguist (BKL)
  m.moriz@klinik-am-stein.de
  Leitender Sprachtherapeut der
  Klinik am Stein, einer neurogeriatrischen Rehabilitationsklinik, Su-
  pervisor des BKL, Honorar-Dozent
  der Hochschule Fresenius, Idstein,
  Redakteur der Zeitschrift „Sprachheilarbeit"

- **Kerstin Nonn**
  Diplom-Logopädin (RWTH Aachen)
  *Kerstin.Nonn@med.uni-muenchen.
  de*
  Leitende Lehrlogopädin an der
  Staatlichen Berufsfachschule für
  Logopädie, Klinikum Innenstadt an
  der LMU München

- **Daniela Päßler**
  Diplom-Logopädin (Lehr- und
  Forschungslogopädie)
  dpaessler@ukaachen.de
  Diplom-Logopädin am
  Universitätsklinikum der RWTH
  Aachen, Neurologische Klinik,
  Abteilung Neurolinguistik,
  Neuropsychologische
  Therapiestation (Aphasiestation)

- **Martina Rapp**
  Lehrlogopädin, B.Sc.
  martina.rapp@wisoak.de
  Lehrlogopädin an der Schule für
  Logopädie Bremen im Bereich
  Redefluss-Störungen und
  Stottertherapeutin in logopädischer
  Praxis

- **Kerstin Schauß-Golecki**
  Logopädin, B.A.
  k.schauss-golecki@web.de
  Lehrlogopädin (dbl) im Bereich
  Kindersprache, Logopädin in Kin-
  der- und Jugendarztpraxis und freie
  Dozentin

- **Eugen Schmitz**
  Logopäde
  eugen.schmitz@gmx.de
  Selbstständige Tätigkeit in eigener
  logopädischer Praxis; freie Mitarbeit beim ITF, Institut zur Rehabilitation tumorbedingter Stimm- und
  Funktionsstörungen; freie Mitarbeit
  bei PROLOG

- **Sönke Stanschus, M.A.**
  Klinischer Linguist (BKL)
  Soenke.Stanschus@kkl.srh.de
  Leiter der Abt. Logopädie und
  Koordinator des Karlsbader
  Schluckzentrums am SRH Klinikum
  Karlsbad-Langensteinbach

- **Hanne Stappert**
  Staatlich anerkannte Logopädin
  hstappert@freenet.de
  Freiberuflich tätige Logopädin
  in eigener Praxis, Vortrags- und
  Seminartätigkeiten

- **Prof. Dr. phil. Carla Wegener**
  Klinische Linguistin (BKL)
  wegener@hs-fresenius.de
  Professur für den Bereich Sprach-
  erwerbsstörungen bei kraniofazi-
  alen Anomalien und genetischen
  Syndromen an der Hochschule
  Fresenius, Idstein

- **Susanne Vogt**
  Logopädin, M.Sc.
  vogt@hs-fresenius.de
  Wissenschaftliche Mitarbeiterin an
  der Hochschule Fresenius, Idstein,
  im Studiengang Logopädie

Sachwortregister

A

Aktivität 10, 11, 12, 13, 14, 15, 16, 18,
19, 24, 25, 26, 31, 33, 44, 45,
46, 47, 49, 50, 51, 52, 62, 85,
87, 91, 94, 95, 98, 105, 108,
109, 110, 113, 115, 120, 121,
122, 123, 124, 125, 127, 128,
129, 131, 132, 134, 136, 137,
139, 143, 144, 145, 146, 147,
153, 154, 155, 156, 158, 161,
165, 167, 170, 175, 194, 201,
205, 213, 221, 223, 224, 230,
234, 235, 245
Aktivitätsfortschritt 26
Aktivitätsziele 18, 31, 33, 45, 98, 147
Anarthrie 84, 91, 92, 93, 95
Aphasie 11, 16, 24, 32, 39, 40, 41, 42,
43, 45, 46, 51, 52, 54, 61, 62,
63, 69, 95, 231, 233
Aphasiediagnostik 39, 43, 61
Aphasietherapie 39, 40, 47, 48, 49,
50, 51, 52, 53, 54, 61, 67, 70,
76
Artikulationsfunktionen 13, 84, 153,
154, 155, 158, 159, 161, 204
Aspiration 106, 108, 112
Aussprachestörung(en) 50, 153, 154,
155, 156, 157, 160, 161

B

Barriere(n) 12, 15, 17, 19, 45, 69, 73,
74, 120, 121, 124, 133, 135,
138, 148, 230, 243, 245
Barrierenfaktor 64
Befunderhebung 11, 17, 63, 64, 65,
132, 139, 141, 143, 150, 228,
239

Behandlungsteam 28, 30, 70
Behinderung 9, 11, 12, 15, 16, 19, 39,
50, 61, 63, 76, 143, 154, 178,
197, 198, 215, 216, 218, 227,
239, 245
Behinderungsbegriff 10, 245
Bewältigungsstil 92
Bewältigungsstrategien 71, 133
Bewertungs-Code 14
Beziehungen 43, 51, 55, 66, 67, 72,
73, 120, 121, 124, 137, 144,
147, 149, 154, 157, 159, 161,
164, 165, 176, 187, 189
Beziehungen, familiäre 43
Beziehungen, soziale 120, 147, 159,
161
Bildungsziele 178

C

Coping-Strategien 120, 121, 127, 167
Core-Set 16, 20, 23, 24, 25, 47, 85,
92, 104, 105, 121, 151, 153,
175, 177, 181, 184, 185, 190,
198, 199, 205, 220, 221, 239,
240
Core-Set Dysarthrie 85
Core-Set Dysphagie 104
Core-Set kindliche Aussprachestörun-
gen 153
Core-Set LKGS 198
Core-Set LRS 221
Core-Set Schlaganfall 23, 24, 105
Core-Set SSES 185, 190
Core-Set Stottern 121

In-vivo-Training/Arbeit/Aufgaben 100,
129, 150, 231, 233, 240

K

Kindersprachtherapie 172, 173
Klassifikation 9, 16, 23, 61, 62, 104,
107, 131, 133, 173, 175, 177,
178, 197, 206, 207, 213, 239,
243, 246
Kommunikation 10, 15, 18, 41, 42, 46,
54, 65, 67, 69, 70, 73, 75, 80,
86, 87, 89, 95, 97, 100, 120,
124, 125, 129, 150, 154, 155,
160, 165, 170, 176, 179, 180,
181, 185, 186, 187, 190, 193,
211, 214, 218, 222, 224, 227,
228, 229, 230, 231, 232, 233,
236, 242, 243
Kommunikationsbehinderung 64, 67
Kommunikationsbuch 97, 160, 227,
229
Kommunikationsfähigkeit 44, 51, 55,
84, 139, 152, 167, 231, 240
Kommunikationsstil, sprachfördernder
179, 180
Kommunikationstafeln 97, 229
Kommunikationstagebuch 94
Kommunikationsverhalten 44, 45, 234
Kompensationsfähigkeit 17
Kompensationsmöglichkeiten 143,
223
Komponente 13
Kontext 62, 63, 71, 91, 92, 169, 170,
195
Kontexterhebung 67
Kontextfaktoren 11, 12, 15, 16, 18, 19,
45, 62, 63, 64, 68, 69, 91, 96,
98, 103, 114, 115, 131, 133,
135, 138, 139, 141, 151, 165,
167, 168, 177, 179, 180, 181,

185, 201, 205, 206, 207, 230,
245, 246
Kontextoptimierung 241
Konversation 46, 147, 161
Konversationsanalyse 44
Körperfunktion(en) 12, 13, 14, 19, 25,
41, 43, 47, 48, 49, 50, 62, 84,
107, 108, 120, 121, 122, 125,
128, 129, 131, 143, 154, 160,
164, 167, 168, 171, 193, 201,
221, 224, 246
Körperstruktur(en) 11, 12, 14, 16, 19,
47, 84, 86, 106, 107, 113, 119,
121, 122, 143, 145, 154, 164,
193, 201

L

Laryngektomie 50, 143, 146, 149,
151, 152
Leben, familiäres 180, 188
Leben, häusliches 40, 42, 46, 55, 66,
72, 73
Lebensbereich, sozialer 10
Lebensbereiche 14, 19, 25, 26, 28,
29, 43, 46, 49, 50, 51, 52, 53,
62, 66, 69, 73, 154, 165, 206,
208, 212, 228, 246
Lebensereignis, kritisches 91, 92
Lebenshintergrund 10, 62
Lebensqualität 48, 49, 52, 69, 103,
110, 111, 114, 119, 120, 121,
134, 155, 196, 197, 227, 229
Legasthenie 213, 214, 218, 221
Leistung 13, 44, 109, 115, 167, 215,
222, 241, 245, 246
Leistung, kommunikative 44, 63
Leistungsfähigkeit 13, 63, 109, 115,
131, 132, 138, 145, 146, 166,
167, 168, 213, 217, 218, 222,
245, 246